写真と言葉で刻む

生老病死　そ

限りがあるか　までつなぐ

写真・文
國森康弘

農文協

はじめに

あぁ辛いな、と思うときがある。やぁ幸せだな、と感じるときがある。日常生活に喜怒哀楽があり、生きてゆくなかに生老病死がある。

本書は生老病死を主題に、写真と日本語を刻む。これまでに撮った全写真を見返し、選び、向き合い、言葉を呼応、あるいは対峙させた。出産、学校、介護、看取り、病気、障がい、医療、看取り、自然災害、芸術、農業、地域づくりなど、多岐にわたる場面が出てくる。そこになぜ、国外の紛争地や困窮地の写真までもが混在しているのだろうか。

戦争や貧困における死は、絶望や慟哭のなかで寿命をまっとうできずに果てざるを得なかった「冷たい死」だった。現実味がない、自分には関係がないと感じても、この時代の誰かの日常生活で実際に起こっていることだった。隣の扉を開ければ起こっていること、自分自身や家族に将来起こり得ること、過去に身近な人に起こったことだった。自分の生活様式や生き方、また自国の姿勢が、直接あるいは間接に、あの子の水を、食料を、資源を奪い、人権を傷つけ、命を犠牲にさせている……。私とあの子の日常は、つながっていた。

現に起きている「冷たい死」を伝えるだけでなく、その原因や背景を探り、どうしたら防いでいけるのかをここで模索している。人は皆死ぬ。が、そのときには「冷たい死」ではなく、「あたたかい死」を世界中の誰もが迎えられるようにしたい。本書に通底する願いである。ページをめくれば「あたたかい死」がどのようなものか、幾重にか刻まれていよう。

資本主義が行き過ぎた格差が広がる一方の社会で、居場所を失う人たちが大勢いる。その声無き声を聴き、魂の叫びをこだまさせる。豊かな社会とは、様々な困難や障害を抱える人たちが幸せを感じながら生きられる社会。何者にも居場所があって、寿命をまっとうして、次の世代にいのちをつなぐことのできる営みの一助となりたい。

目次

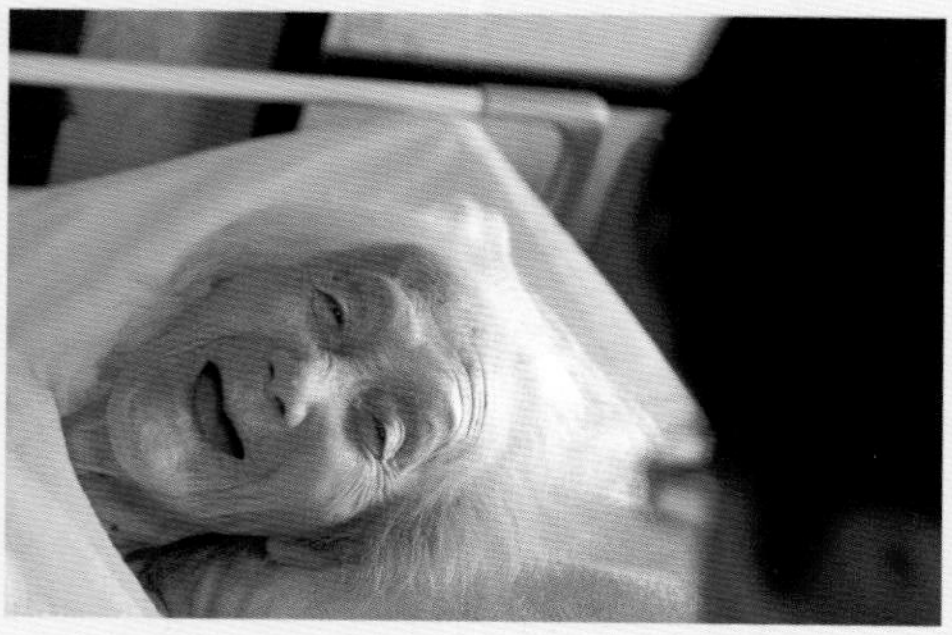

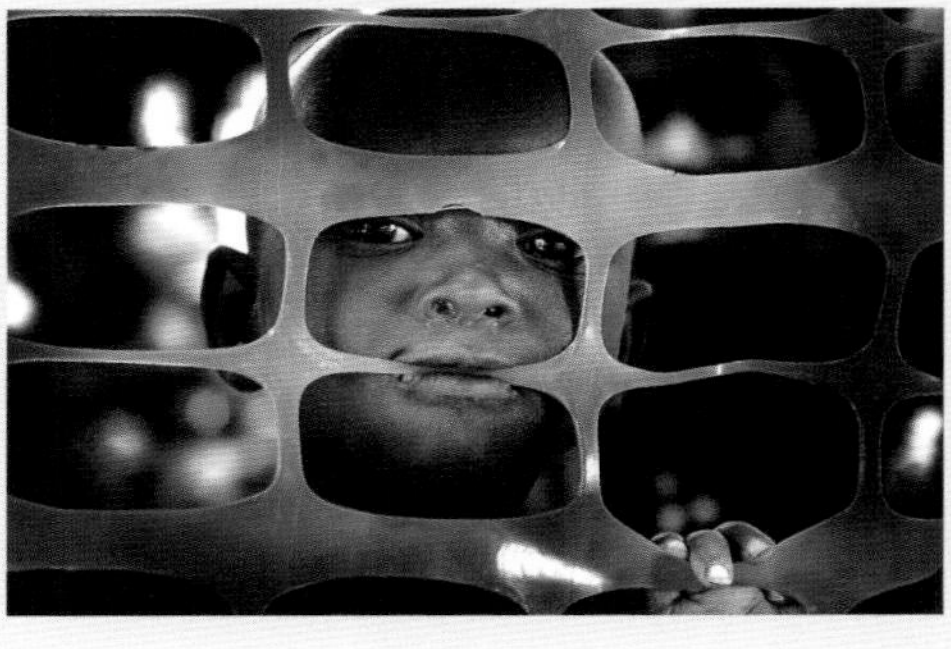

生老病死

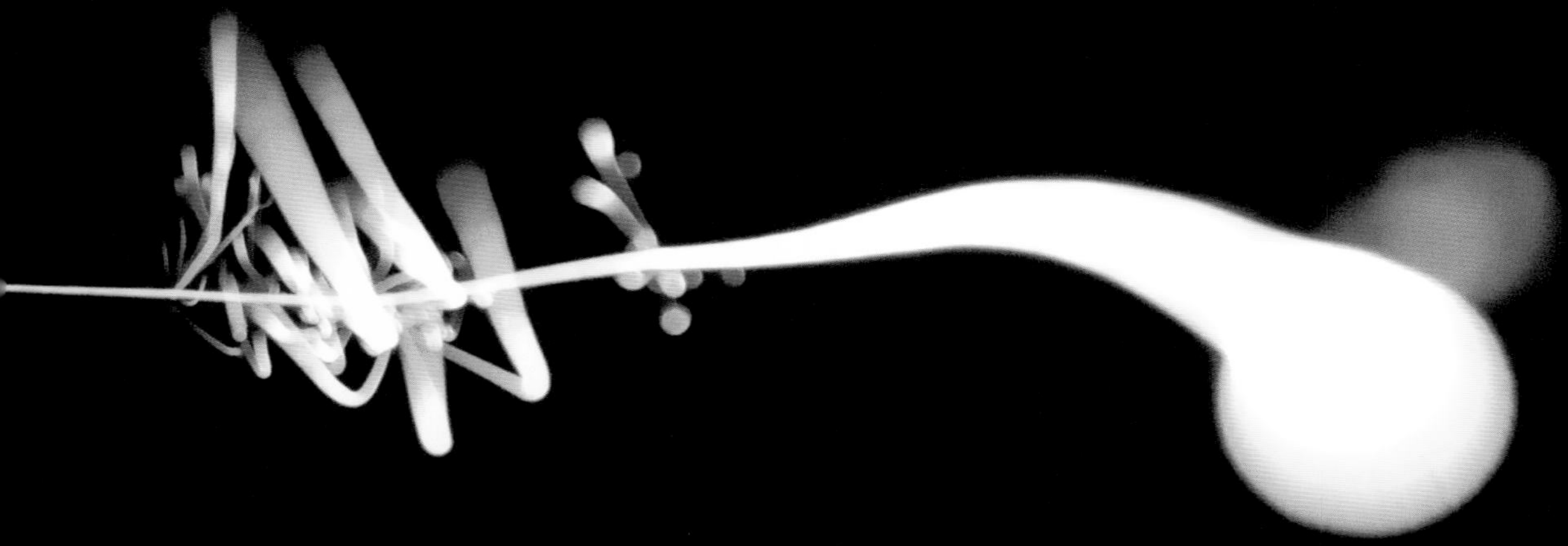

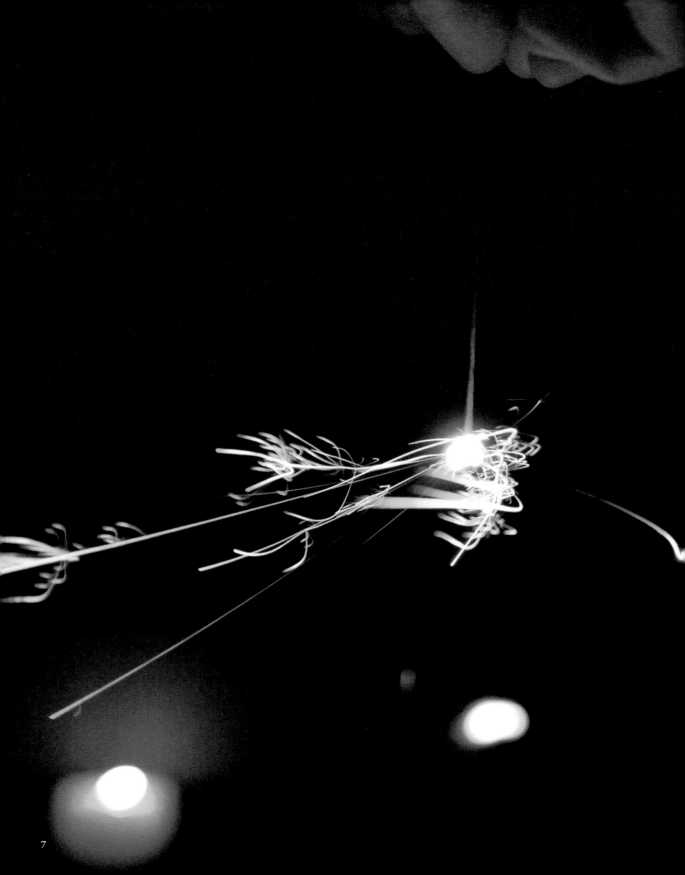

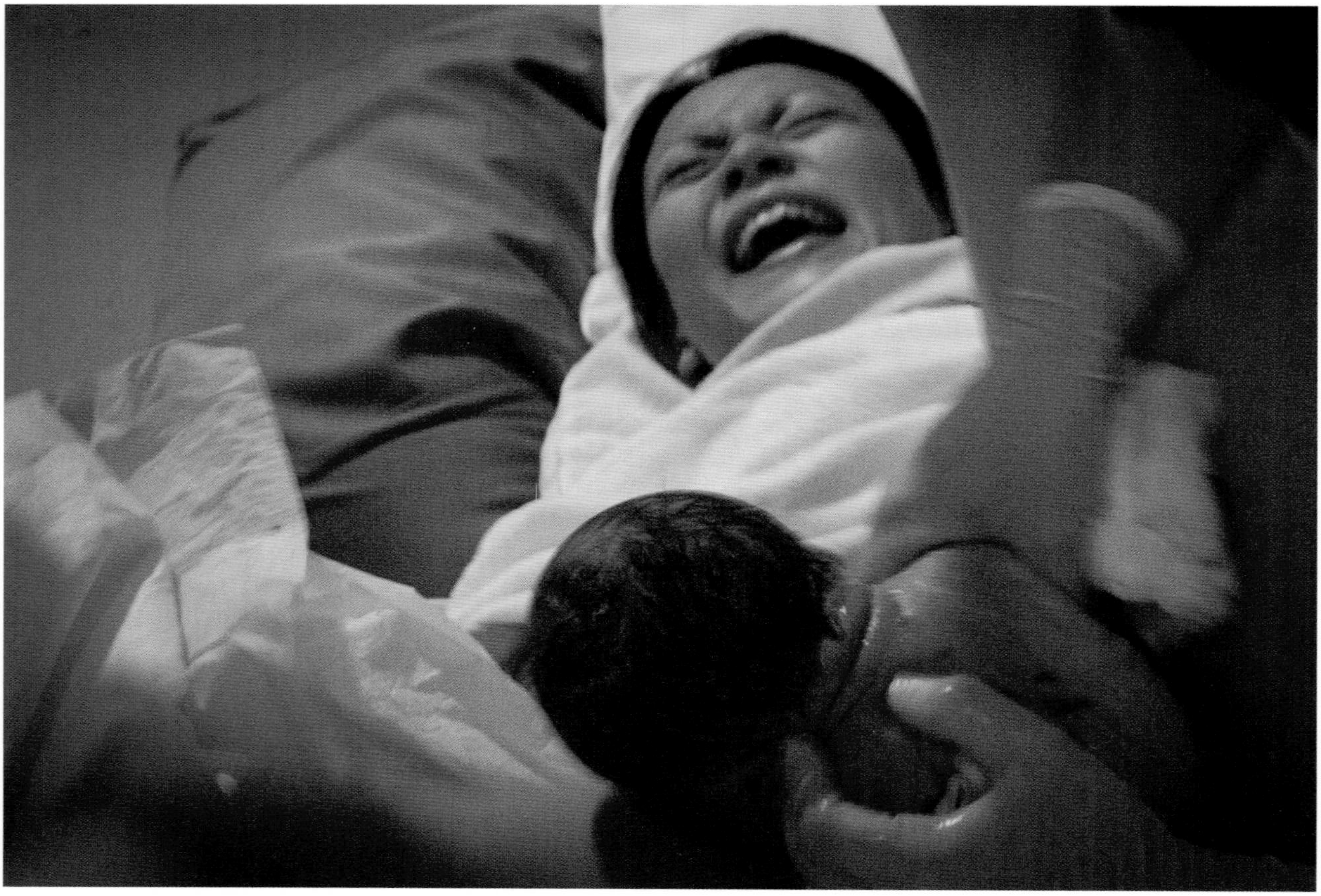

いのちのバトンリレー

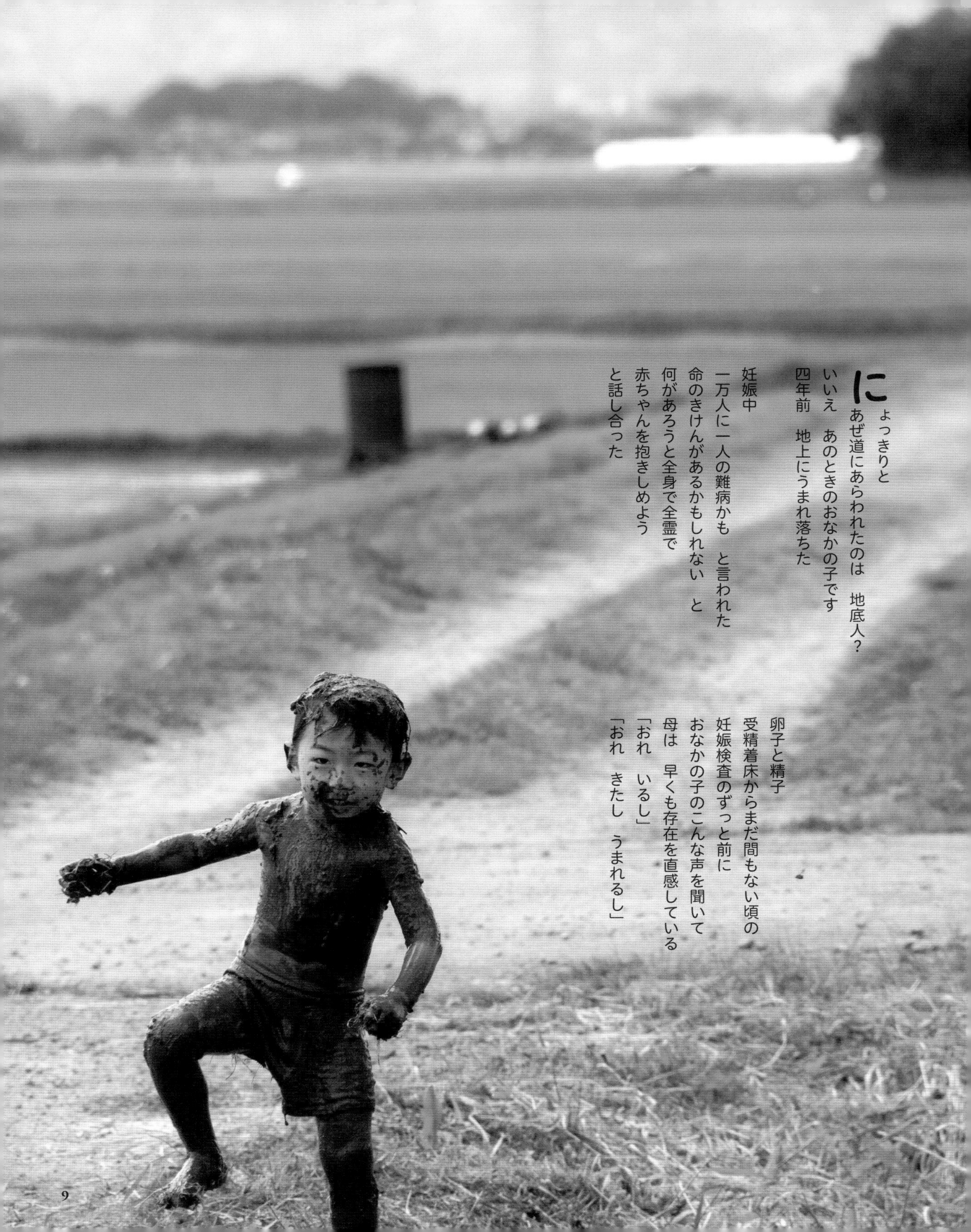

にょっきりと
あぜ道にあらわれたのは　地底人？
いいえ　あのときのおなかの子です
四年前　地上にうまれ落ちた

妊娠中
一万人に一人の難病かも　と言われた
命のきけんがあるかもしれない　と
何があろうと全身で全霊で
赤ちゃんを抱きしめよう
と話し合った

卵子と精子
受精着床からまだ間もない頃の
妊娠検査のずっと前に
おなかの子のこんな声を聞いて
母は　早くも存在を直感している
「おれ　いるし」
「おれ　きたし　うまれるし」

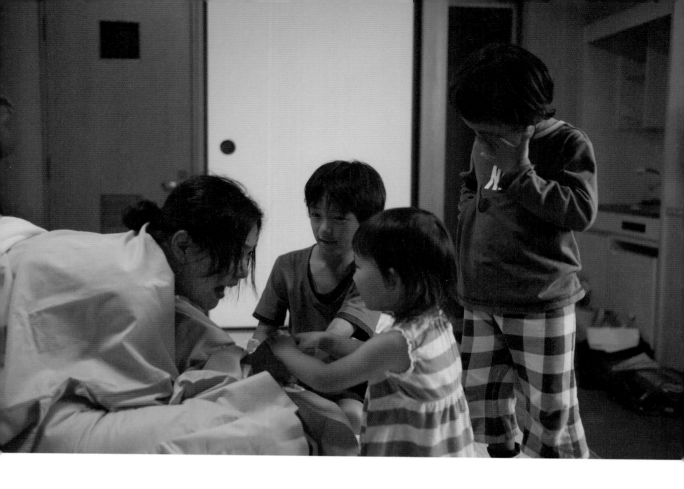

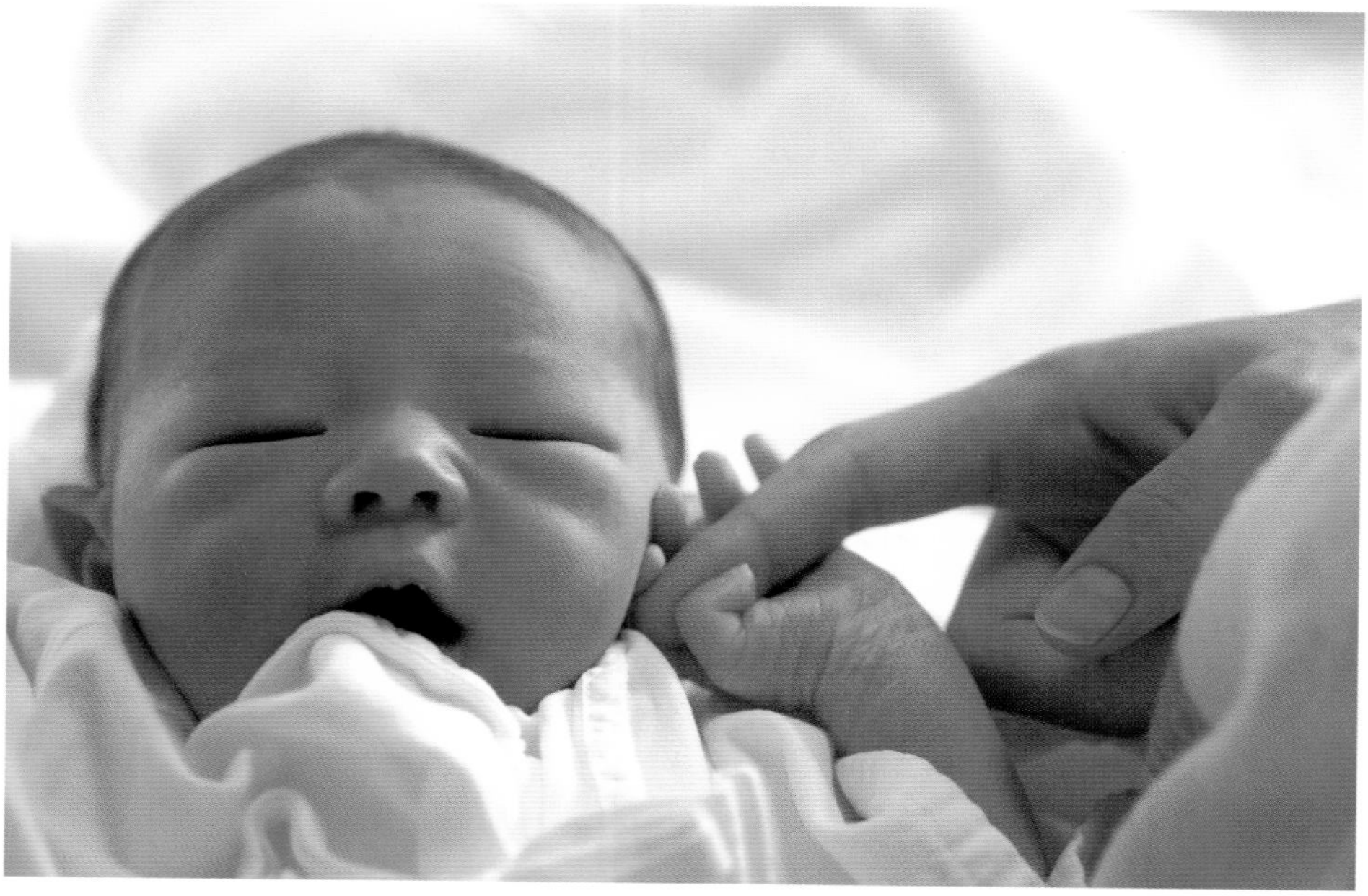

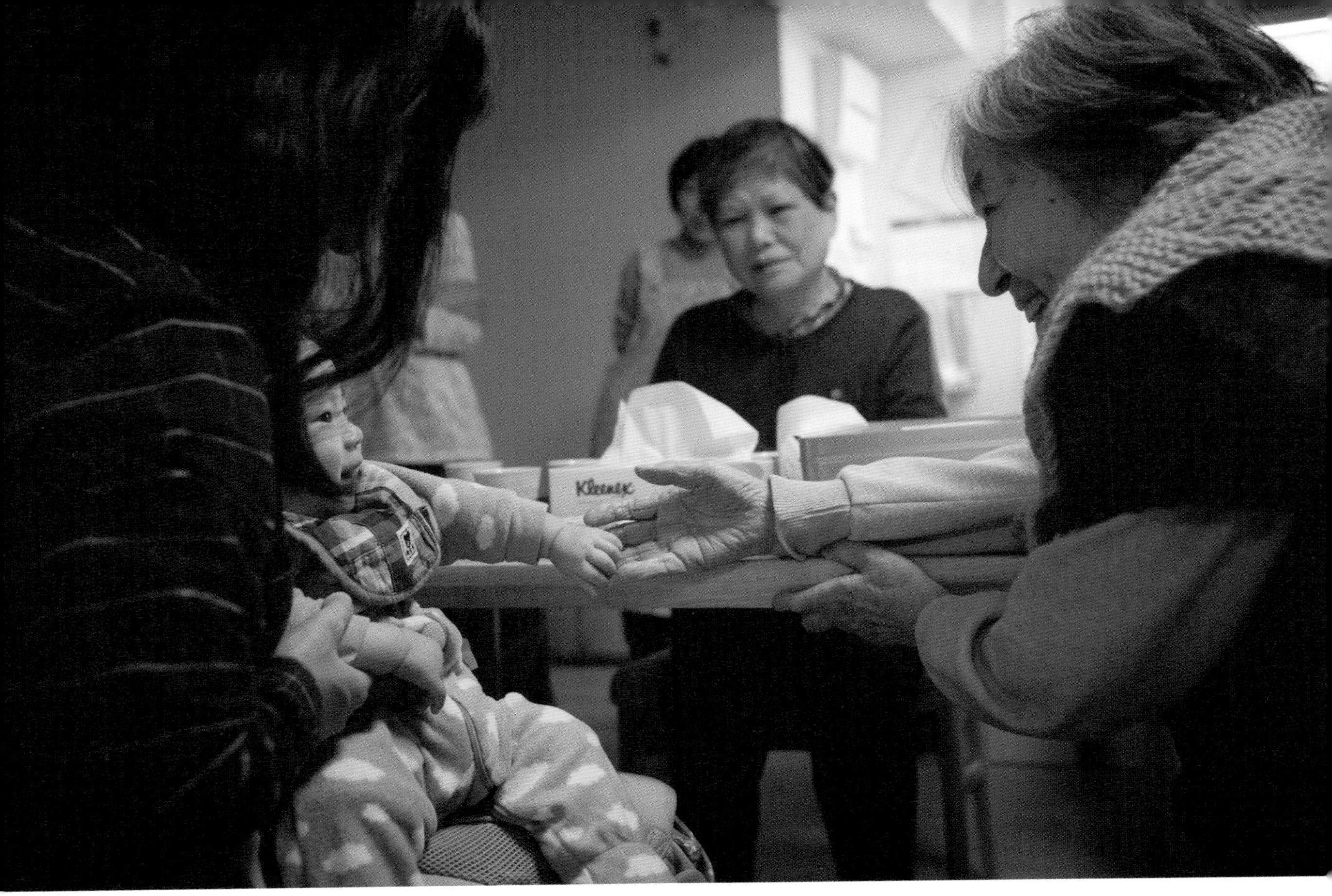

指先で押せば倍の勢いで跳ね返されそうな
みずみずしい　ふくよかなおててを
積日に気化を重ね
幾筋もの溝が刻まれたたなごころが　触れる
そこに血縁はなかろうと　写る
いのちのたすきを手渡す営み
多くは　たなごころから　おててへ
時には　おててから　たなごころへ

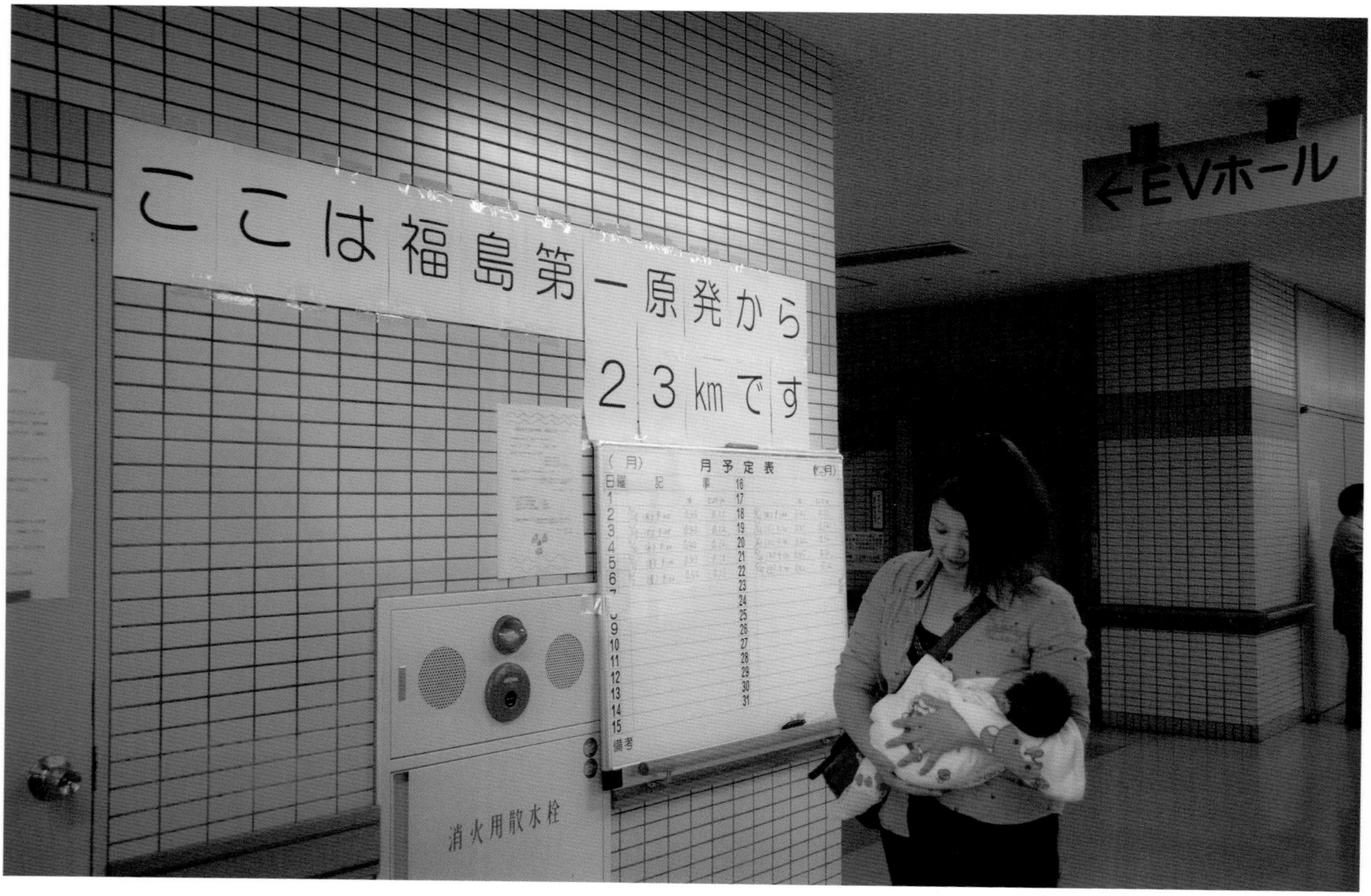

目に見えない　においも音もしない
痛くも　かゆくもない
五感で感じられない　なにものかの数値が
ほかの町より少し高い
でも　きっと　だいじょうぶ

この町でいっしょに　生きていく
そう決めた
否定も肯定も情報があふれてくる
わからない　確信はない
でも　たぶん　だいじょうぶ

福島県南相馬市で産声を上げる赤ん坊の数は、東日本大震災を境に半分に減った。この町で暮らしていた子どもも半数が移住せねばならなかった。「子どもの存在が復興への希望です。町の未来への希望なんです」と、安部宏産科医は疲弊する体に鞭を打った。

目に見える、手に触れられる、多くのいのちにつながれて、そして、それよりもはるかに多くの、目に見えない、手に触れられなかった、いのちにつながれて、母は命がけで子を産み、子もまた命がけで、産まれてきた。

あの時のおなかの子がここに産まれてくるのに、母と父で二人、祖母と祖父で四人、曽祖母と曽祖父で八人、一六人、三二人、六四人、一二八人、二五六人、五一二人、一〇二四人、二〇四八人、四〇九六人、八一九二人、一万六三八四人、三万二七六八人、六万五五三六人、一三万一〇七二人、二六万二一四四人、五二万四二八八人、そして一〇〇万を超えて、一〇四万八五七六人……。

たった一人でも欠ければつながることのなかったいのちのバトンリレーの、その先頭走者として、子は今ここに生きている。

と同時に、子が手にしたそれは、またいつか誰かに何らかの形で手渡してゆくバトンでもある。決して、自分のためだけのものではないバトン。

さらに、あらかじめ述べておくとしたら、バトンリレーは血縁には限らない……。

子どもぎらいだった若かりし頃の私なら驚くだろうが、今は、他人の子どもの騒ぎ声でさえ、この世の宝物として愛おしく、思う。

バトンリレーが断たれ産声を上げることのなかった存在を、想う。

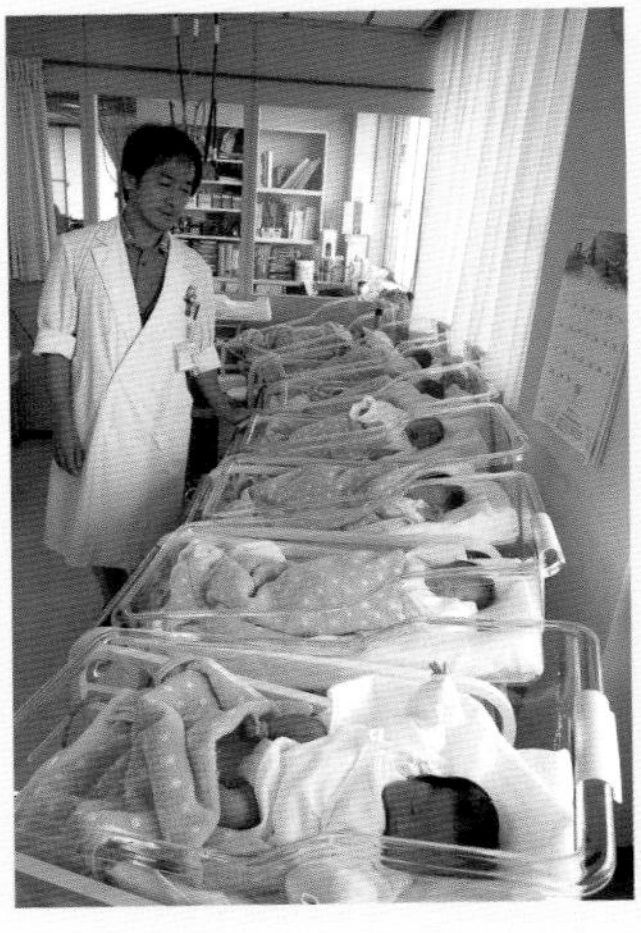

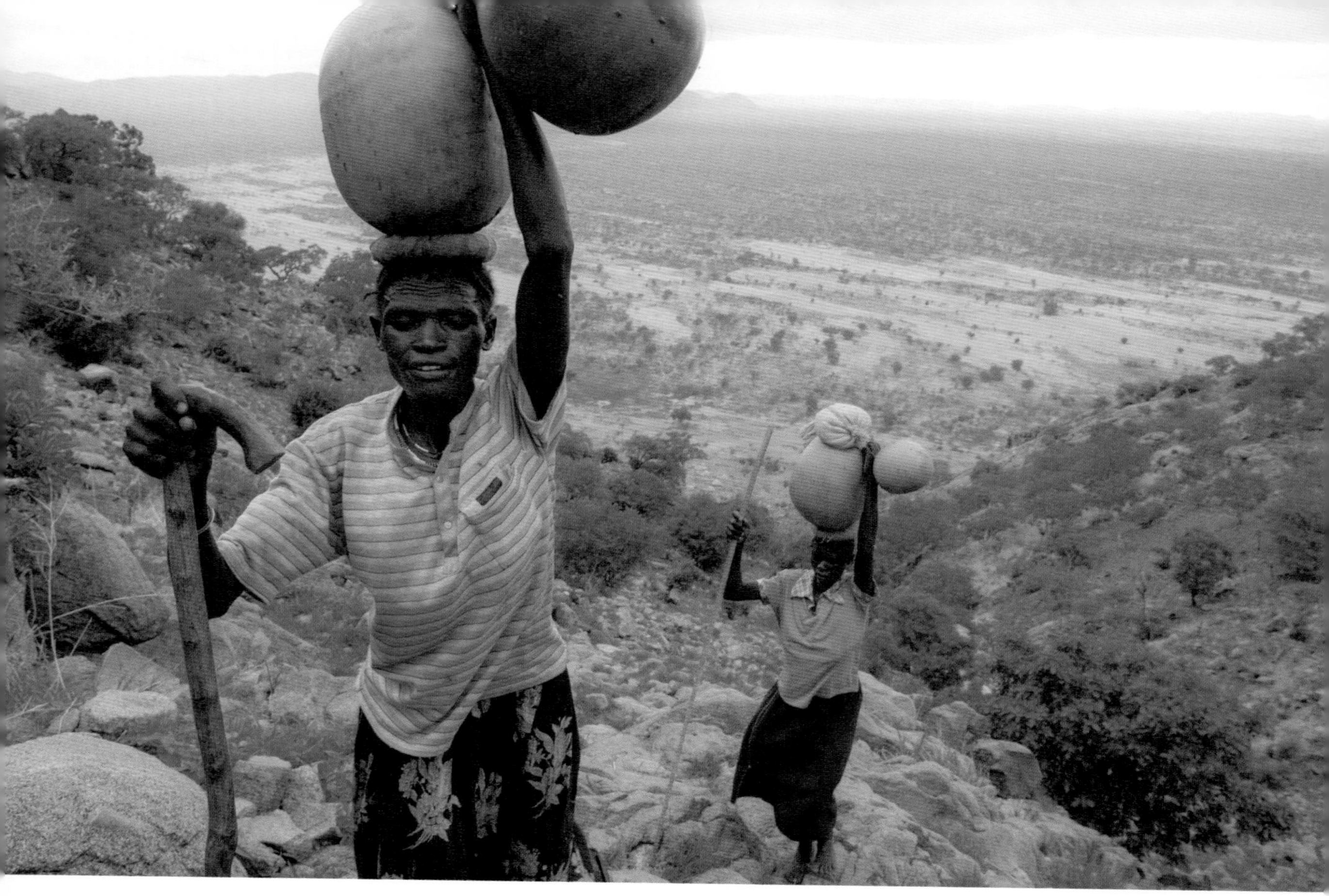

ここに生まれ
ここにある

乾季には井戸の水が枯れる
水を求めて丸一日　丸二日
はだしで岩山を歩き通す
女性の爪はつぶれ　足裏は鋼のよう

命の水
家族が心待ちにしている

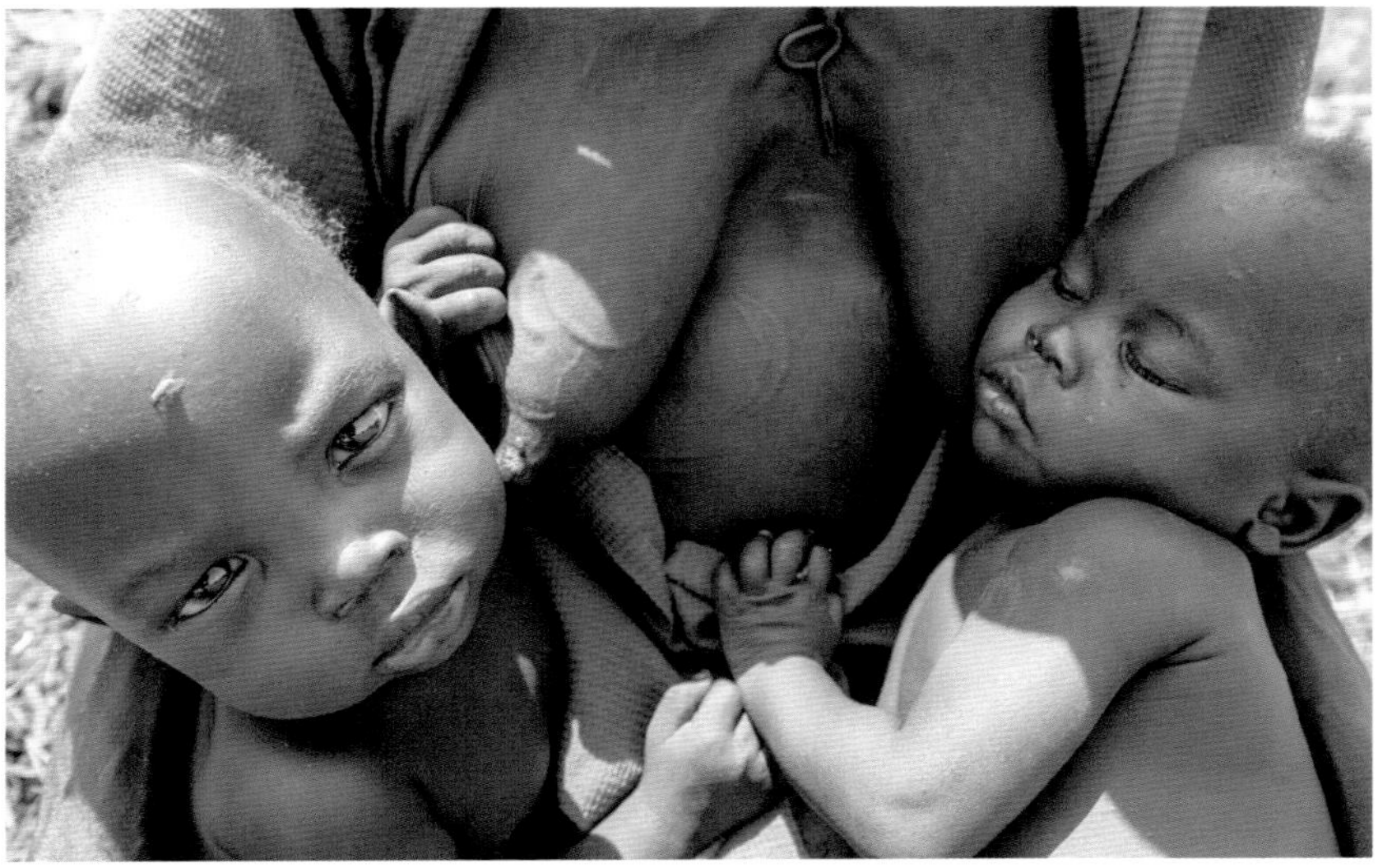

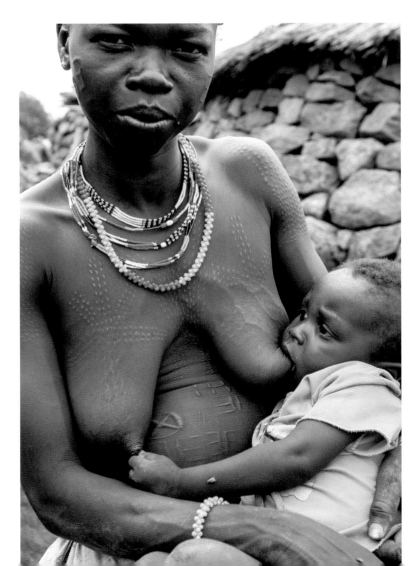

ここでは弱い子は生き残れない
なけなしの食べ物があったなら　一番強い子にあげるのです

双子は「不吉」……
かつては一家皆殺しにする村もあった

戦争は食べ物を奪い水を枯らし　病院や学校を破壊する
ここでは弱き子が　どんどん増えてゆく

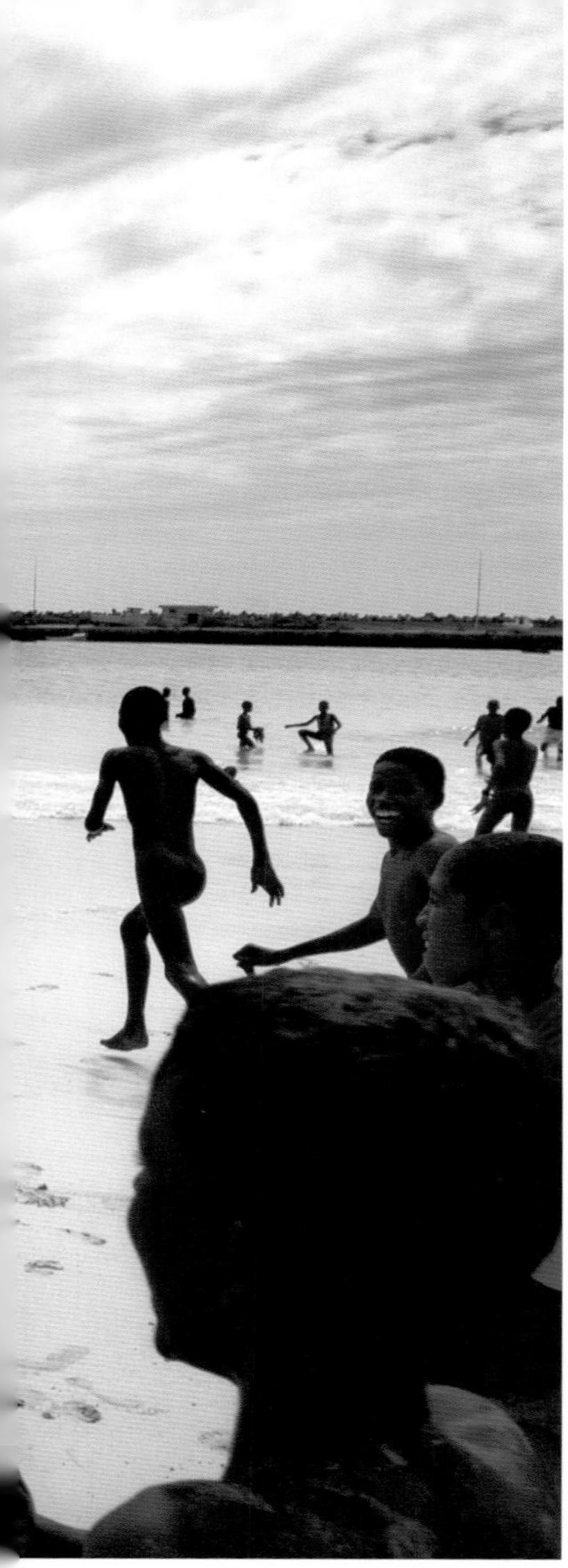

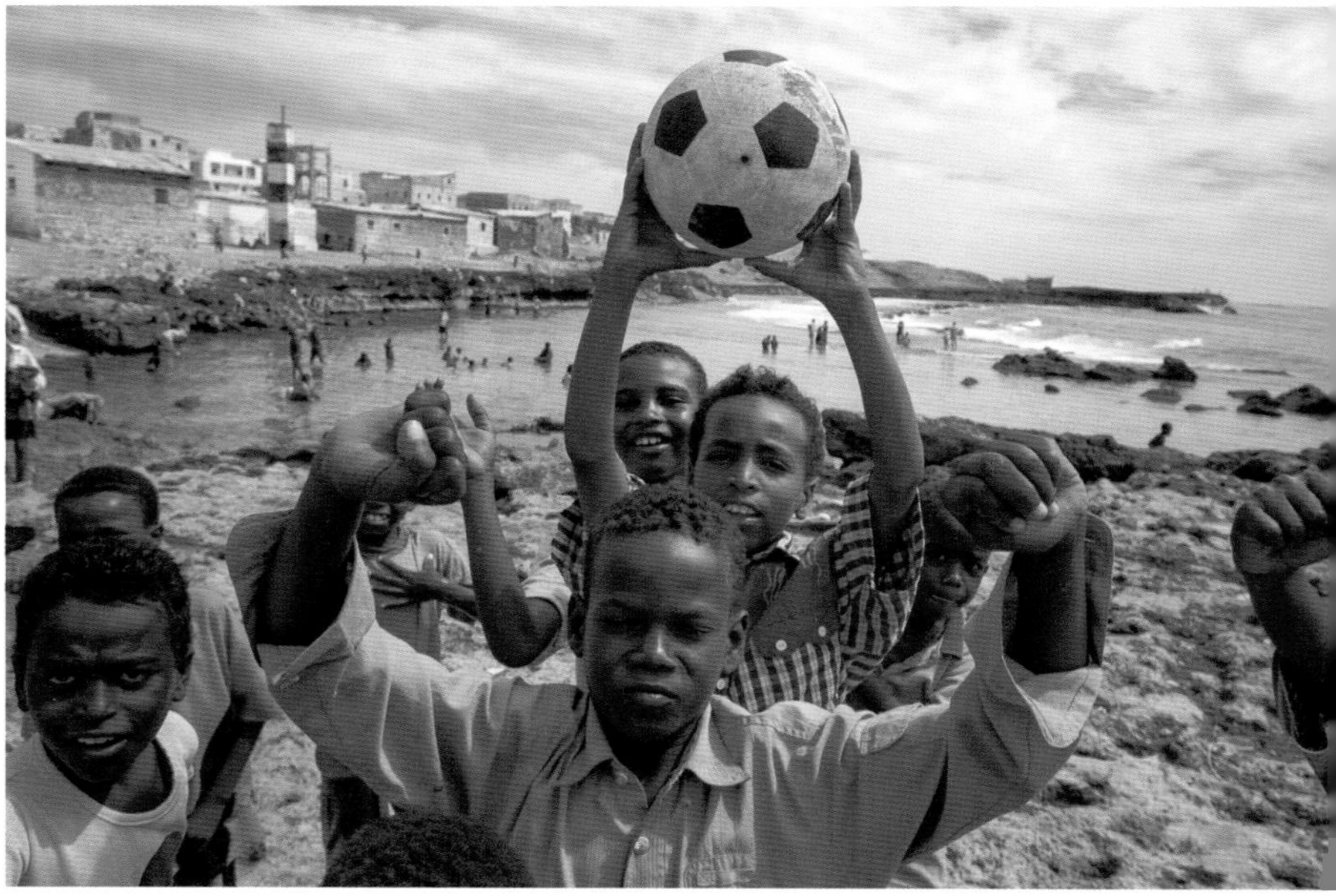

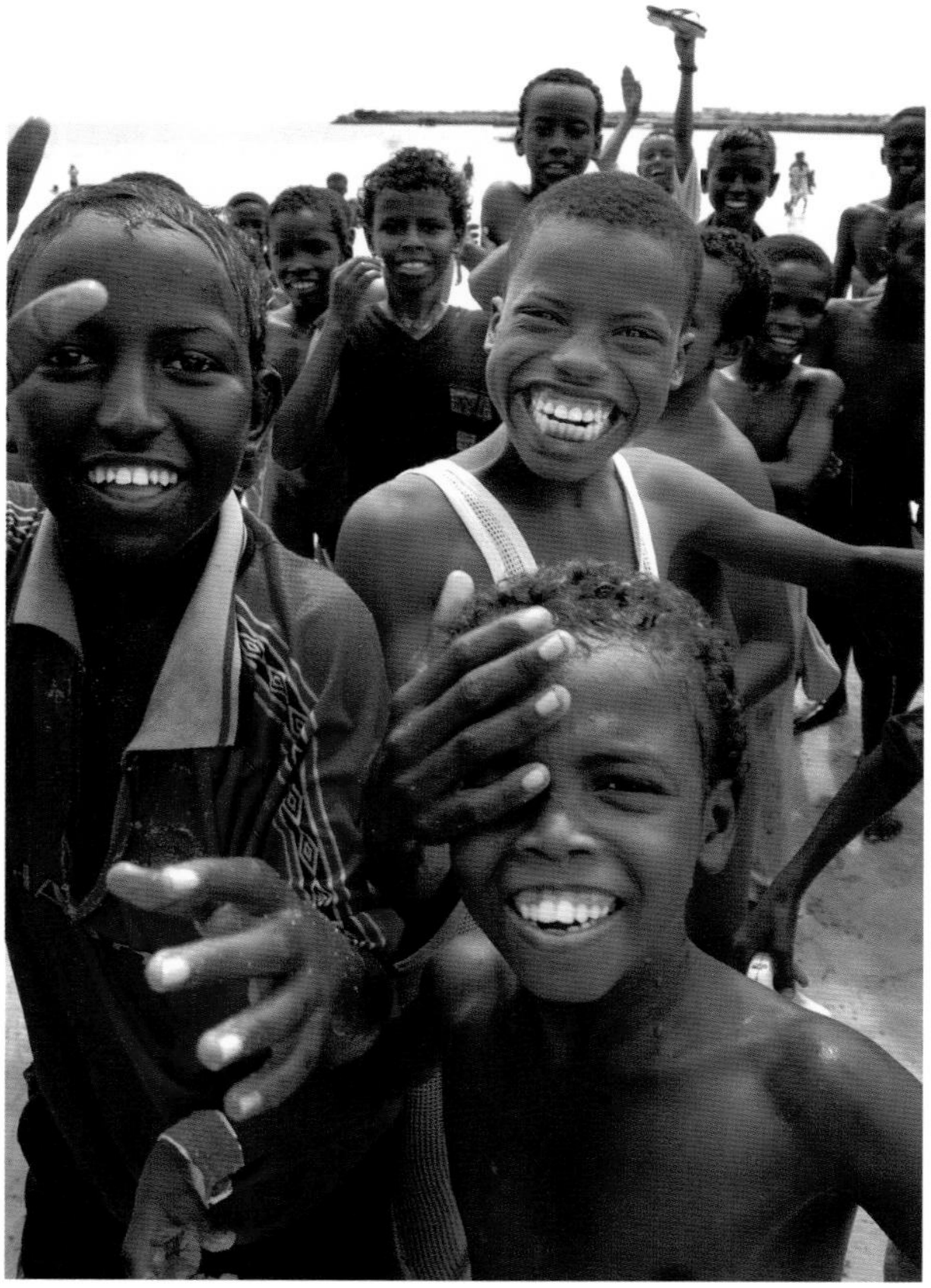

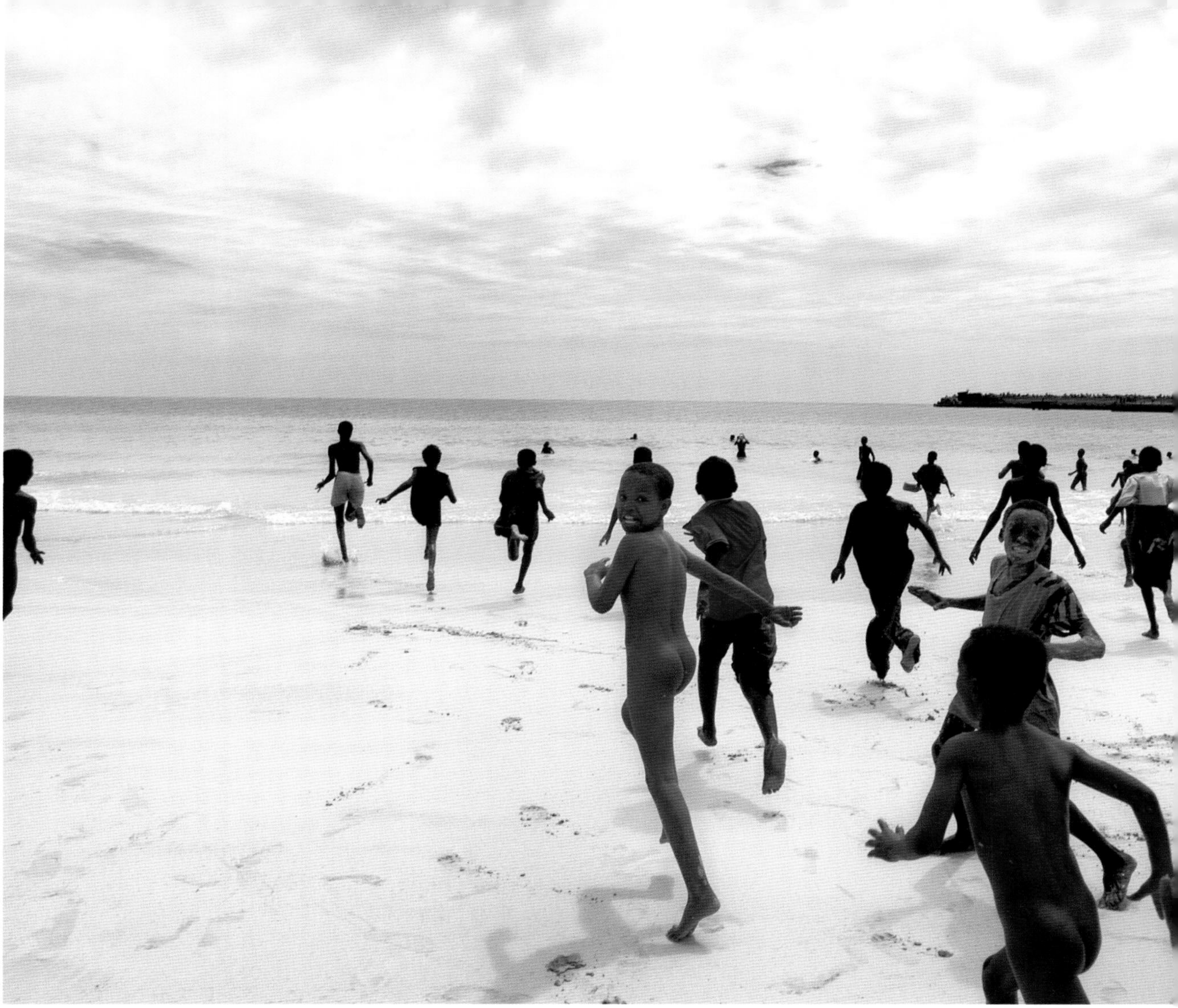

ナ

カータ　ナナーミ
イナモート
子どもたちがさけぶ

無政府状態が続き
あまりの治安の悪さに
国連をはじめ外国の援助機関が
こぞって退避したソマリアで
パスポートも要らないこの国で
子どもたちがさけぶ

チェンジチェンジ　交換しよう

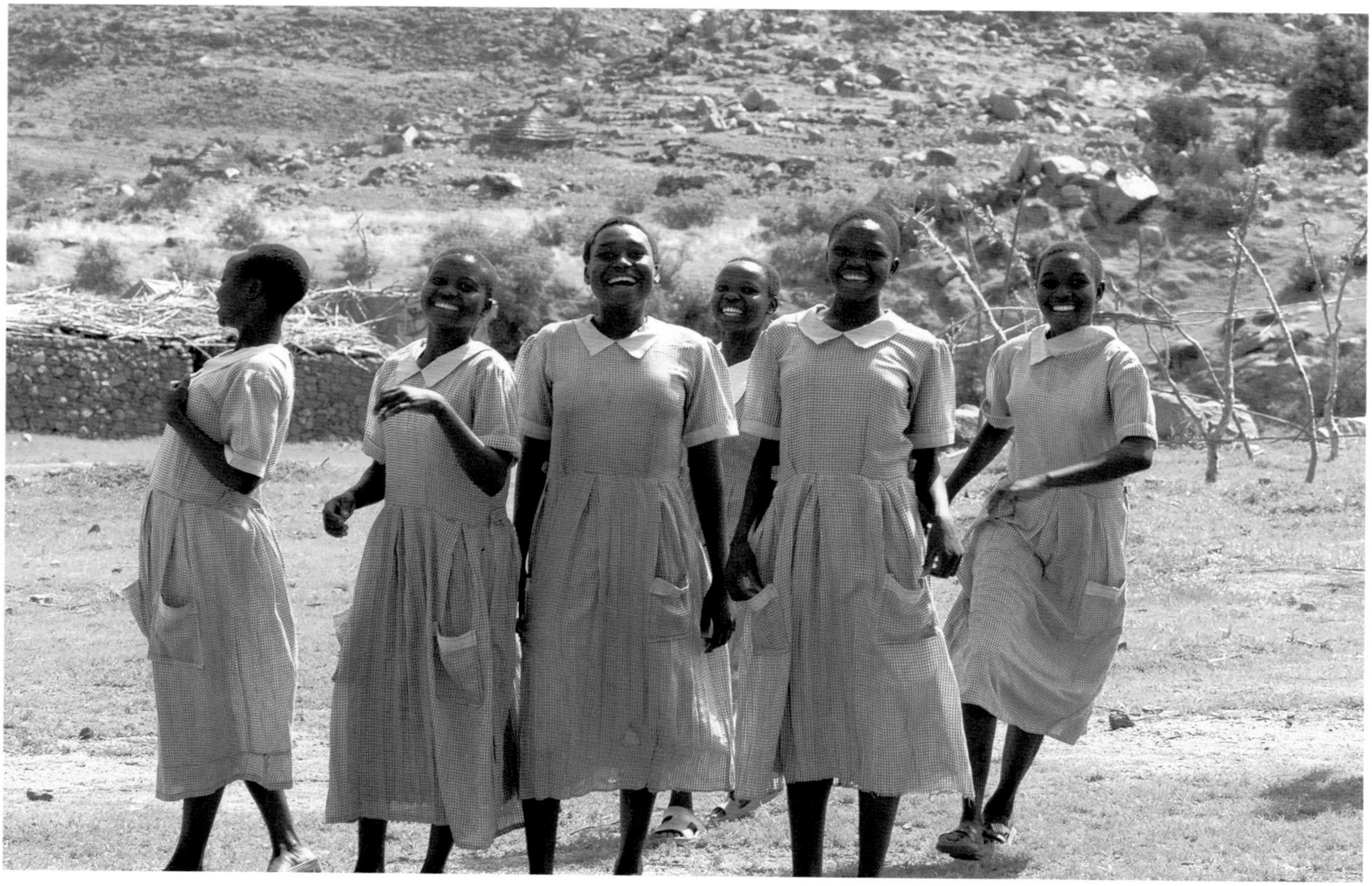

ようやく再開したスーダンの小学校
学べることへの
胸の高鳴りに満ち満ちている
内戦中には通えなかった
二〇代の小学生も少なくない

二四歳になる小学四年生が言った
教科書も鉛筆も足りない
でも医者になって　人を救うため
しっかり勉強します
この山には医者がいないから

ただ　小学校では軍事訓練も欠かさない

旧スーダン中部の百あまりの山々に暮らし、「ヌバ」と総称されている民族がいる。身体装飾や儀式、格闘技など豊かな共通文化を有する。たとえば、全身に刻んだ傷模様。痛みに耐えつつ、枝のトゲで皮膚をつりあげ、カミソリを走らせていく。女性は、初潮で始め、年々少しずつ模様を増やし、結婚で完成する。

ただ、なかには、淘汰すべきとされる慣習もあった。トチョ族などが暮らす一部の村ではかつて、双子は不吉な存在とされていた。赤ん坊は村人の手で殺され、両親も命を奪われた。ティラ族の青年ユスフさんは、「うちの村にも逃げてきたトチョ族がいる」と声を落とす。

さらには、南と北に裂かれて戦った戦争と貧困が、子の命を脅かす。ヌバ文化は北の政府側から弾圧、ときには南の反政府側からも制限され、伝承の危機にある。学校や病院は標的にされ、教育や治療がほとんど受けられない。乾季には井戸が枯れ、食べ物が枯渇する。

「食べ物がわずかな時に分け合えば、みんなが弱って共倒れになる。誰かが生き残るために、なけなしの食料は、強い子から優先して与える」とヌバの母は言った。

なぜ、今の私はカメラを持ち、この子たちを撮るのだろう。

たまたま一九七四年に日本で生まれた今の私は、まさにたまたまの産物であって、カメラの前にいるこの子やあの子、戦争で亡くなったあの人や機動隊にめった打ちにされるこの人でもあり得ただろう。たまたま阪神淡路大震災で実家は半壊で済んだが、高校時代の同級生の女の子が亡くなった。いてもたってもいられなくなって、泊り込みで数カ月、炊き出しや物資運搬などを手伝わせてもらった。

またたとえ、私は今の私であったとしても、明日の私は誰かのカメラの前で、死に絶えているかもしれない。

誰もがいつかは死に至るけれども、その死は絶望や慟哭のなかの「冷たい死」ではなく、授かった命を生き切り、大切な人と別れと感謝を交わしながら看取られていく、天寿まっとうの営みであってほしい。「あたたかな死」を世界中に広めたい。そんな思いでカメラを手にするようになった。

天寿まっとうされた人を祝福しながら、道半ばで亡くなった人をその何倍も悼みながら。

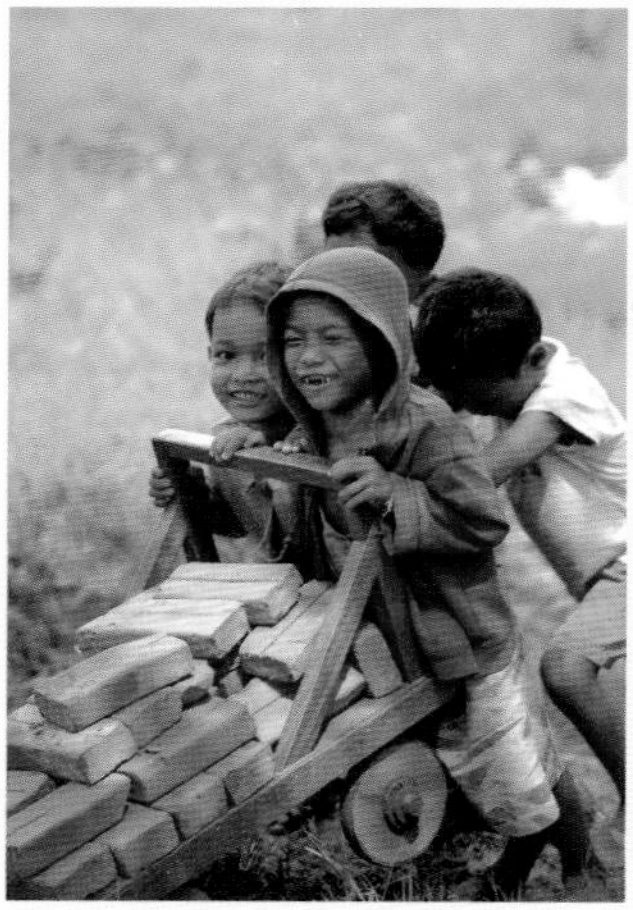

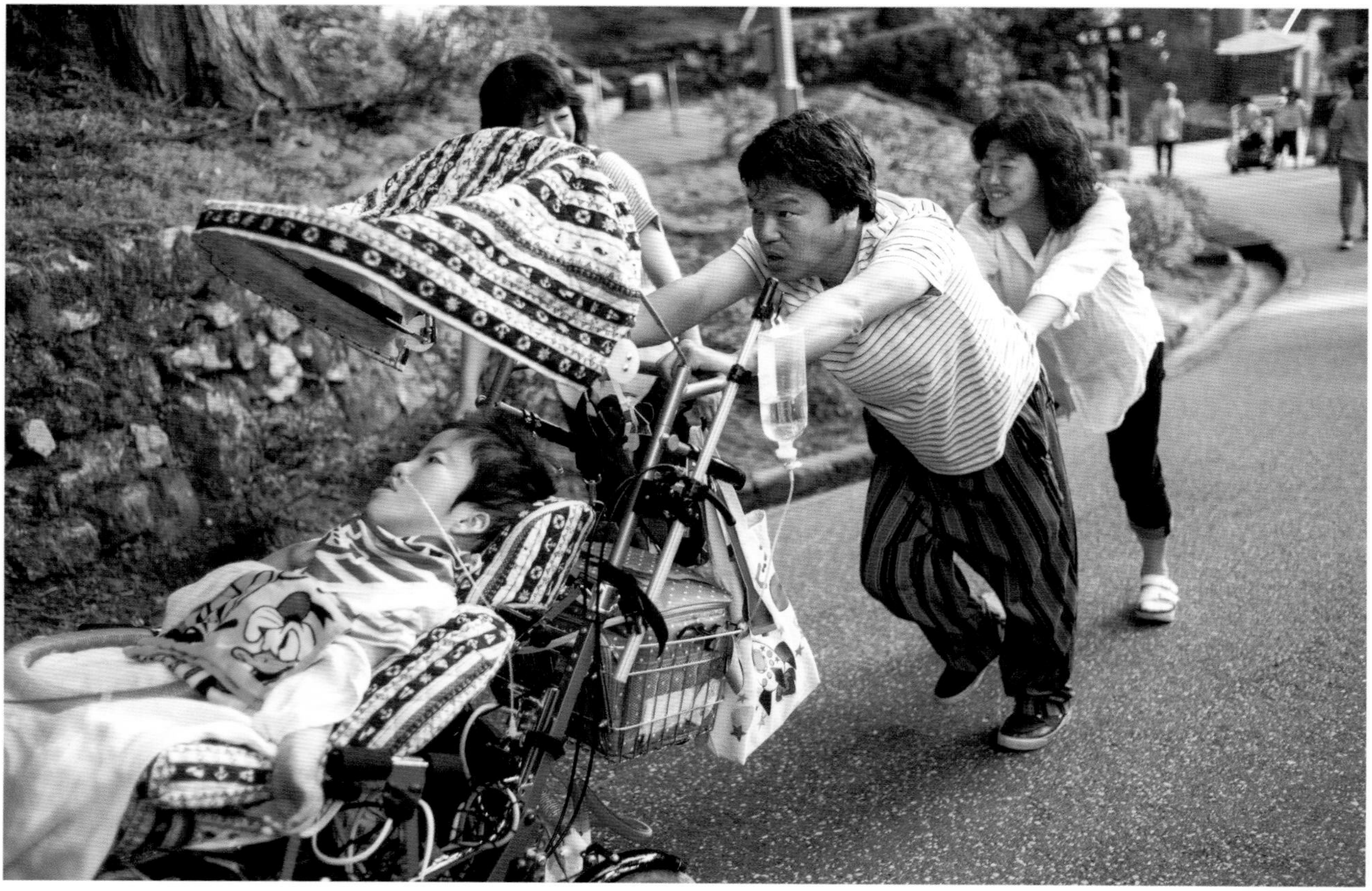

すぐる君と友の成長

どんな上り坂の　初っぱなにいても
手を貸す
お父さんは　こし入れて　足ふんばって
くちびるかんで　手を貸す
一歩ずつ　のぼっていく

遠くまで行けない　高くも登れない
そんなことより
すぐるくんといっしょにみる景色が
断然　一番　いい

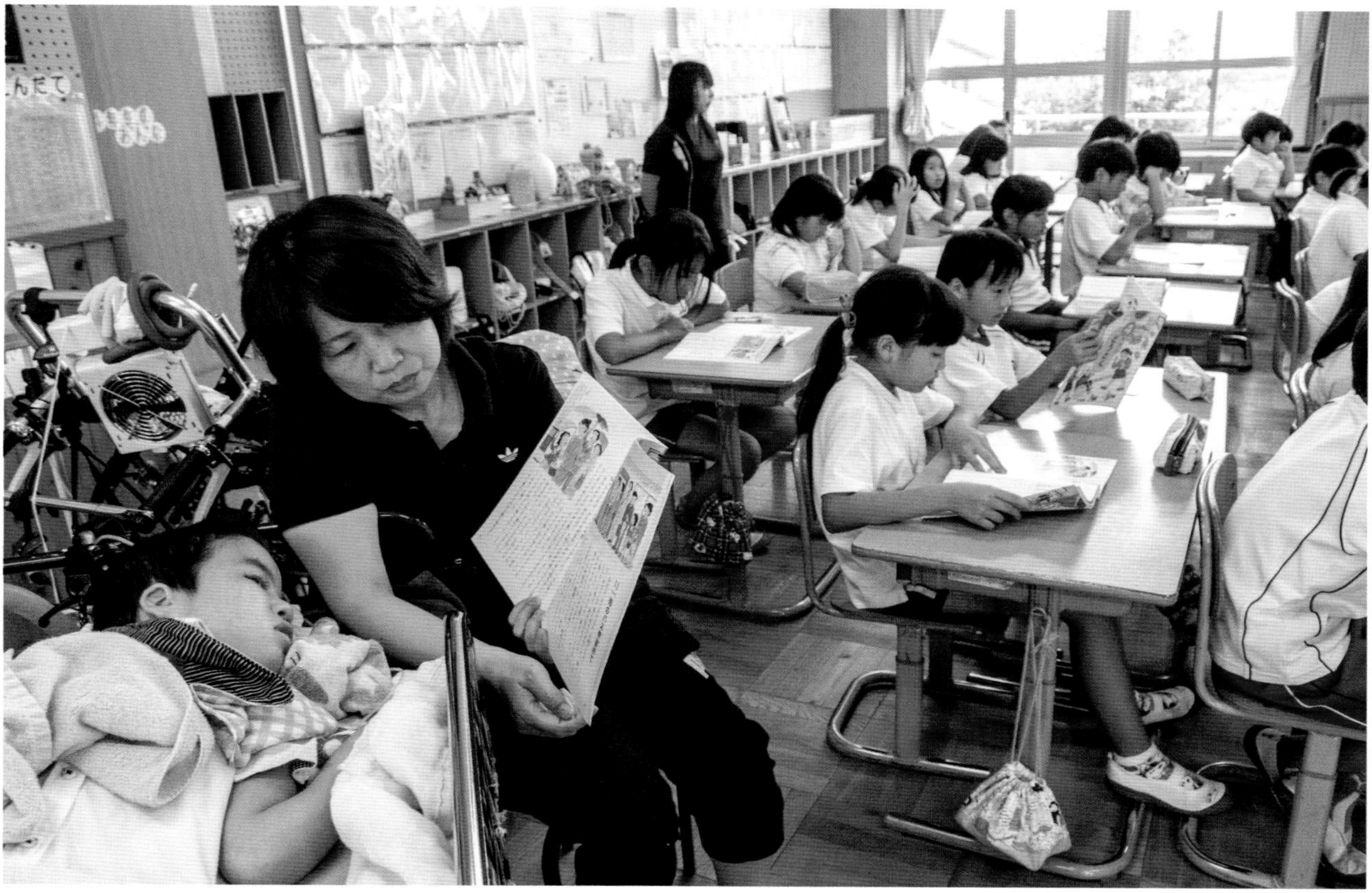

お父さんから一本
お母さんから一本ずつもらって
二本一組の染色体で
わたしたちの多くは　つくられている

一八番目の染色体が　三本一組になるのが
18トリソミー
心臓や肺などが弱くて重篤になりやすく
多くの赤ちゃんが　お母さんのおなかの中で
あるいは産まれ出て間もなく　天に還る

すぐる君も18トリソミーの体質
何度か心臓手術を受けた
発作や呼吸困難で
病院に駆け込むことも多々ありながら
医師や看護師に支えられ　母に家族に寄り添われ
可能な限り豊郷小学校に通った

友だちや先生にあいさつ
言葉の代わりに　目や表情や体のこわばり
全身で気持ちを表す

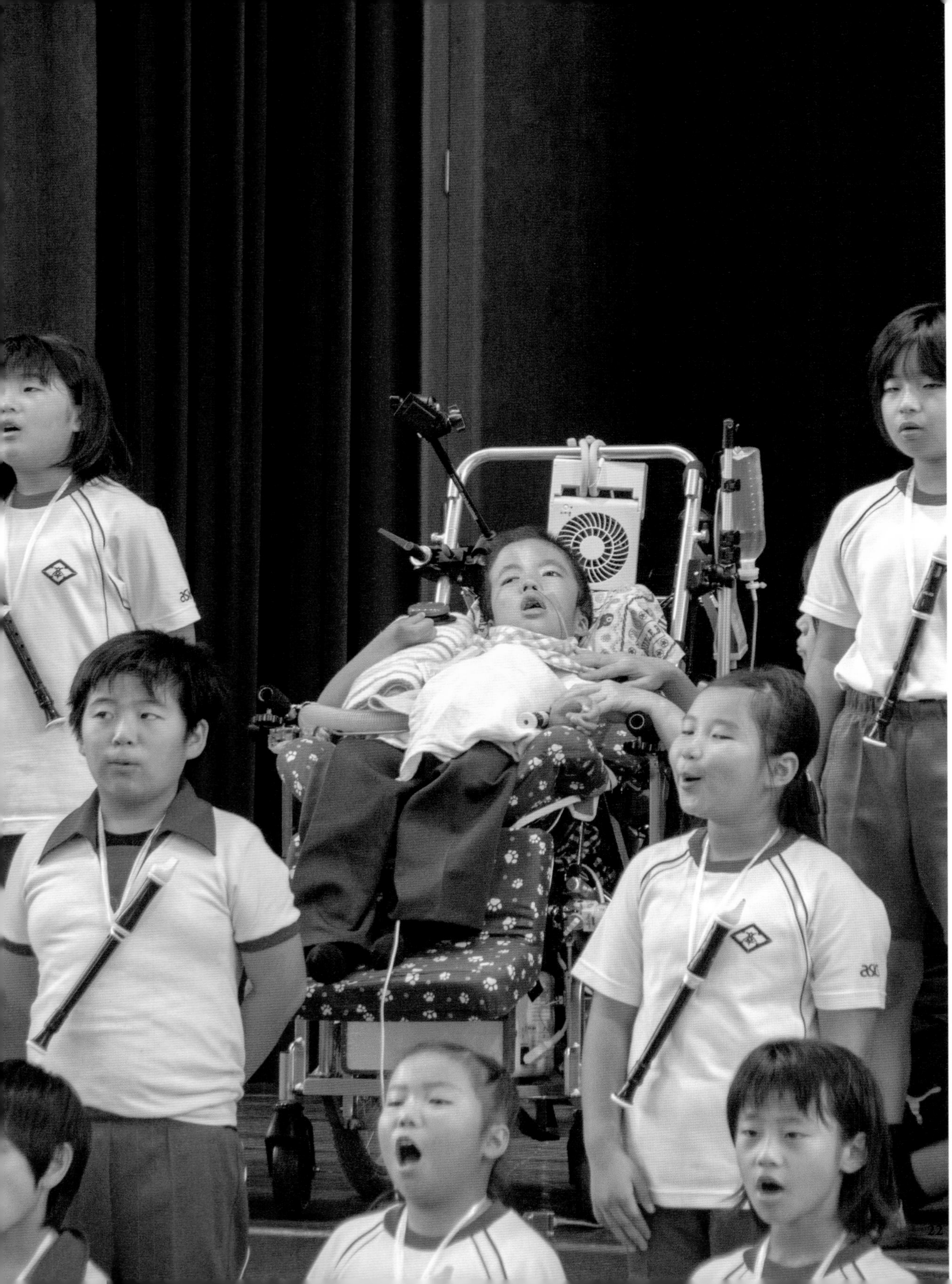

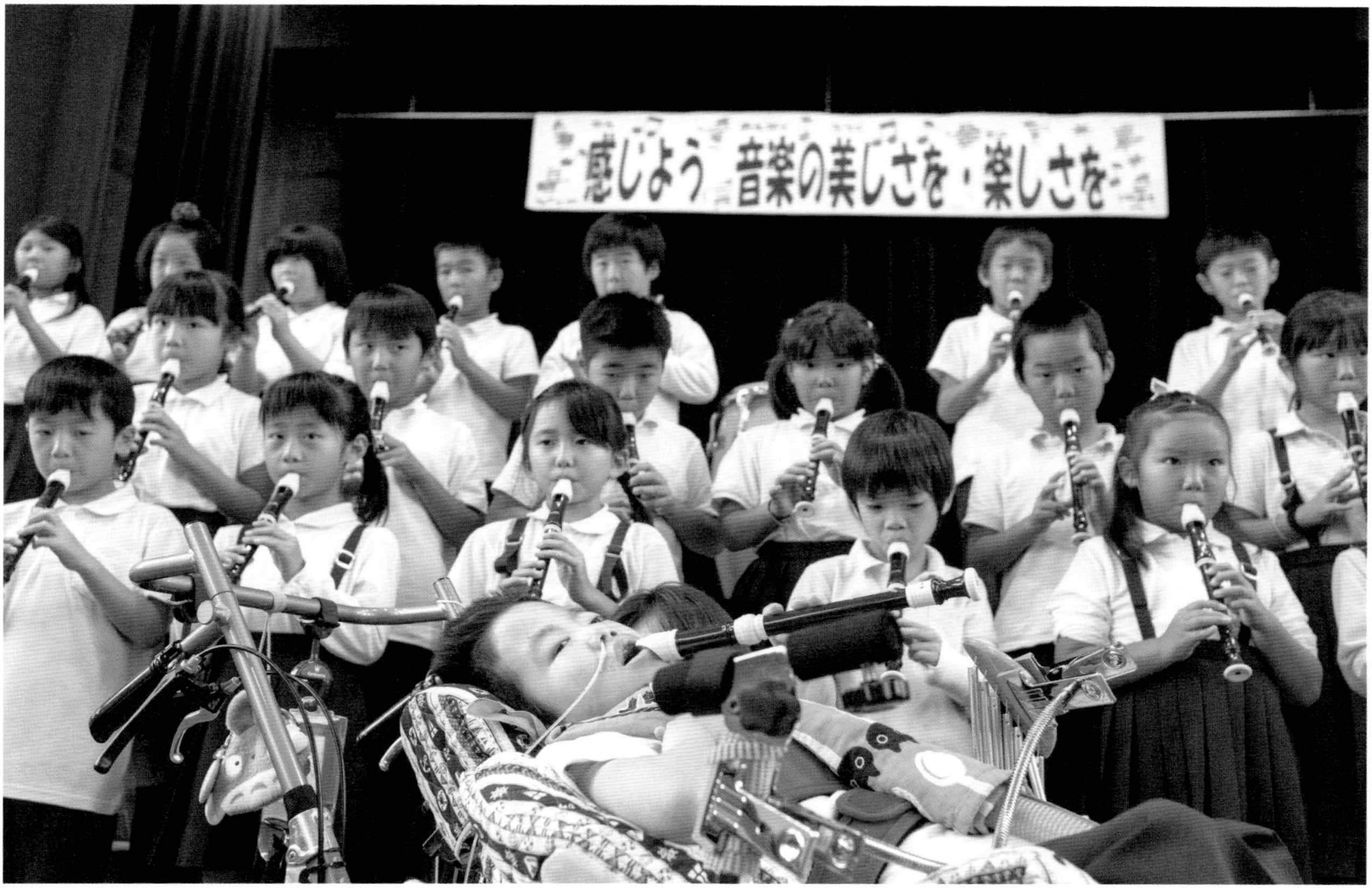

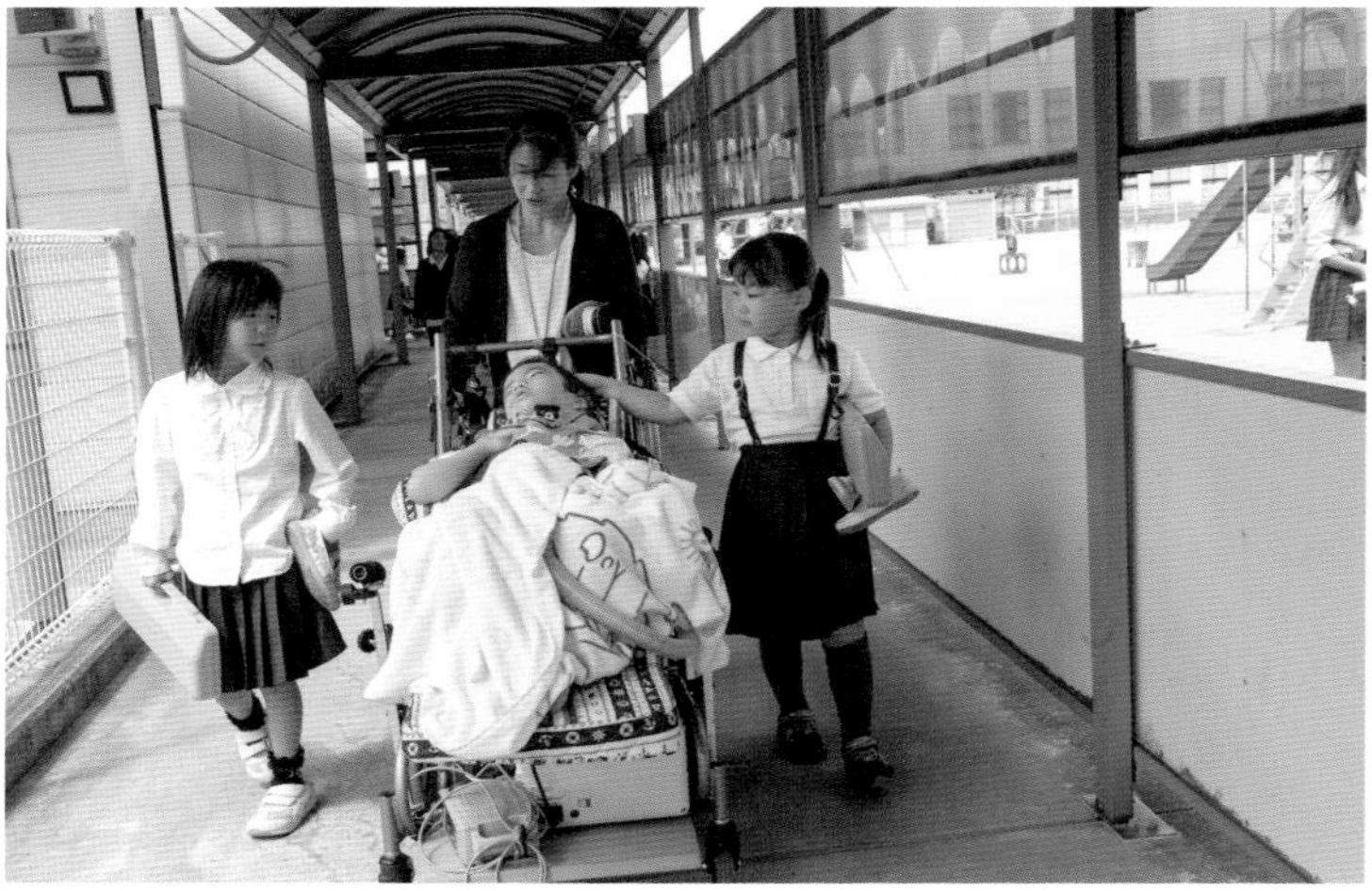

友だちといっしょに合唱合奏
すぐる君とみんなの瞳に力がみなぎる
声は出なくとも　聴く者の胸に響く
音を出せなくとも　こちらの鳥肌が立つ
音楽は表層でなく深層で奏で
そして　聴く

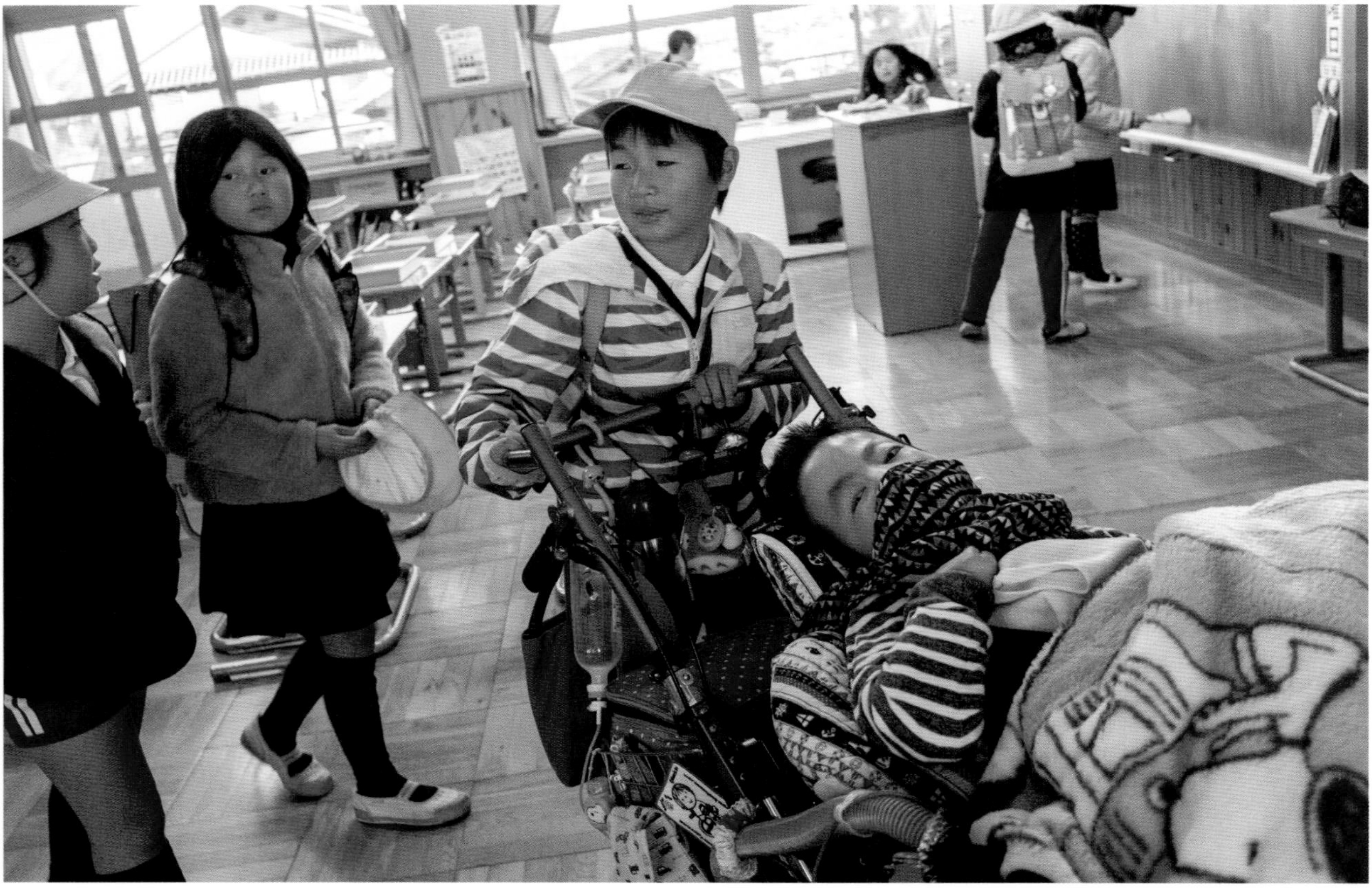

大人がたじろぐような　生命維持装置を
いくつも載せた大きな車いすを
ひょいとたやすく　やさしく　友だちは操る
そうして　すぐる君を
どこにでも連れていく

す～ちゃん　授業つかれたなぁ
ええとこ　行こ～
この歌知ってる？
ぱぷりぃか　はながさい～た～らぁ

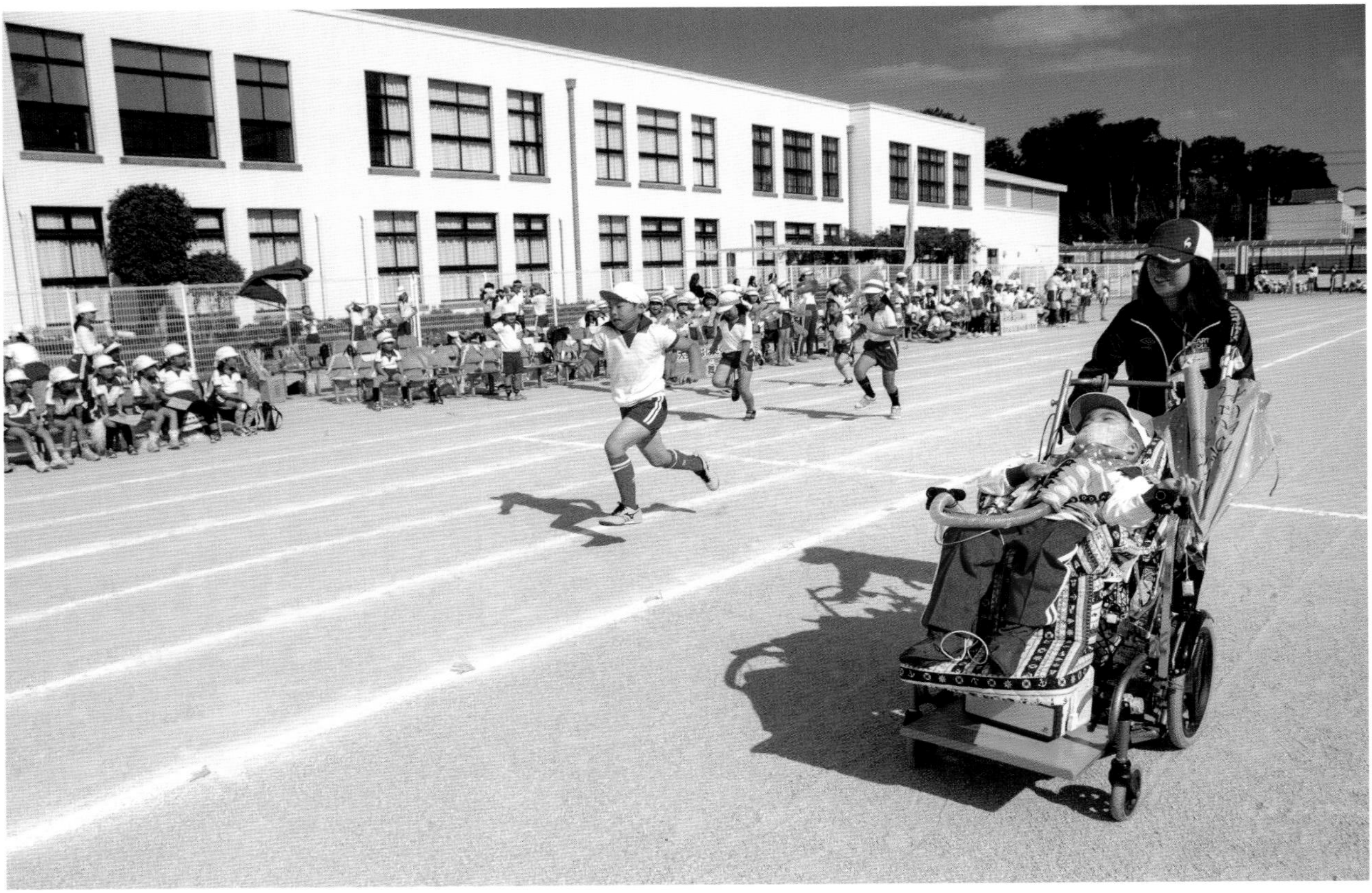

す～ちゃん　おはよう
友だちが取り囲み　手をにぎる
すぐる君は目で返事
お楽しみ会　音楽会　運動会
ともに汗を流した

弟想いの姉や兄も
応援にかけつけた
家族の一員　クラスのメンバー
輝く今日一日を生きる

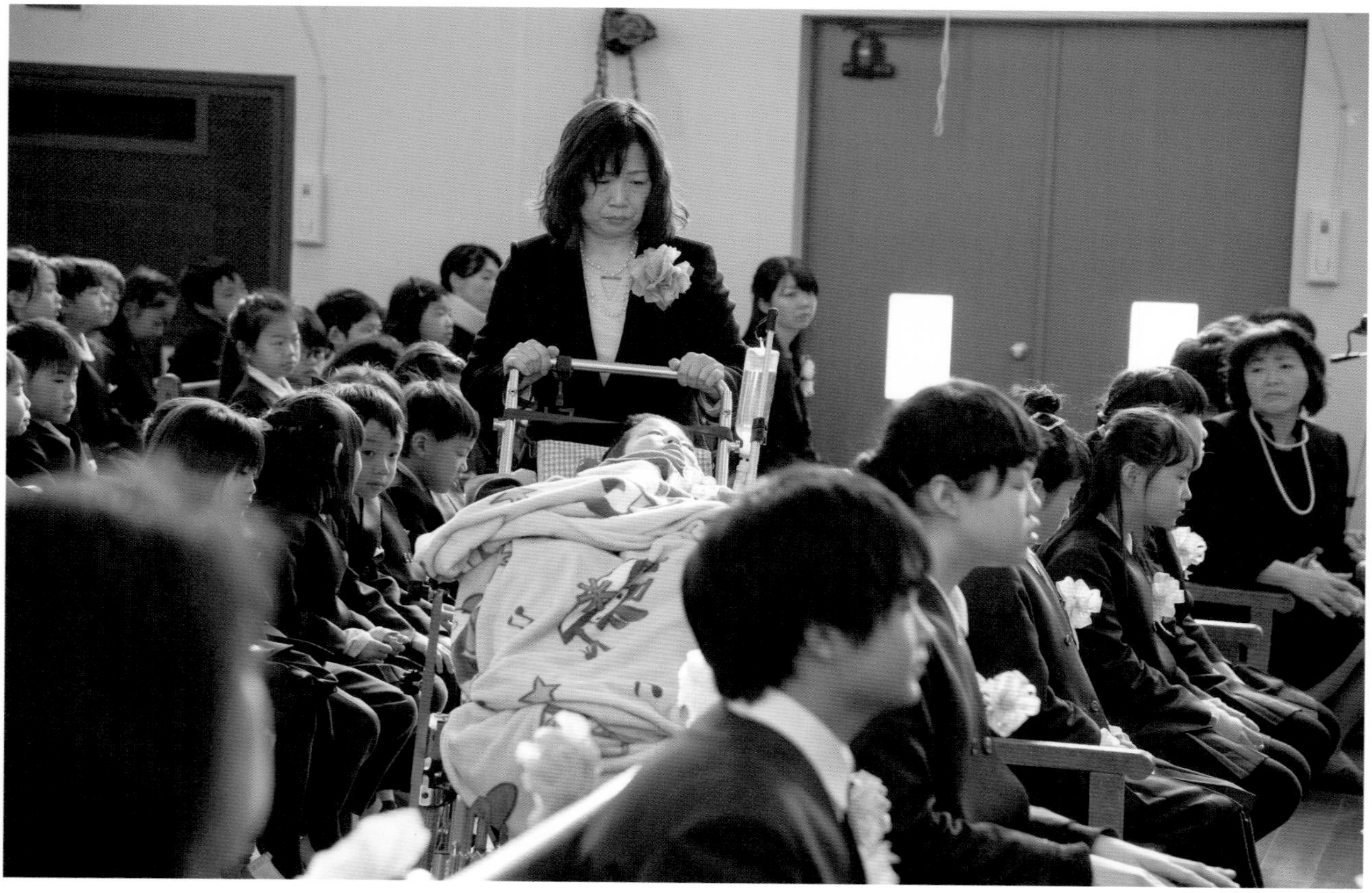

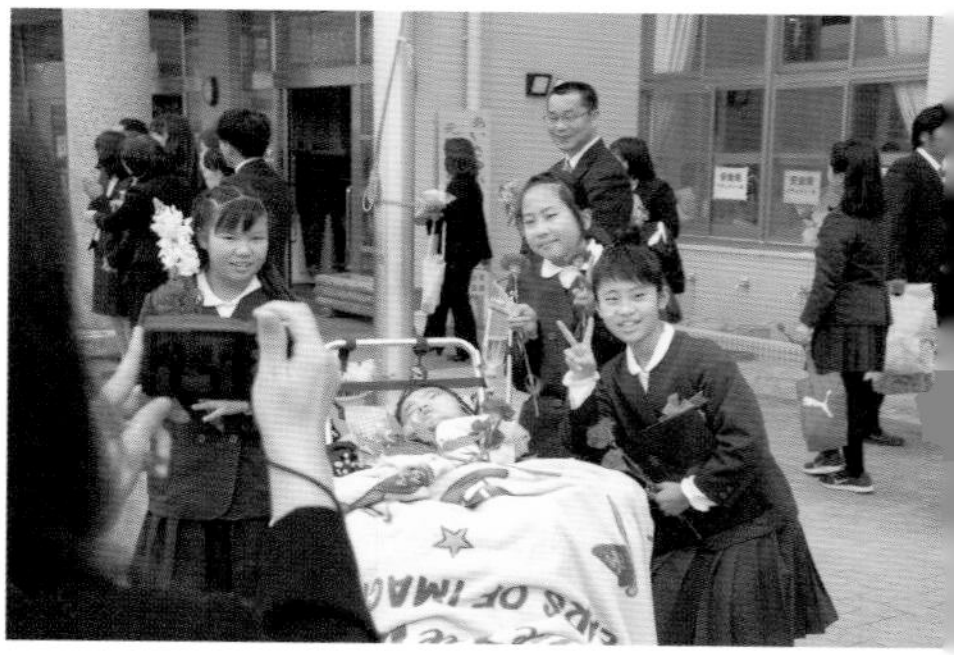

すぐる君と級友たちは
この日　卒業式を迎えた
お母さんにも卒業証書と
そして万雷の拍手が贈られた
毎日毎日　自分の時間と心身を削り
祈りと愛を捧げた苦労と我慢と頑張りに

友だちとは学校が別になる
名残を惜しむ
手をにぎる
見つめ合う
心友

先生は言う
この学校で　すーちゃんは成長した
それだけではなく何より
クラスメートが思いやりや共感力を育み
感性が豊かになっていった
すぐる君は　与える存在だった

二一番目の染色体が三本一組になるダウン症や、18トリソミー、13トリソミー。

私たち人類が営み育む受精卵の半数近くは、〝染色体異常〟と言われる体質だという。そもそもその多くは着床せず妊娠にまでは至らない。一方、残り何%かの卵は妊娠に至る。うち、妊娠しても大半が流産、死産の道をたどる一方、残り何%かの割合で、赤ん坊たちが、病気や何かを伴いながらも、産まれ出てくれる。

異常ではなく、大自然の摂理……？　不思議。分からない。どうしてあの子は産まれ、この子は死んでいったのか。この世の私には、どうも分からない。あるいは、その死やその生に理由などない、と言えるのかもしれない。分からないがただ、あの世からみればもしかしたら、神仏からみればもしかしたら……。すべてが、見えているのかもしれない。

この世の私は考える。私もあの子も、大きな「いのち」の小さな一泡。

いや、何者も、生きとし生けるものすべては、大きな「いのち」の循環の小さな一粒。

いや、あなたの体も石ころも鉄棒も雲も、すべての物質は、やがてばらばらに、一番小さな元素となって、いつの日かまた混じり合って結び合って、犬、猫、豚、牛、馬やイルカ、タンポポ、砂浜や山、携帯やパソコン、時に銃弾やミサイルにまでなって、未来の未知なるものにもなって、束の間の形をまた帯びる。私たちは、そんな元素のかりそめの集合体。この星、この宇宙さえも……。

だから、私たちは、個であり、同時に全体である。すべてのものと交換し合い、リサイクルし合い、つながり合っている。

過去から現在、そして未来へも元素でつながっている。

「すぐる君」を大切な友だちとした豊郷小の子どもたちも、「障害者」を「ふつう」な存在として接した、あるいは神仏に近い存在としてことさら大事にした国内外の村人も、大いなる「いのち」のめぐりに、豊かに身を委ねている。

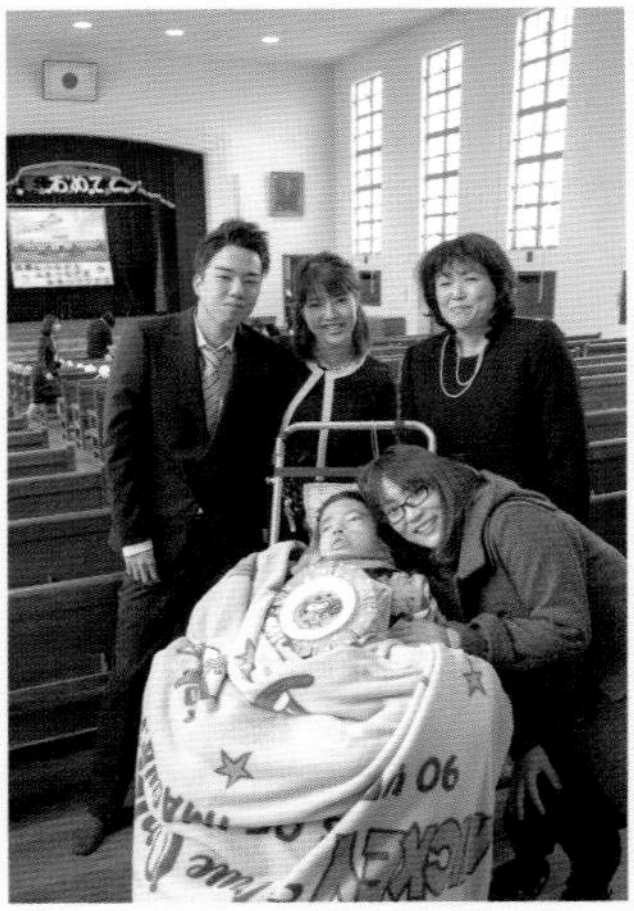

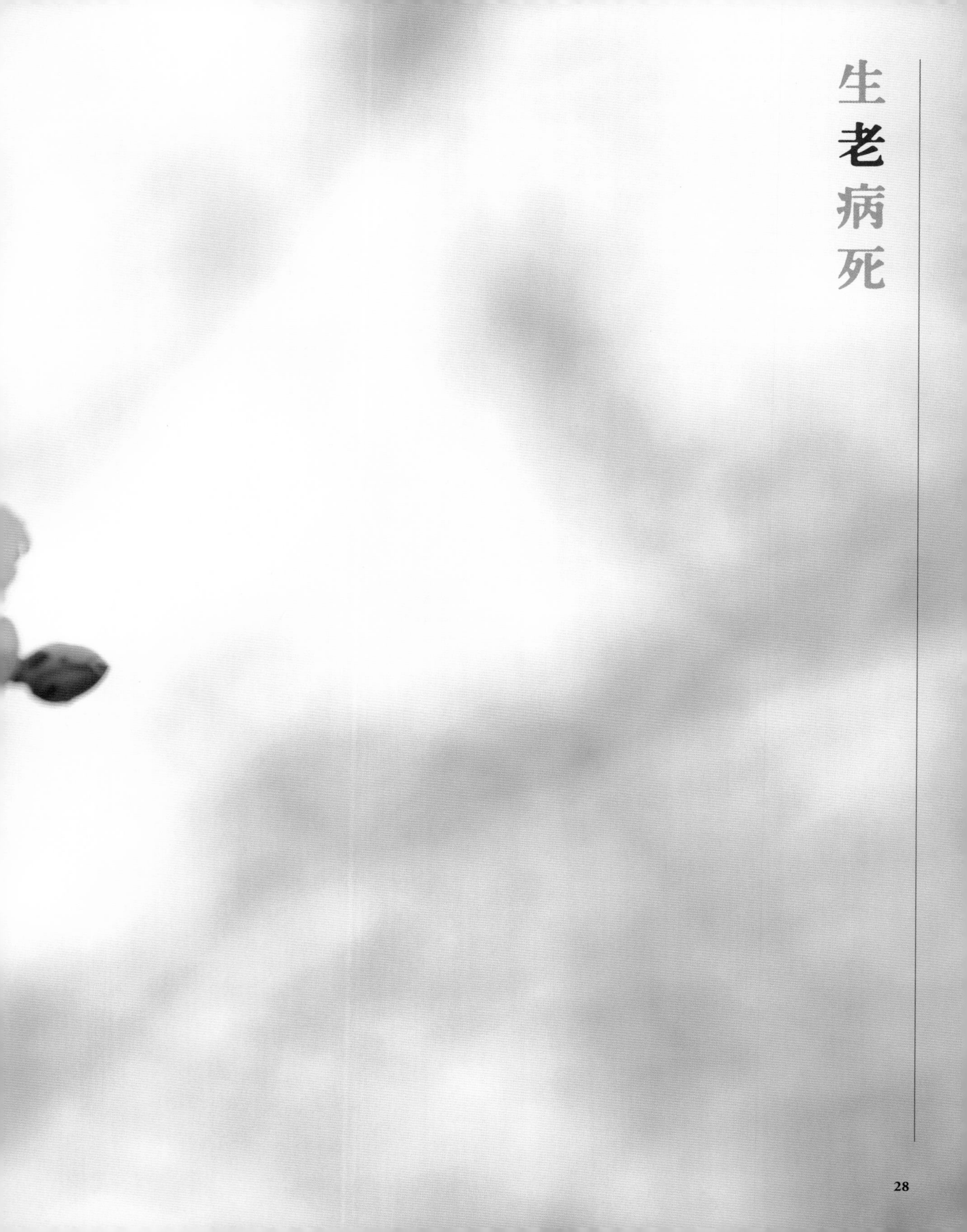

生老病死

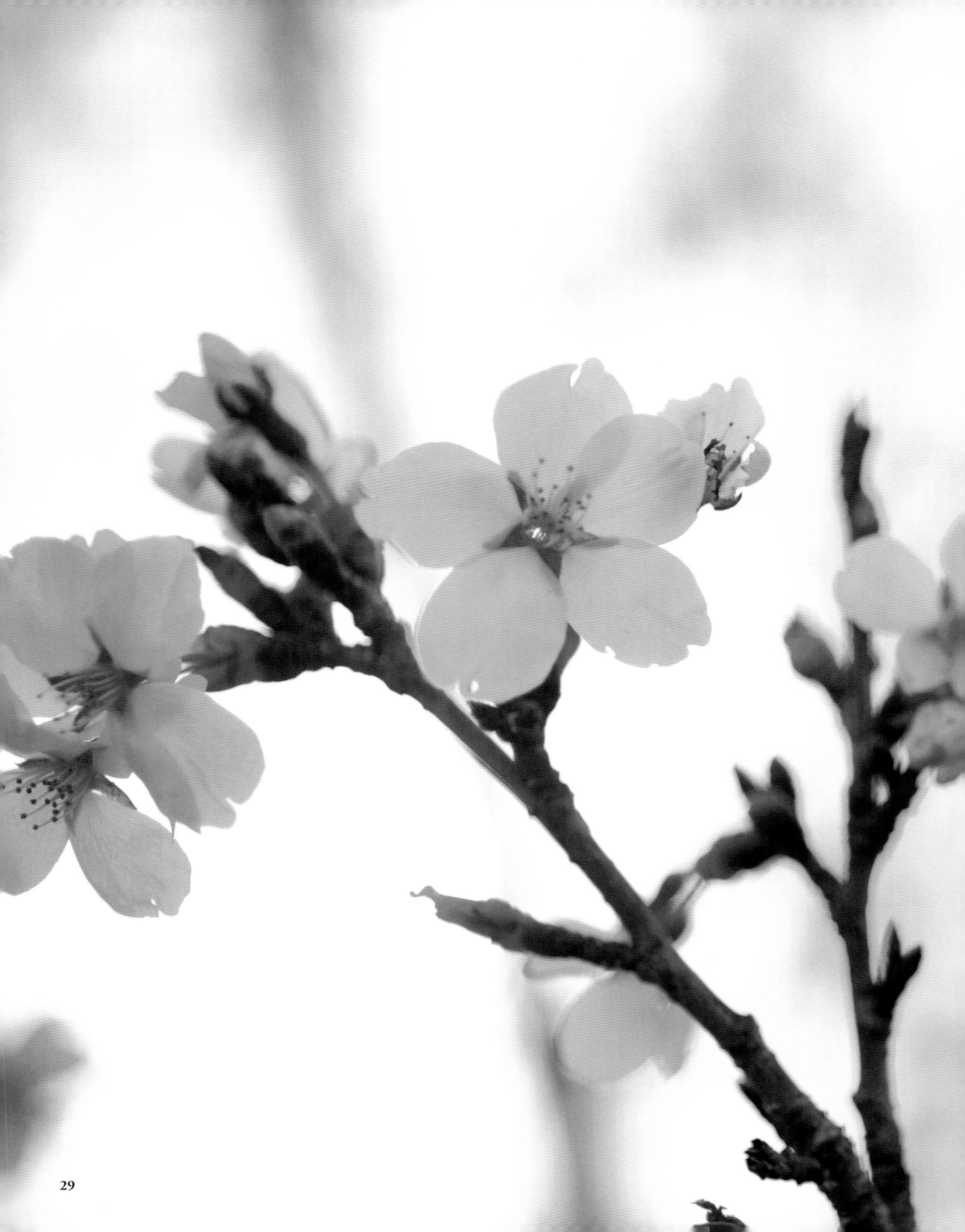

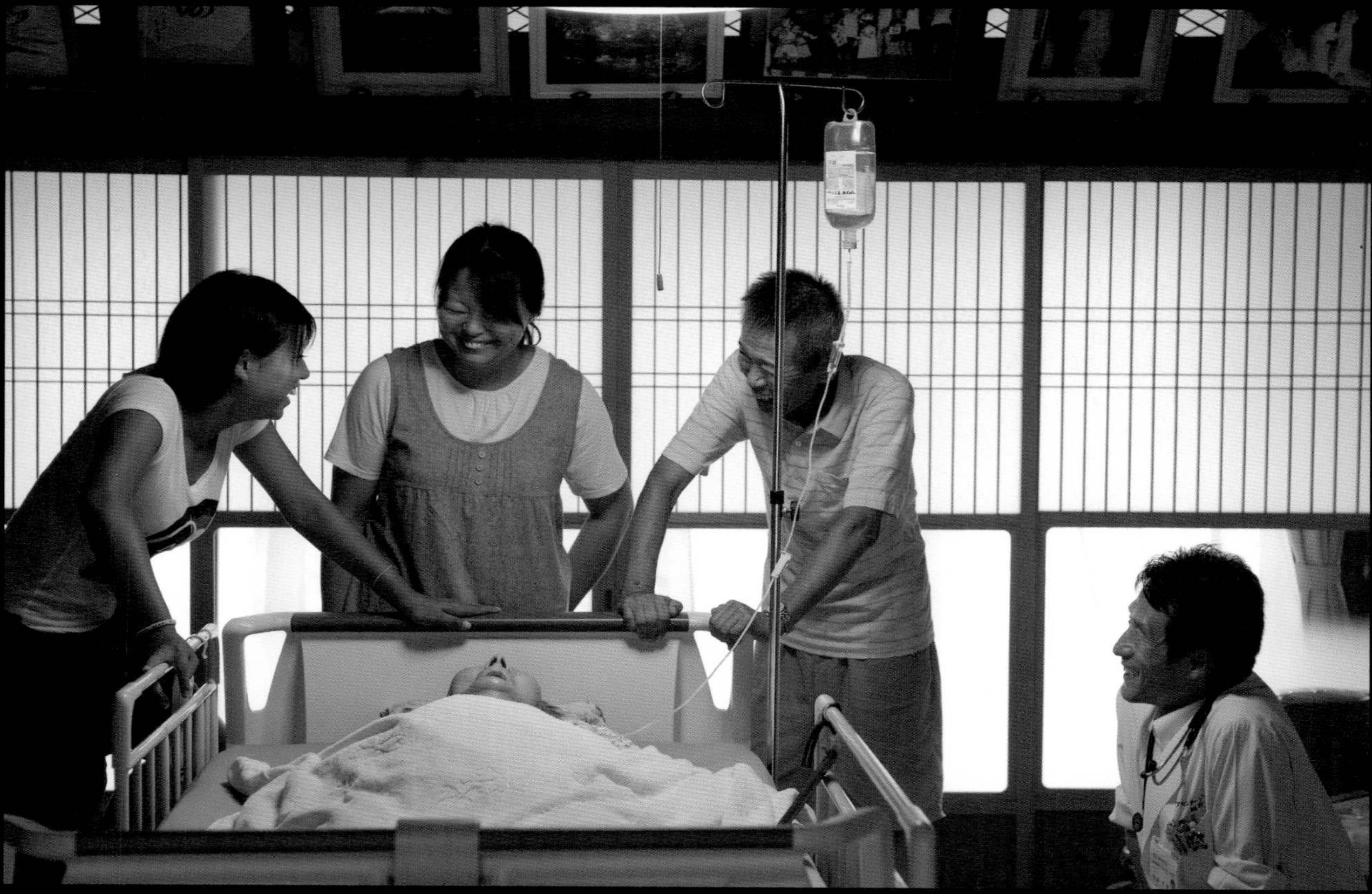

住み慣れた場にこそ宿るもの

真っ黒に日焼けしたひ孫娘が
ただいま！　おばーあちゃん

夫を戦争で亡くし　女手ひとつで
切り盛りした家で　育ててきた家族に見守られて
一枝さんは旅立った
何も言わずに逝った
言葉に尽くせない想いを　置き土産にして

ひ孫娘が言う

さみしい　でも
最後の瞬間にいっしょにいられてよかった
おおばあちゃんも
きっとそう思ってる　って感じる

この世にじいちゃん　ばあちゃんがいなかったら
わたしたちは生まれていない

総体として
この世に子どもがいなかったら
わたしたちは滅びるのみ

わたしたちは
いのちの駅伝の走者だった
たすきをいつかだれかに手渡す
ランナーだった

個ではかなわないことがあろうとも
総体としては
けしてアンカーになってはならない駅伝の
終わらせてはいけないバトンリレーの
走者

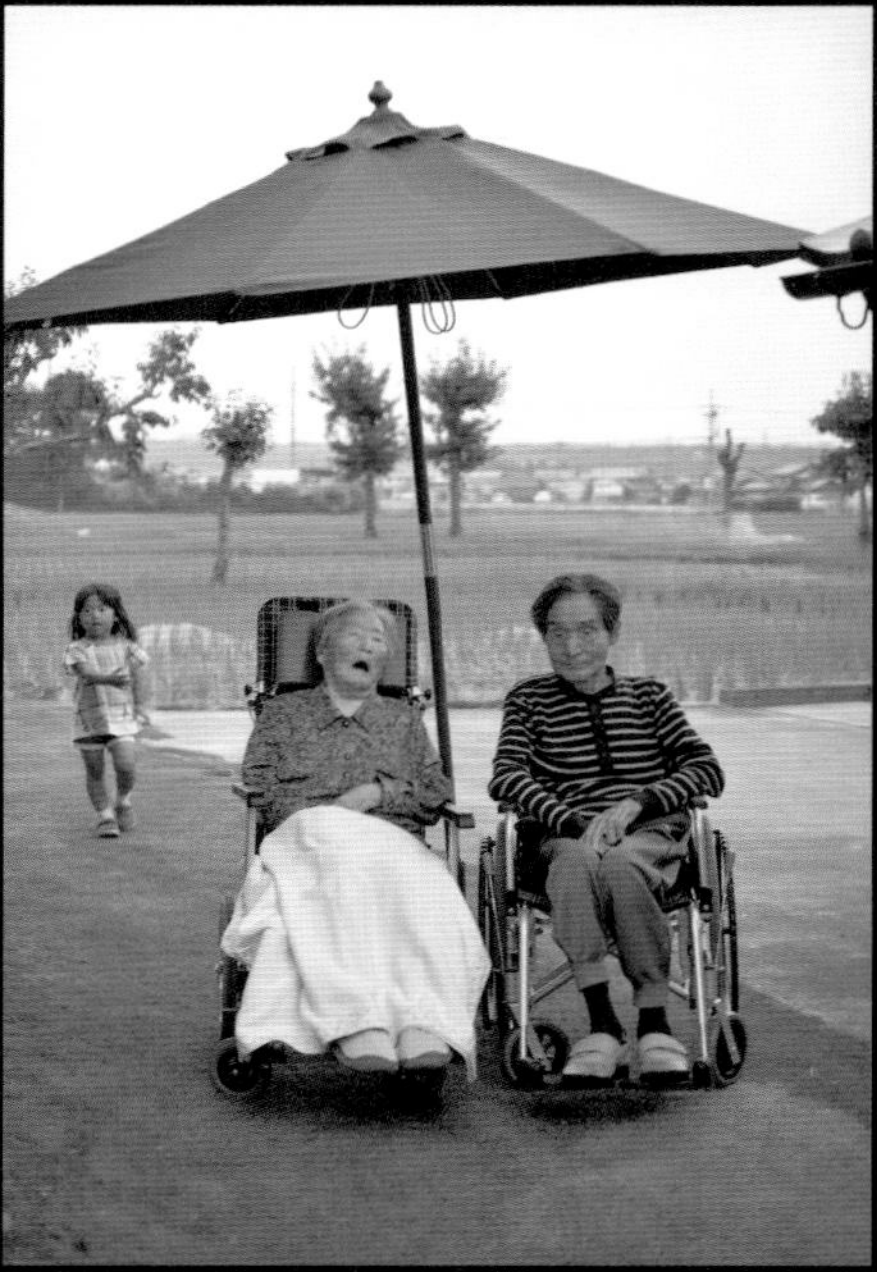

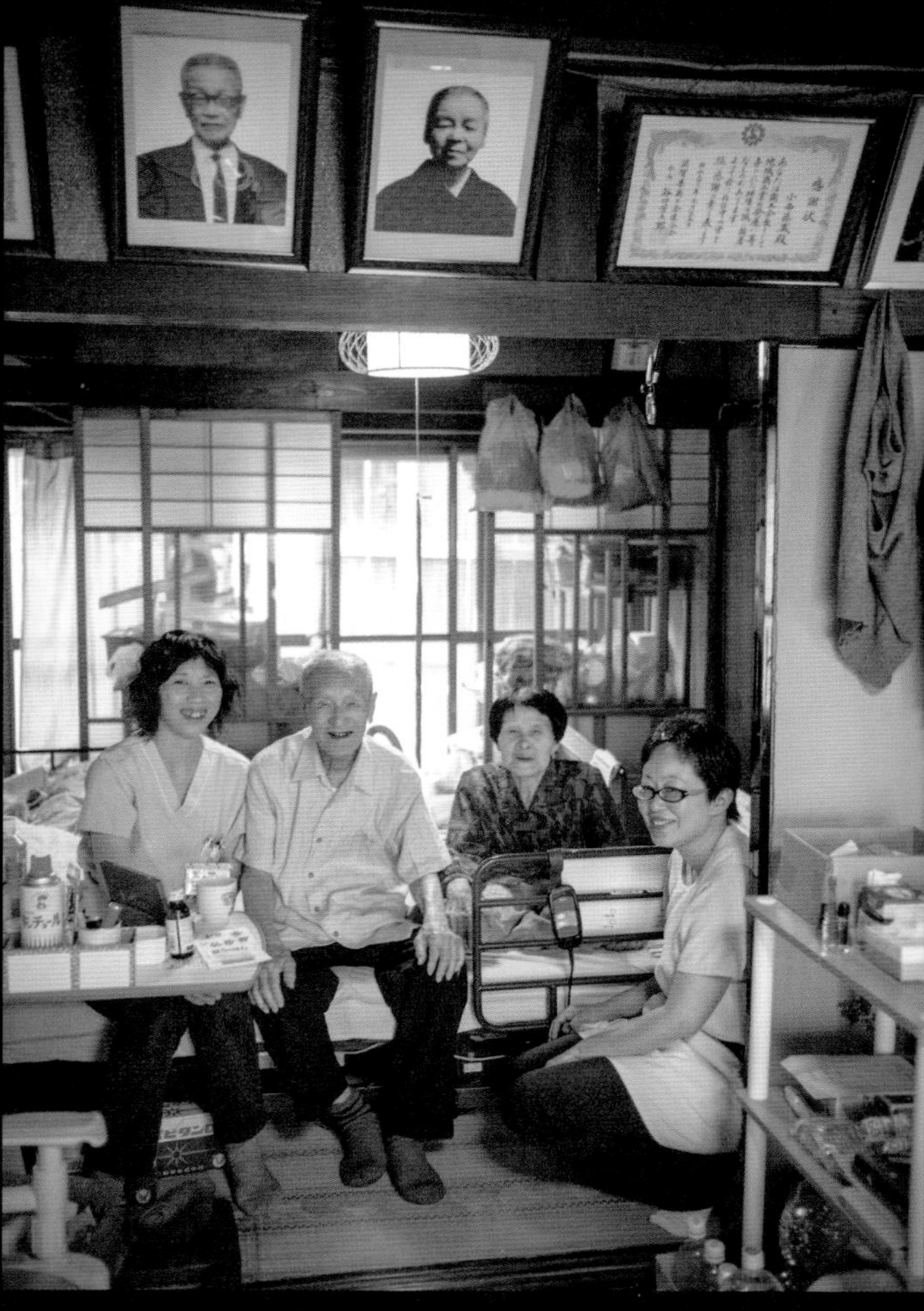

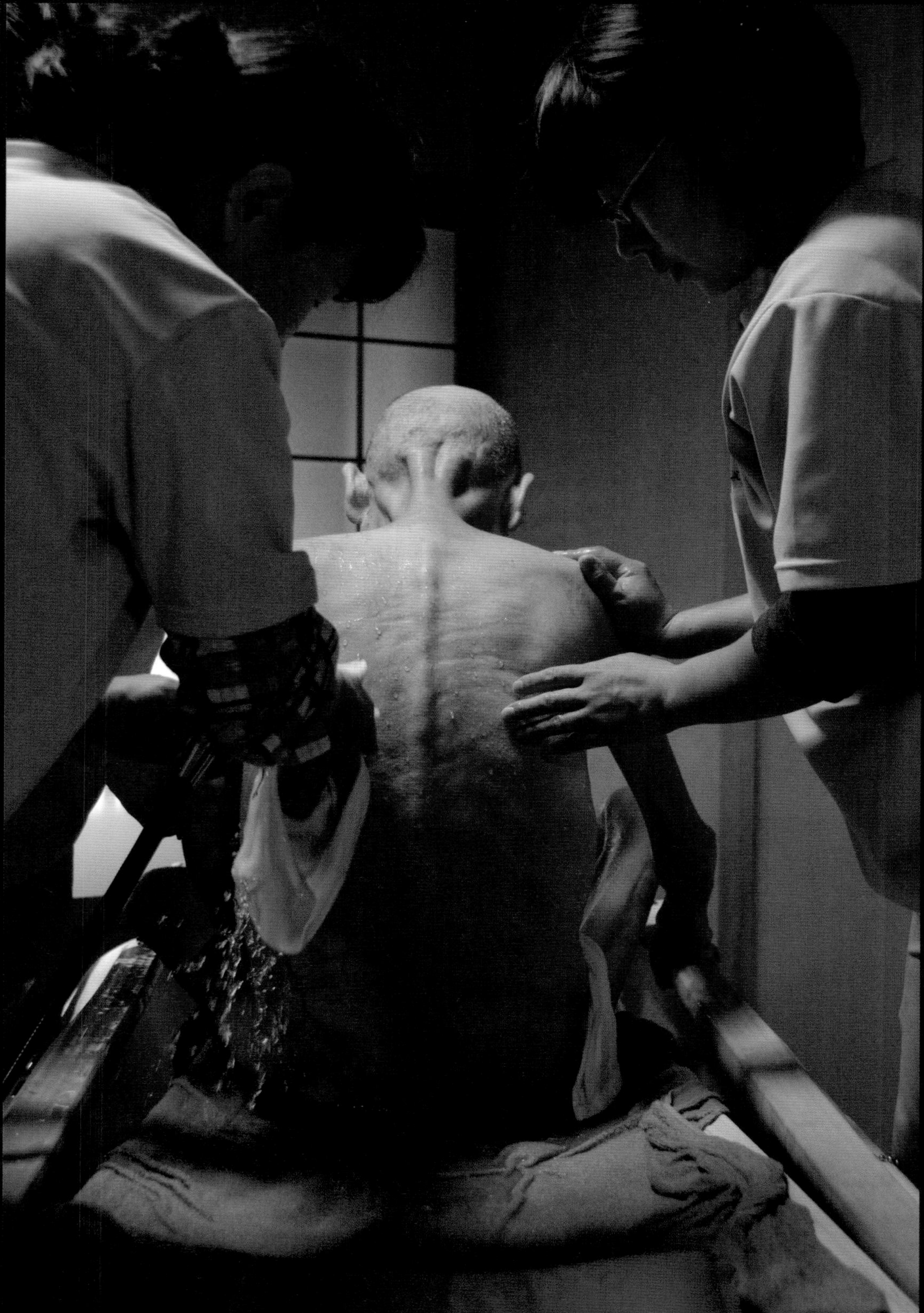

いっぽん筋の通ったじいちゃんの背中はかっこいい
だんだん骨と皮だけになっていくお腹はかっこいい
なんか無性に美しい

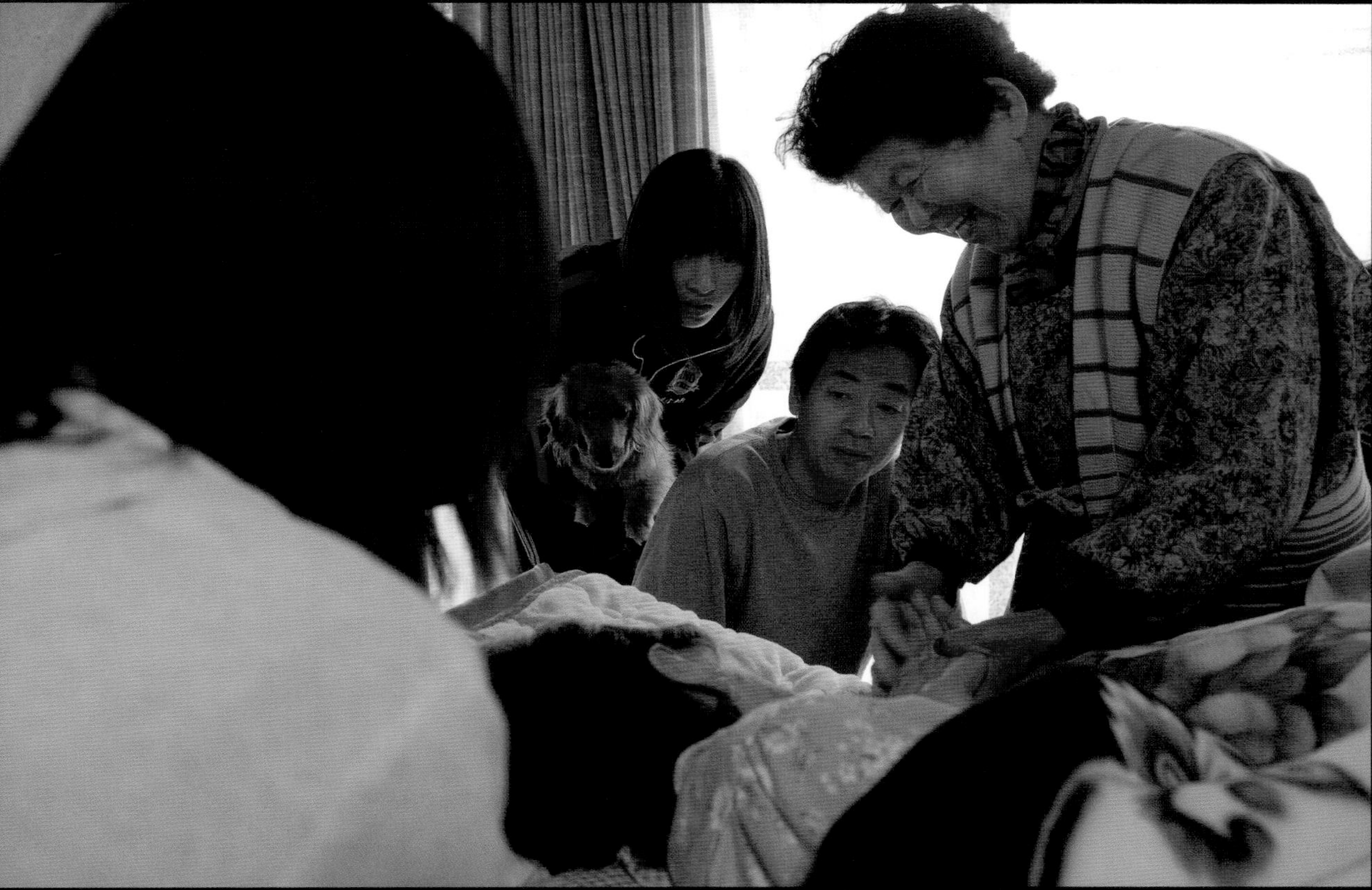

パーキンソン病とか認知症とか
いとさんが寝たきりなって
そして死にそうになったときも
ご近所さんが毎日ようさん来てくれた
「おつかれさん　わしらも後からいく
先にいって　みなで　待っといてえな

息子夫婦や孫たちは
仕事や学校　部活に習い事と
普段通りの生活を送りながら
心を込めて見送った

これからも生きていく
ばあちゃんの気配を身近に感じながら

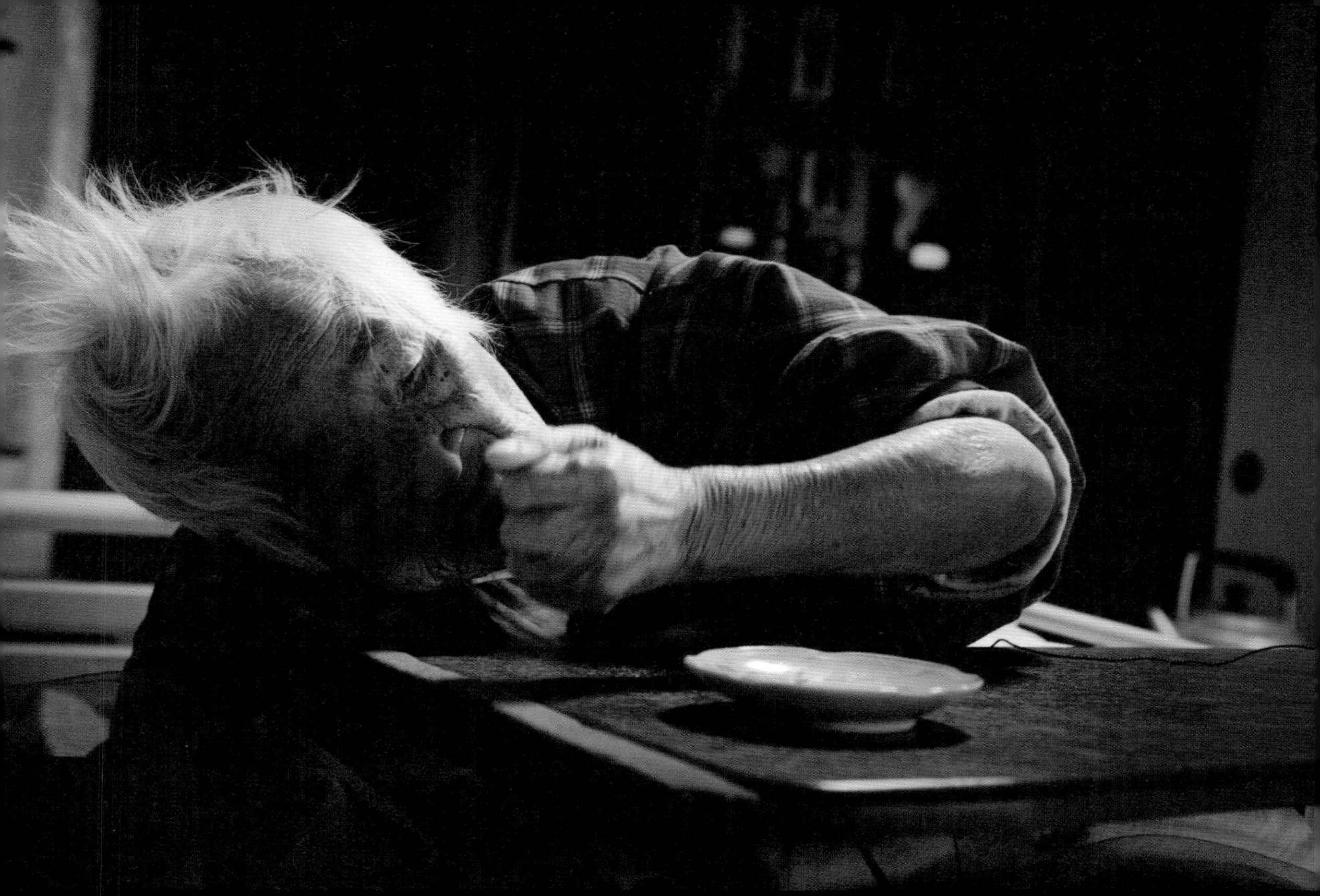

日本海に浮かぶ
小さな島
八〇年　九〇年の人生の最期に
泣く泣く島を出
本土の病院や施設で
幕を閉じる高齢者

みかねたヘルパーが
島に看取りの家を建てた

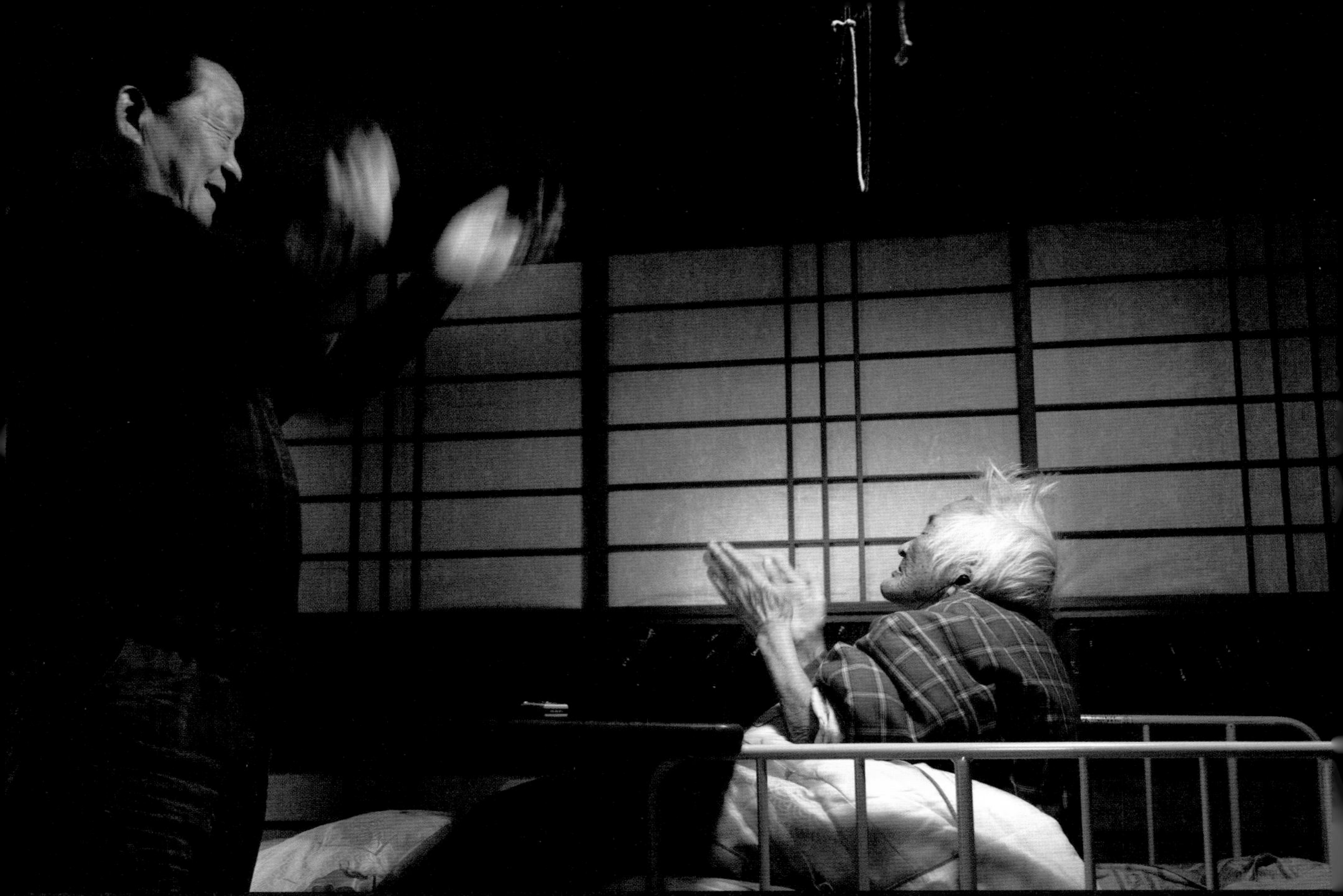

自宅のように自由に
気ままに
酒もたばこも

幸齢者とよぶ

代々受け継いだ生命力と感謝と愛情を
残る者にしっかと手渡してくれる
存在だから

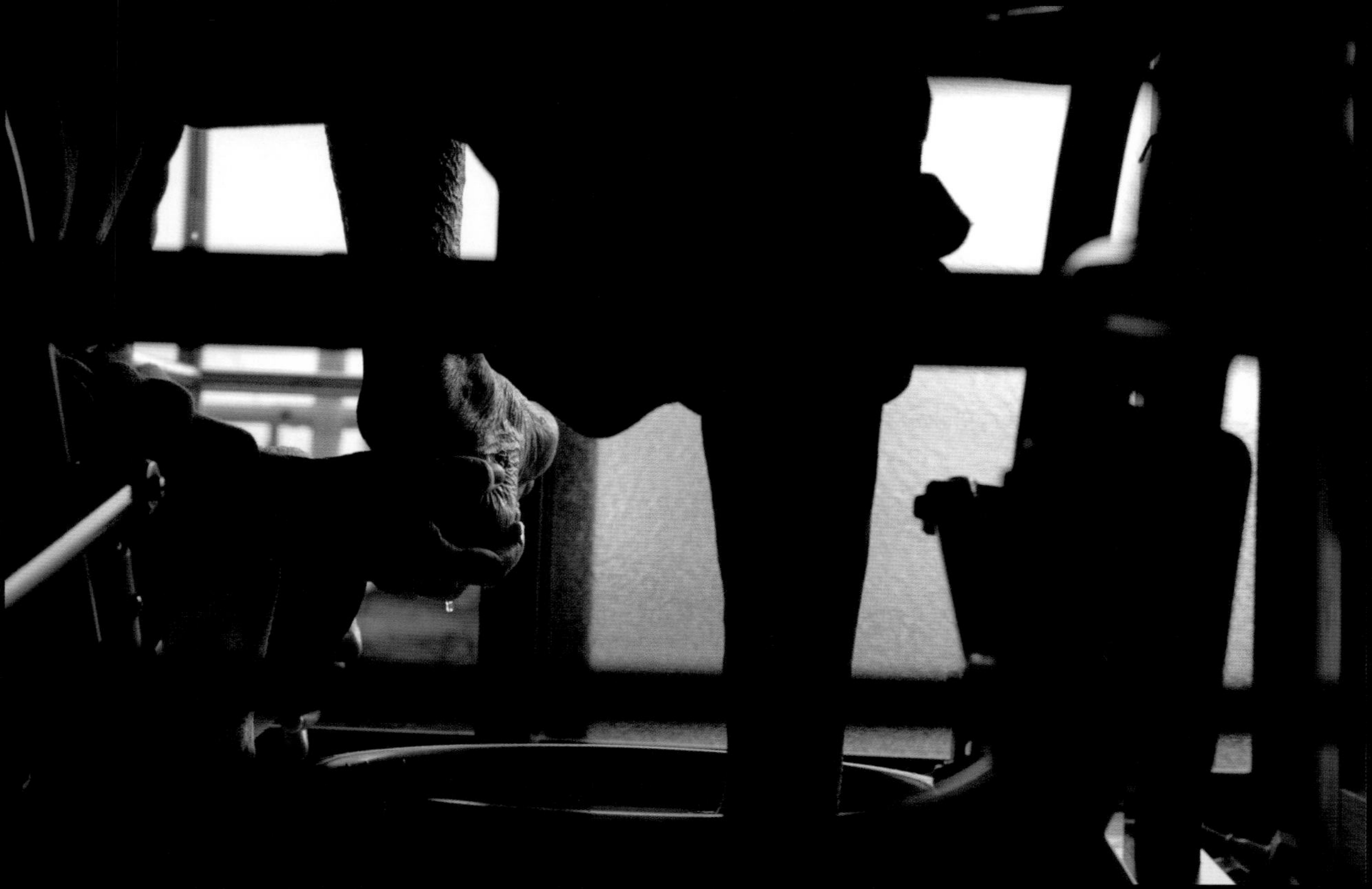

おじいちゃんは
亡くなったおばあちゃんに話しかける
すると遺影のおばあちゃんは笑いだす
戦争で大けがしながら九死に一生を得た
復員後はずっと海の男

いつか
おじいちゃんの足を
ここで洗わなくなる日がくる

でもだいじょうぶ

おばあちゃんが
あそこで待っている

　コーヒー牛乳好きの易三郎さんがその人と、見つめ合う。空気が濃密で熱を帯びる。好物をすすったこの日から二日後、易三郎さんは旅に出た。はるか遠くて、この上なく近いところへ。

　敷居をまたぐと生の歴史が、視える。人生の主役として、生活の主人公として、一コマ一コマを懸命に歩んだ証が刻まれている。生まれた意味を確認しながら、生きる歓びをかみしめながら、別れを惜しみながら、子や孫に老いと死を教えながら、その身を委ねて最後に、放す。死に支度だけでなく老い支度を、終活だけでなく老活を。

　老活、終活で思い出した。捨て猫や犬を連れ帰っては「だめだ」と言われ涙した幼少期。ついに来た。隣家の黒い母犬と白い父犬から産まれたばかりの茶色の雑種、ミミ。お手、お座り、待てはきっちり。噛みつかない。飲み込みが早く、サッカーの練習相手にも。思春期、学校が辛いときもミミはそばにいた。

　弱点は雷。どんな柵をこしらえても飛び越え、数日戻らない。ある日気づいた。きゃしゃなミミが、太い。数日後の雨の中、クーンと小さな声。庭で子を産んでいた。二匹のうち一匹は死んでおり、冷たい体を埋めた。生き残った方に、ゼロと名づけた。真っ白な父犬で、ゼロも白。どんくさい。雷に怖がっても、小屋で震えるだけ。散歩中、ミミを放すと呼べば戻るが、ゼロは戻らない。どちらも愛おしかった。

　やがてミミは年老いた。目が見えず、身を起こすのもやっと。雷さえ聞こえない。腹をさすり、感じた。「別れが近い」。いよいよ今わの際と思った未明、姿を消した。一歩も動けないはずが、幾重の柵を越えた。人間では百歳。見つからなかった。死ぬ姿を家族に見せないためか、身を守る野生の本能か、分からない。ただ夢に出た。すれ違いざま、何も言わないがミミがこちらを見て、目が合った。別れの挨拶だったと、勝手に思う。

　そしてゼロも百余歳で去った。寝たきりだったのに、母のように外に出ようとして……長い階段を下りた先の門扉の手前で息絶えていた。

　いつかまた会える。自分が最期を迎えたら、またあの母娘と散歩ができる。

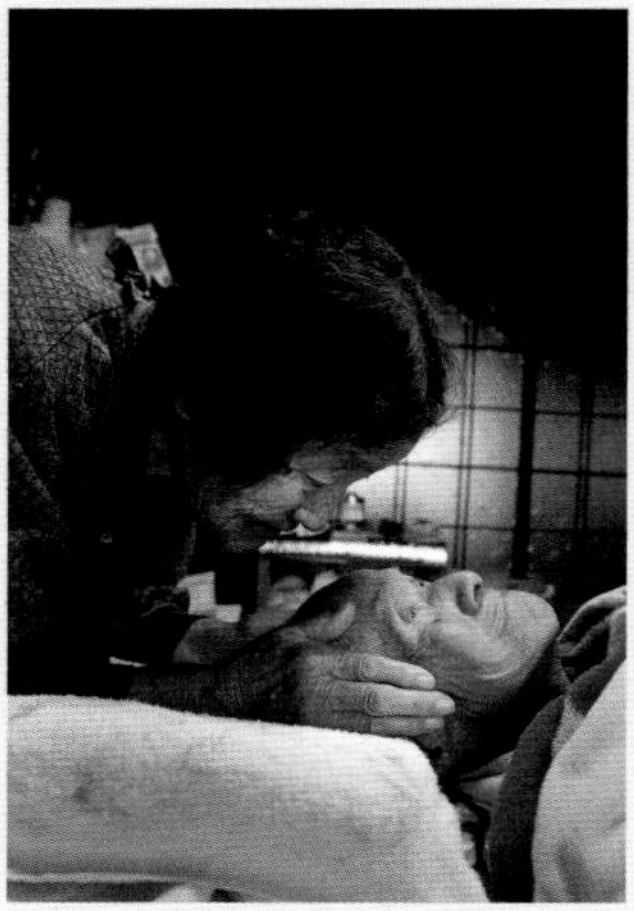

子の力・孫の力

まつえさんは幼い頃　両親兄弟
姉妹の全員を結核で亡くした
苦労の時を積み重ね
亡き家族の分も悲しみと幸せを刻み
最後はわが家のたたみの上でと
決めていた

ゆずちゃんが　まつえさんのほっぺを
ぺんぺん

まつえさんの目は開かない
でも　言葉をしぼりだす

ゆずちゃ～ん
ゆずちゃ～ん
あと　たのむでぇ

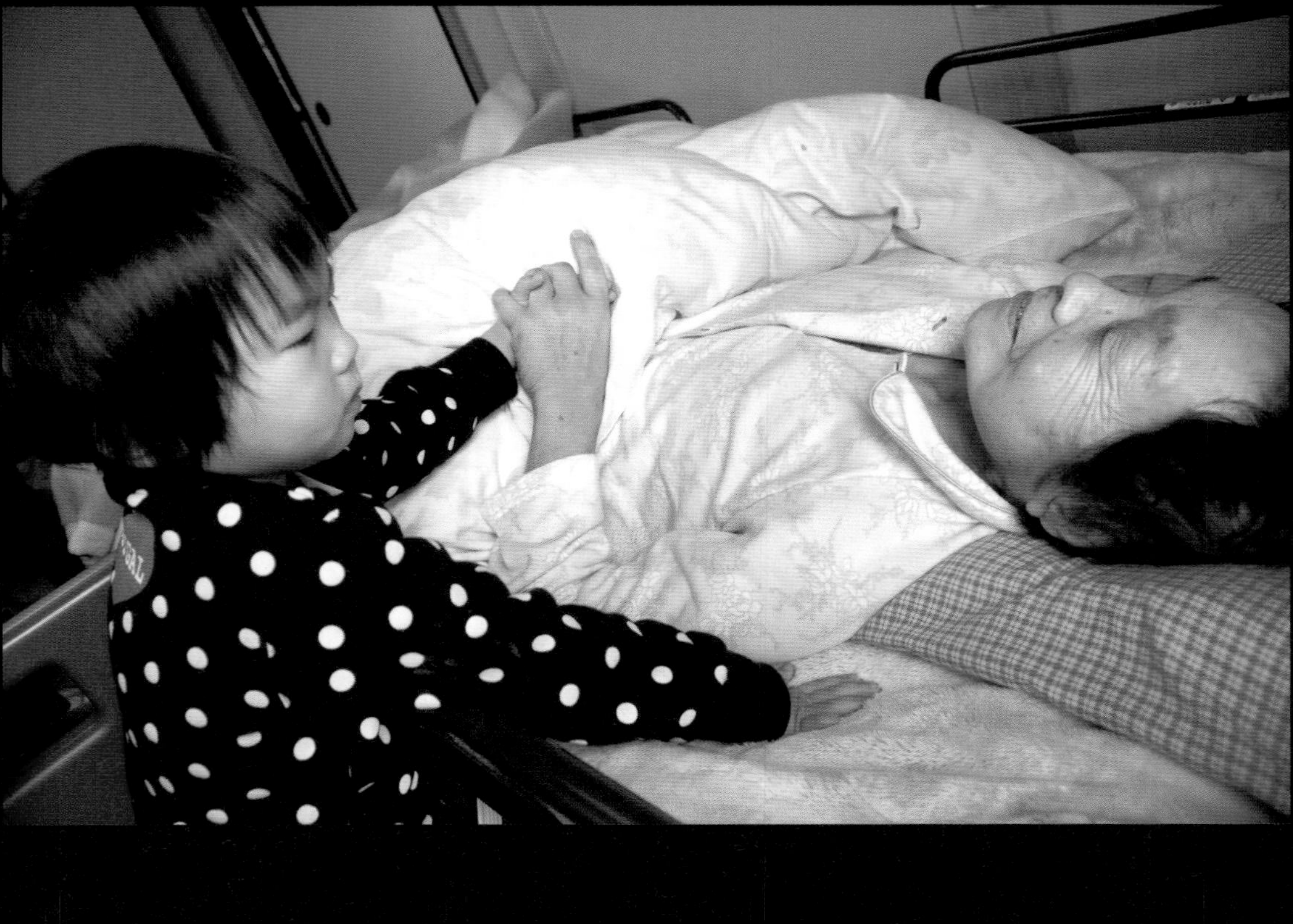

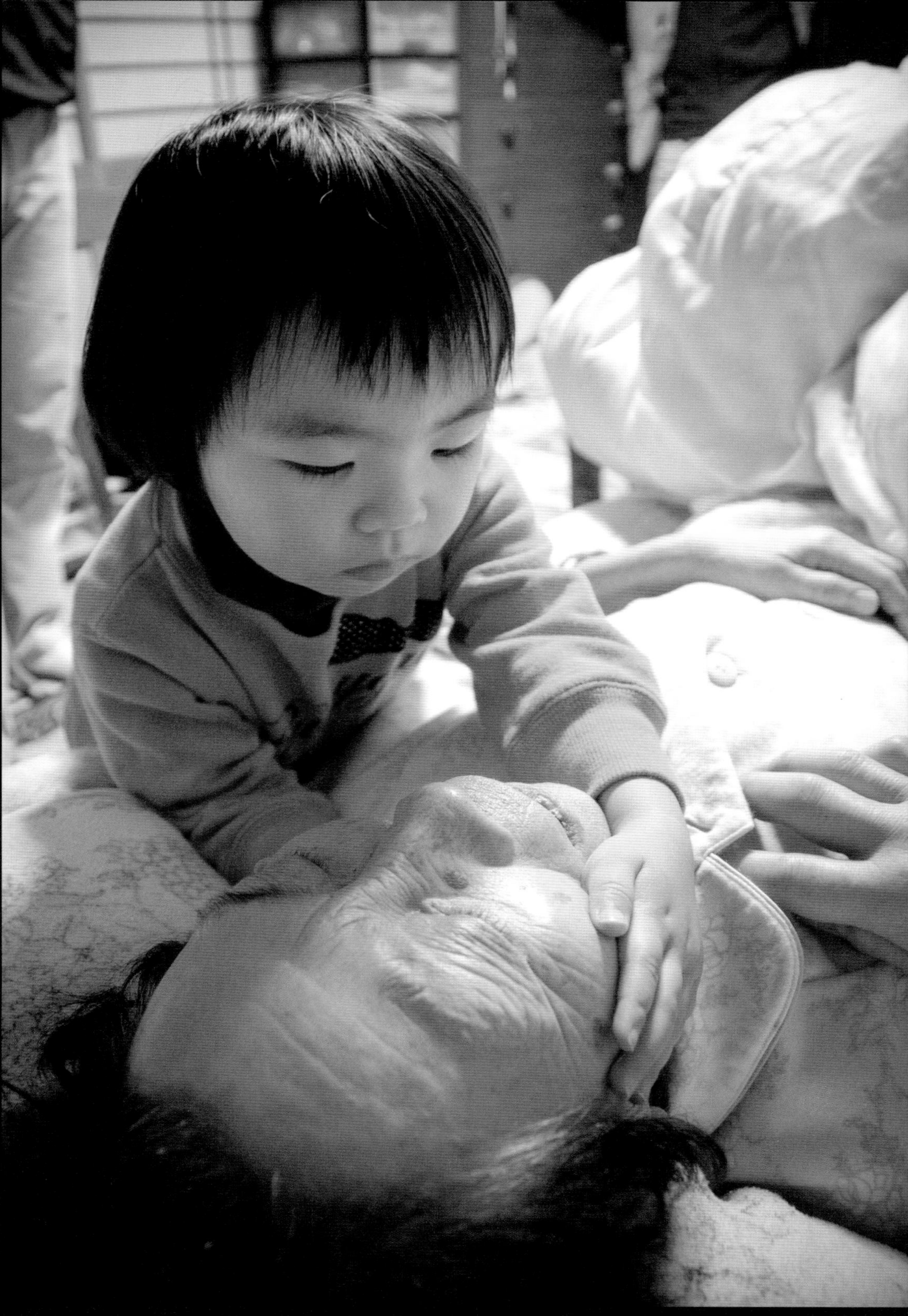

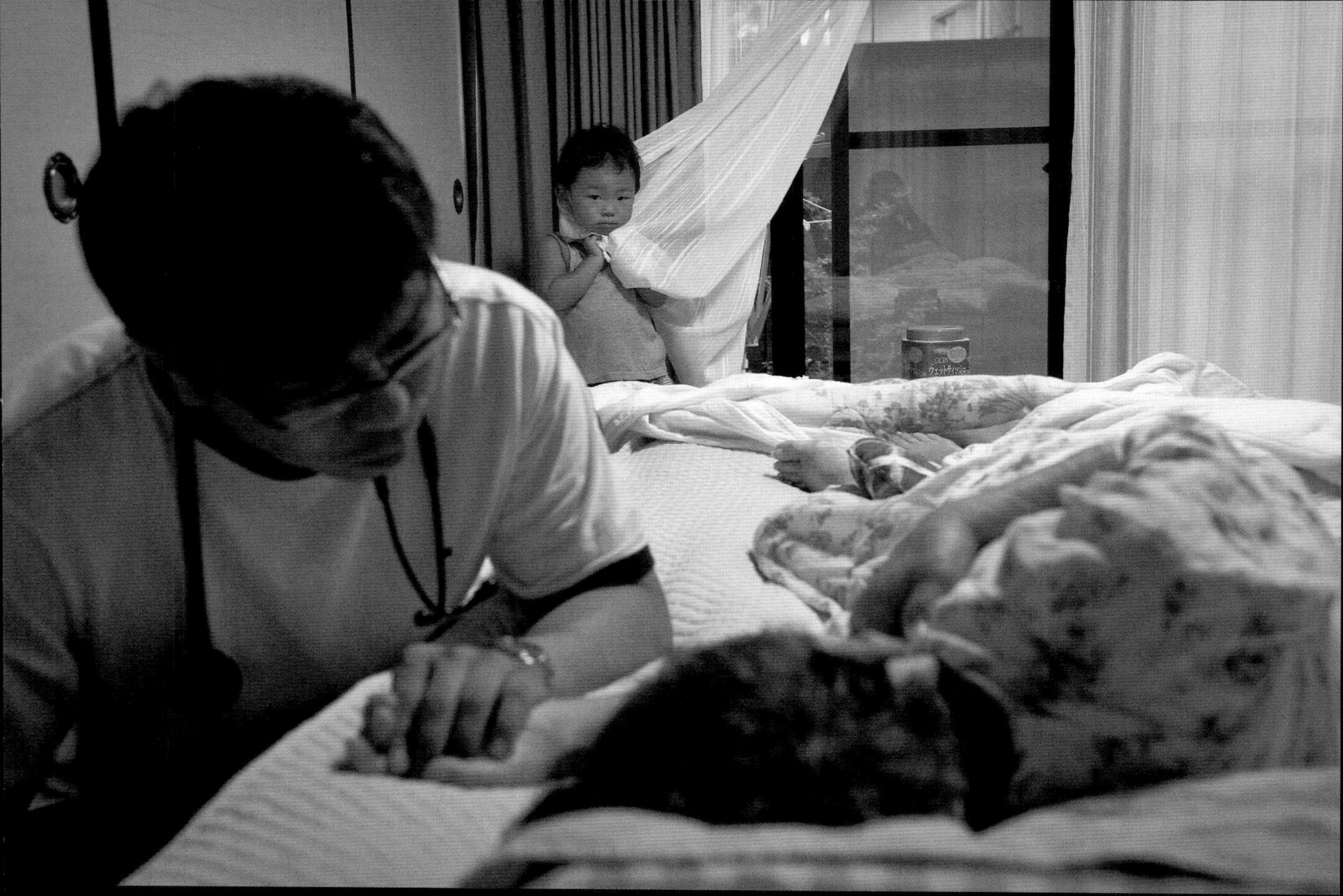

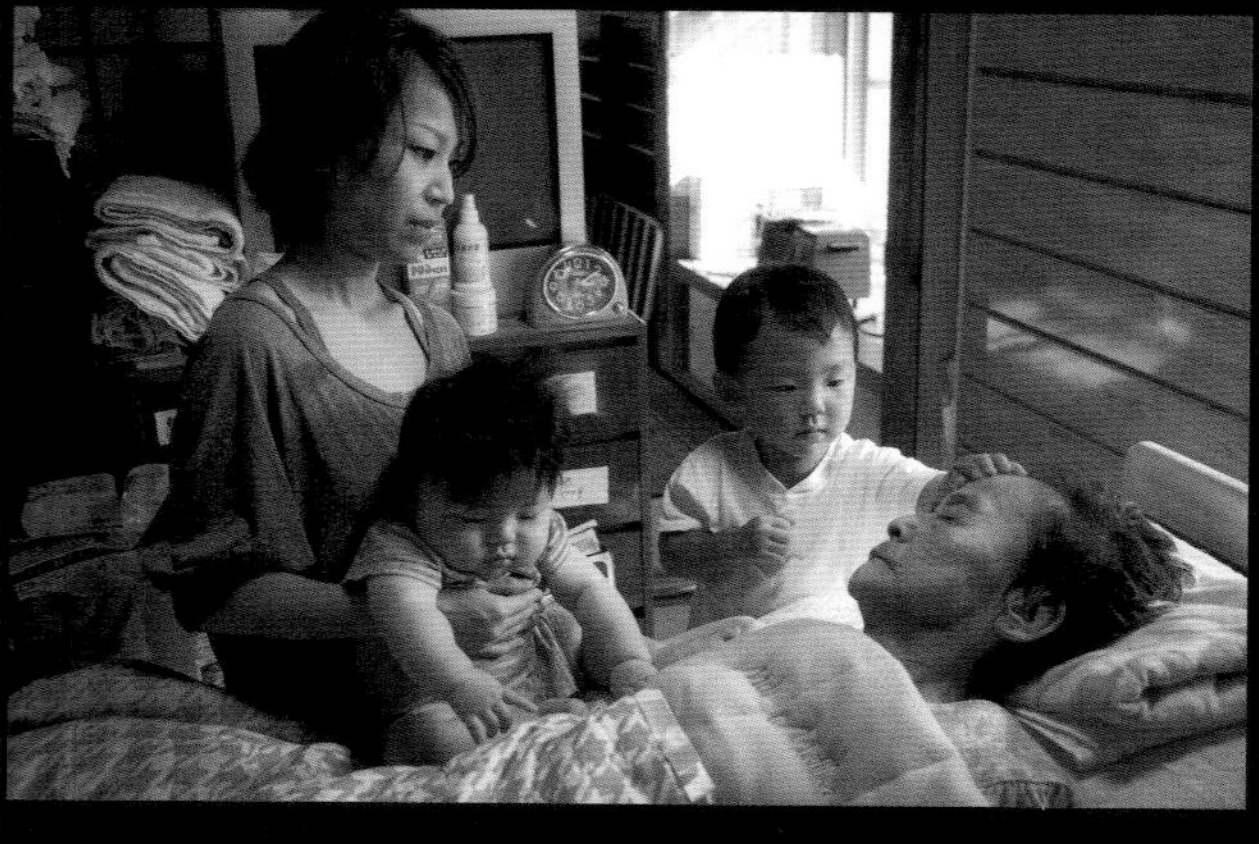

なみばあちゃんが
人生の幕を閉じようとしている
たいら君はずっとそばにいて
その目と心に焼きつける

小学二年になったとき
たいら君は作文を書いた
いのちのリレーでバトンタッチしたぼくは
のびのび大きくなりたいです
いつまでもおおばあちゃんのことを
わすれないでいたいです

◆子の力・孫の力◆

がんや認知症を伴い、お腹には三回メスを入れ、ひざに人工関節をほどこし、ついには寝たきりになった久子さん。表情に変化が乏しく、活力に欠けているように見えた。

ある日、ひ孫のたすくちゃんが産まれると、変化が起こり始める。服を着替え、髪をとかし、体を起こすように。来客にはお茶を出そうと気をつかう。

「この子を抱っこしたい」「あの子の成長を見ていたい」

生活に張りが出てきた。何より、笑顔が増えた。

介護度も三つ、四つ、と軽くなって一時期は要介護認定もされないほどになった。「福祉のベッドが借りられなくなってしまいました」。元気を増してゆく久子さんの姿に、家族も笑った。

ホスピス医に聞いたことがある。

家の力、家族の力はガンの痛みさえ和らげると。

その医師が施設型ホスピスに携わっていた時代には、約半数の人に医療用麻薬を常時注入する装置をつけていたが、在宅ホスピスに移行してからの一〇年余り、六〇〇人超のガン患者には一度も装置をつけることがなかった。経口薬、貼付薬、坐剤の組み合わせで、結果的に装置は不要になったという。

「医療にできることは限られていて……やっぱり家族の力、家の力にはかないません」

久子さんのもとに訪問診療に通った永源寺診療所の花戸貴司医師も脱帽する。薬もそのまま、治療方針は変わらず、久子さんの病気が小さくなったわけではない。それでも、どんどん元気になっていった。

たとえ治らない病気でも、元気が大きくなるほど、相対的に病気は小さくなる、ということ。

子の力や孫の力は、偉大だった。元気という、生命力の玉をくれた。

たすくちゃんを抱っこすることができた久子さんにもやがて、旅立ちの日は訪れる。

たすくちゃんに続く、新たなひ孫とバトンタッチをして、逝った。

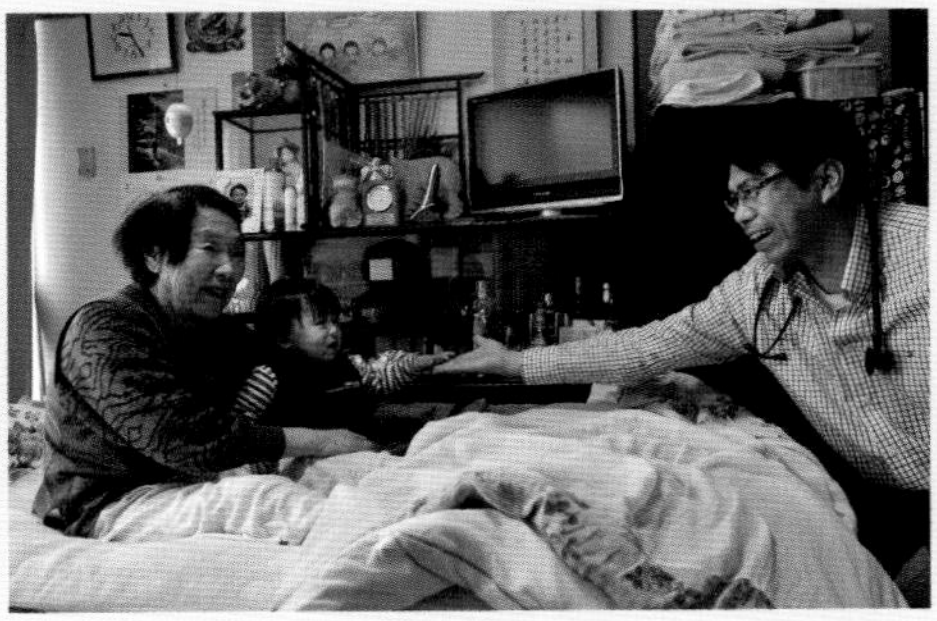

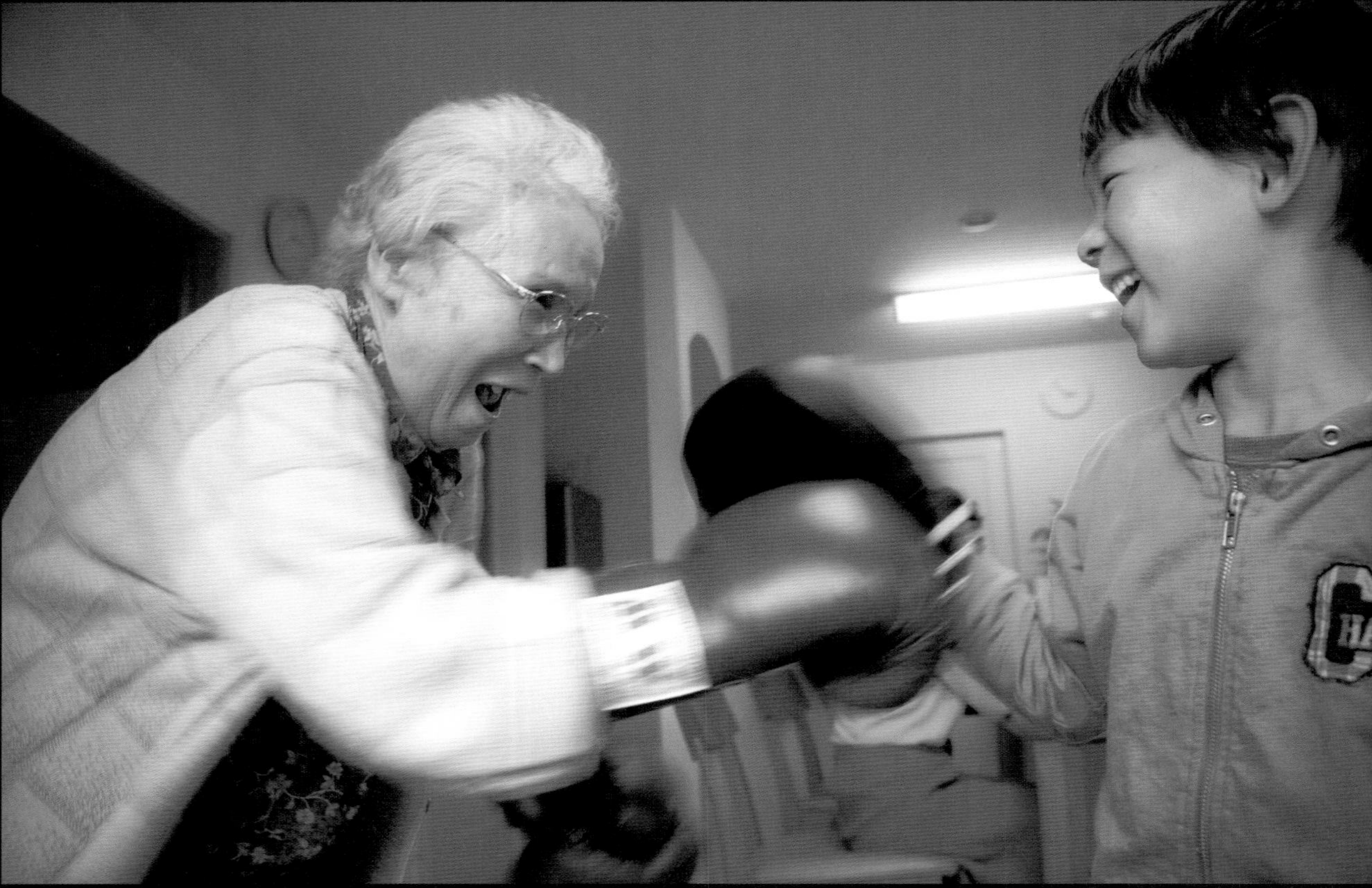

内に高まる
生命力

学校で辛いことがあったら
無理しないでいい
行かなくたっていい
お家で父さん母さんに叱られて納得できないな
泣いて文句を言えばいい
気持ちをぜんぶ吐き出せばいい
あなたはありのままでいい

その代わり

父さん母さんにも
ありのままでいさせてあげてちょうだい
あの子たちも一生懸命
親であろうともがいている　子どもたちだから
わたしも
ひいばあちゃんであろうと必死な
子どもなんだから

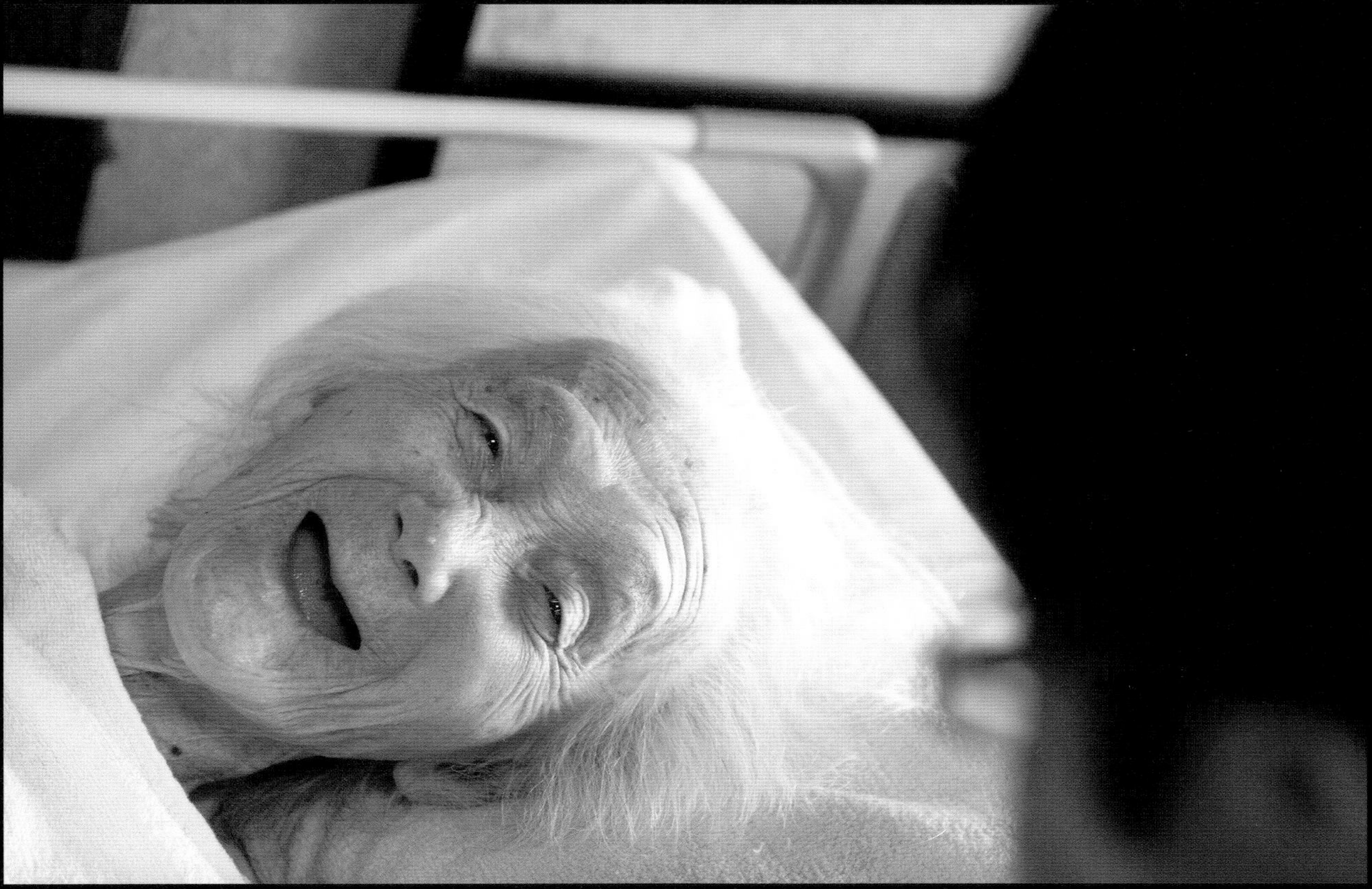

亡くなる幾日か前に　ひでさんは
花が開くような表情を浮かべた
その後間もなく危篤に
同じころ　ひ孫の成美ちゃんも
意識不明で救急搬送された
進行性難病の脊髄小脳変性症を抱くひ孫

ひでさんは生前
成美ちゃんの身の回りの世話をしていたのだった
数日後　成美ちゃんは一命を取りとめた
同じころ　ひでさんは安らかに旅路に就いた

家族は言った
これはきっとひでばあちゃんがなるちゃんに
生きる力をくれたんやわ
あんたはもっときばって長生きせなあかんって

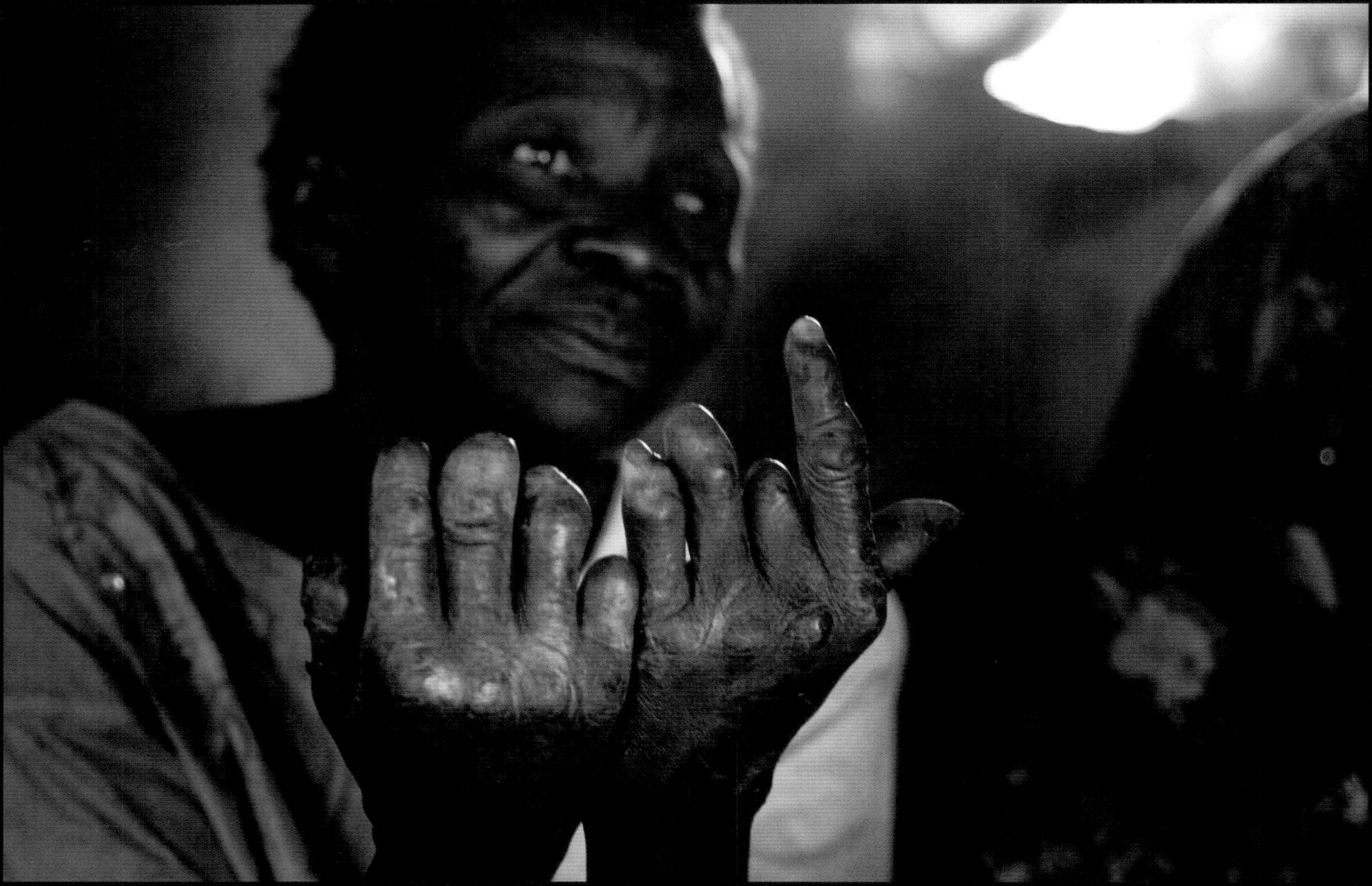

病気のために指と目を失った
戦争で病院がことごとく破壊され
治療など望むべくもなかった
治療薬さえあれば完治した病

光を失った瞳の裏側で神経がフル稼働する
硝煙とともに山を吹き降りる風
めったに食卓にあがらない鳥の断末魔
軍事訓練に励む小学生のかけ声
ハレルヤとアッラーアクバルが行き交う
市場の活気
腹をすかせた孫の寝息
ずっと追い求めてきた光……

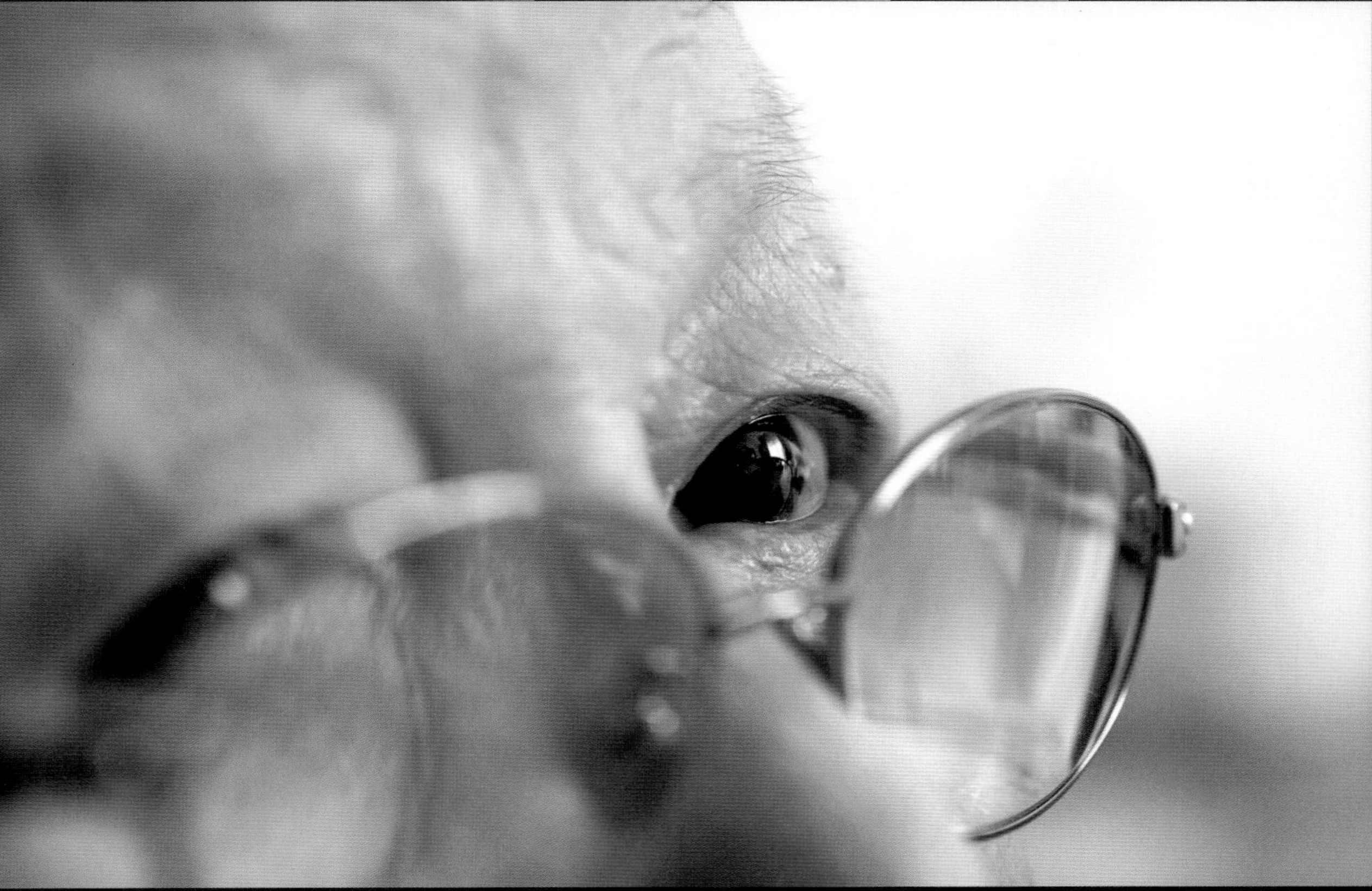

どうぞお引き取りくだ
小平の住宅街に
できたばかりのホームホス
出会ったばかりの清子さん
わたしに言った

通い　言葉を交わすうちに
あなたもお食べなさい
自身の食事をわたしに
分けてくれるようになった

人生の最終幕に現れた
カメラを持った異物
その輩を
深い瞳の奥から見つめ　見
容赦してくれた

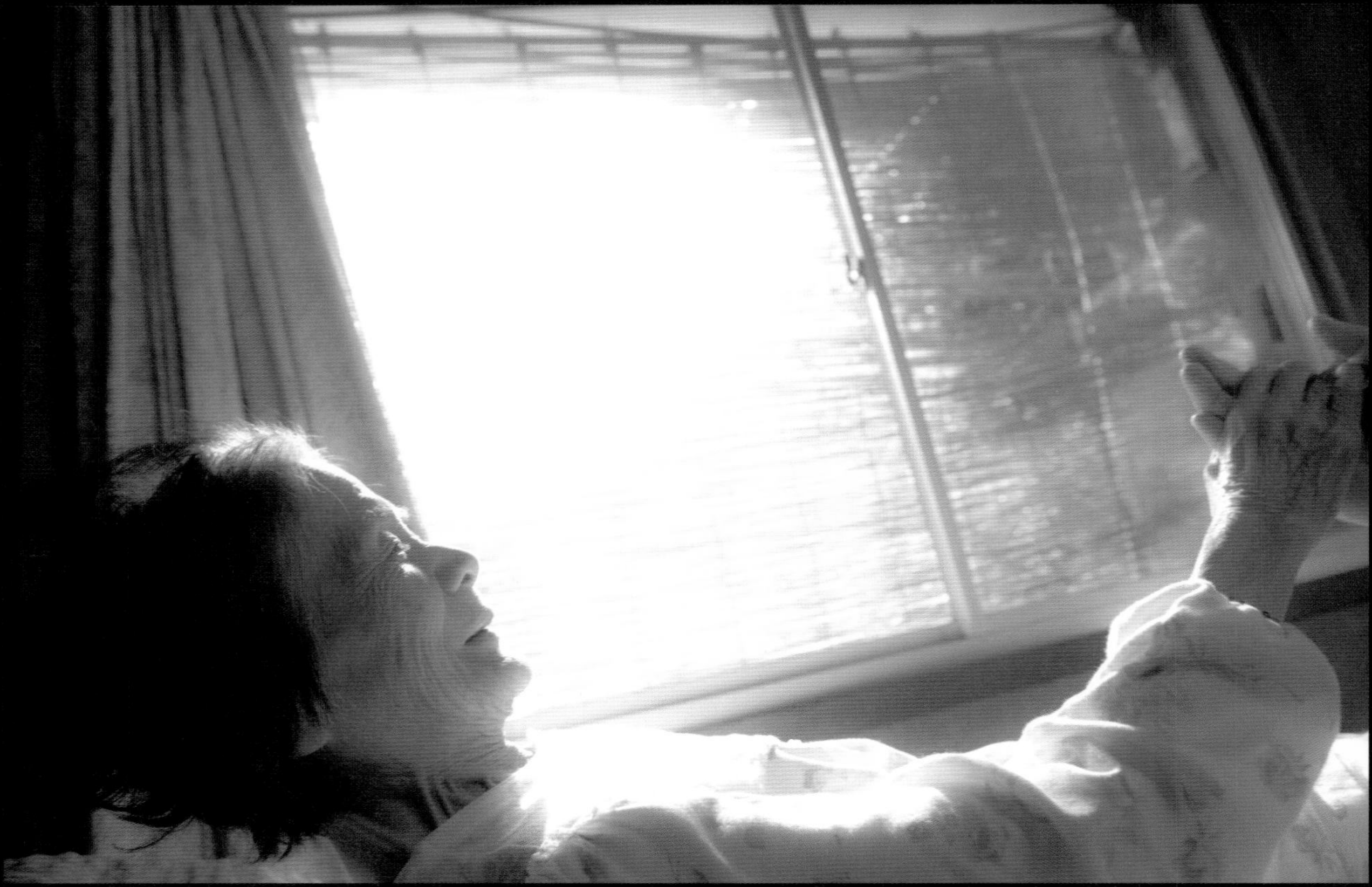

死んで肉体は消えても
亡き人は　そここにいて　ともに在る
と教えて頂いた
自分にまだ肉体が有ることは　紙一重の奇跡
自分の肉体が　未だ有ることに
意味や理由があるのかないのか　分からない

ただつねに
一瞬先のことは誰にも分からぬまま
その一瞬一瞬において生きるのみ

一瞬の生を積み重ね　幾層目かに亡くなり
そして　ともに在る

……死して　在る

暴走族かと思ったら、ヘルメットをかぶらずにバイクを飛ばすおばあちゃん。

ひ孫のグローブをはじき飛ばすほどに、ボクシングに汗するおばあちゃん。

生死の境をさまようひ孫娘を救うようにバトンタッチをして逝ったおばあちゃん。

看取りを取材するまでは、悲壮と苦患あふれる弱々しい存在と対峙するものと、身構えていた。しかし先入観は徐々に、くつがえされていった。

介護者の苦労は今は置くとして……、歳を重ねるほどに、あるいは病が深まるほどに、あるいは死そのものが近づくほどに、たとえ表面的には弱っていくように見えてもその実は、その内には生命力が湧き上がっているのではないか、と思わされるようになった。

自分はただ、目に見えぬいのちのほとばしりを心で感じようとしてこなかっただけだったのだと、学ばせてもらった気がしている。

お年寄りの、特に旅立ちを間近に迎えておられる瞳を前にすると、身動きが取れなくなる。

自身や愛する人が狂気の中で殺し殺されしなければならなかった戦禍に生きて、近隣諸国と分かち合えないままに高度経済成長にひた走り、家庭よりも会社に尽くす子どもたちを憂い、農林水産業を捨てて工業で食べていこうとする政策に首をかしげ、大災害に遭っても危険な利権を手放さない人びとを嘆き、これからこの世の中に産まれ出る子どもたちの境遇を想う。

死に際して、瞳は澄み渡る。意識が、私たちのいる表層からはるかに深い場所に染み広がる。呼吸が止まる。また動きだす。途切れ途切れになって、いつしか完全に終える。吐いて終わるのか、吸って終わるのか……。

旅立ったお年寄りの瞳から、一筋の涙がこぼれることがある。

乾いてしまわぬよう、シャッターを切る。

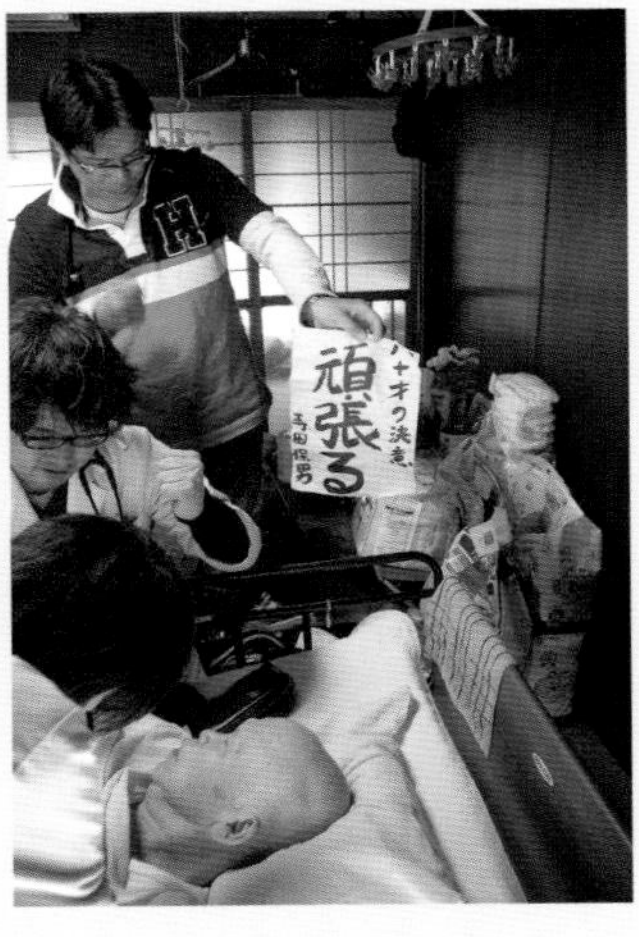

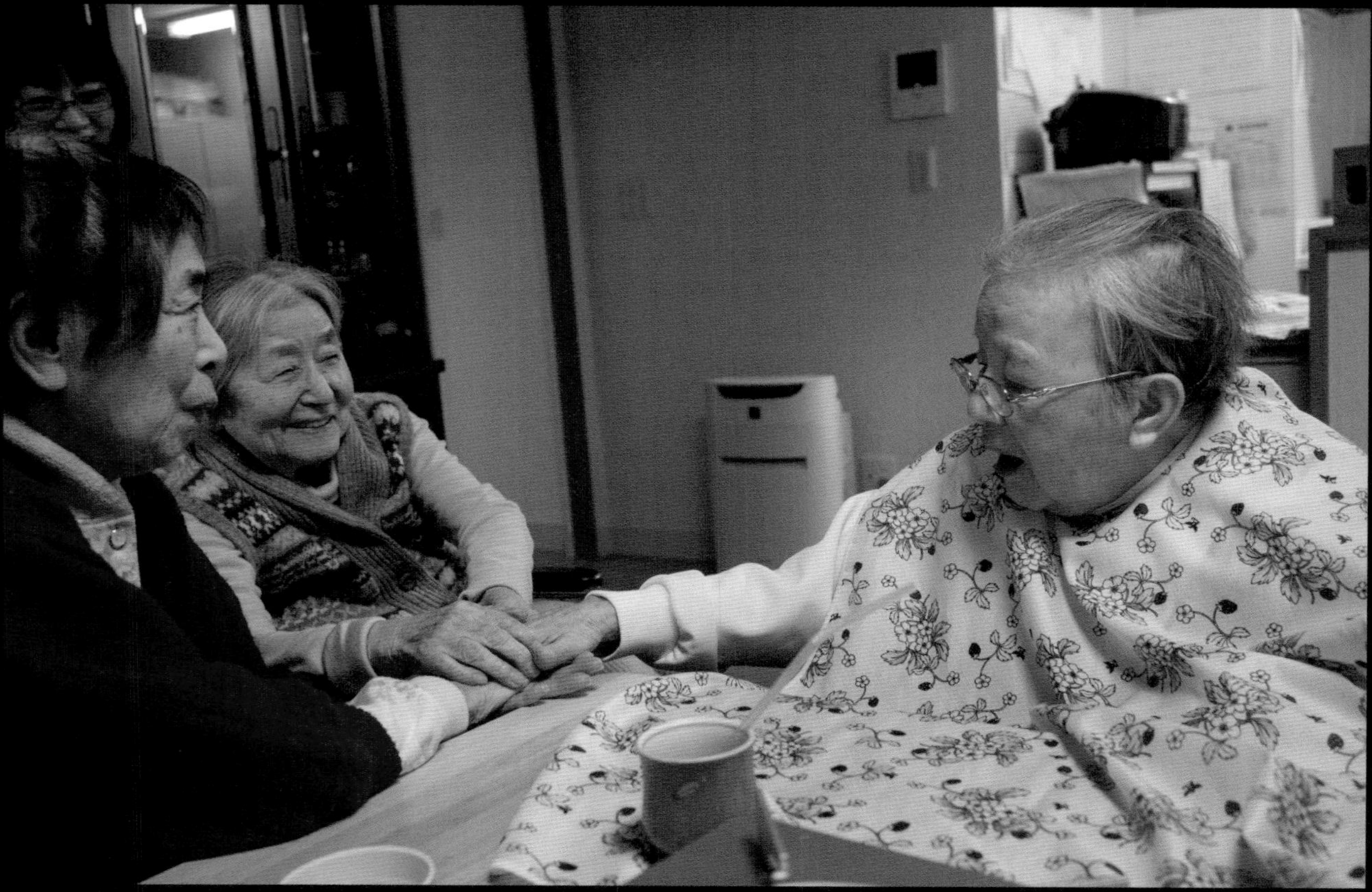

終のすみかで とも暮らし

二〇一四年に小平市のマンションで始まった
ホームホスピス　名前は「楪《ゆずりは》」
末期ガンを抱える人に限らず
だれでも入れる
ここはホーム　もう一つの家

だから家族は自由に会いに来られる
二四時間三六五日　介護職員がそばにいて
往診や訪問看護を受けられる

この多美さん　清子さん　喜代子さんのように
一つ屋根の下で暮らすうちに
赤の他人たちが
だんだん　ゆるやかで
大きなファミリーのような存在になっていく

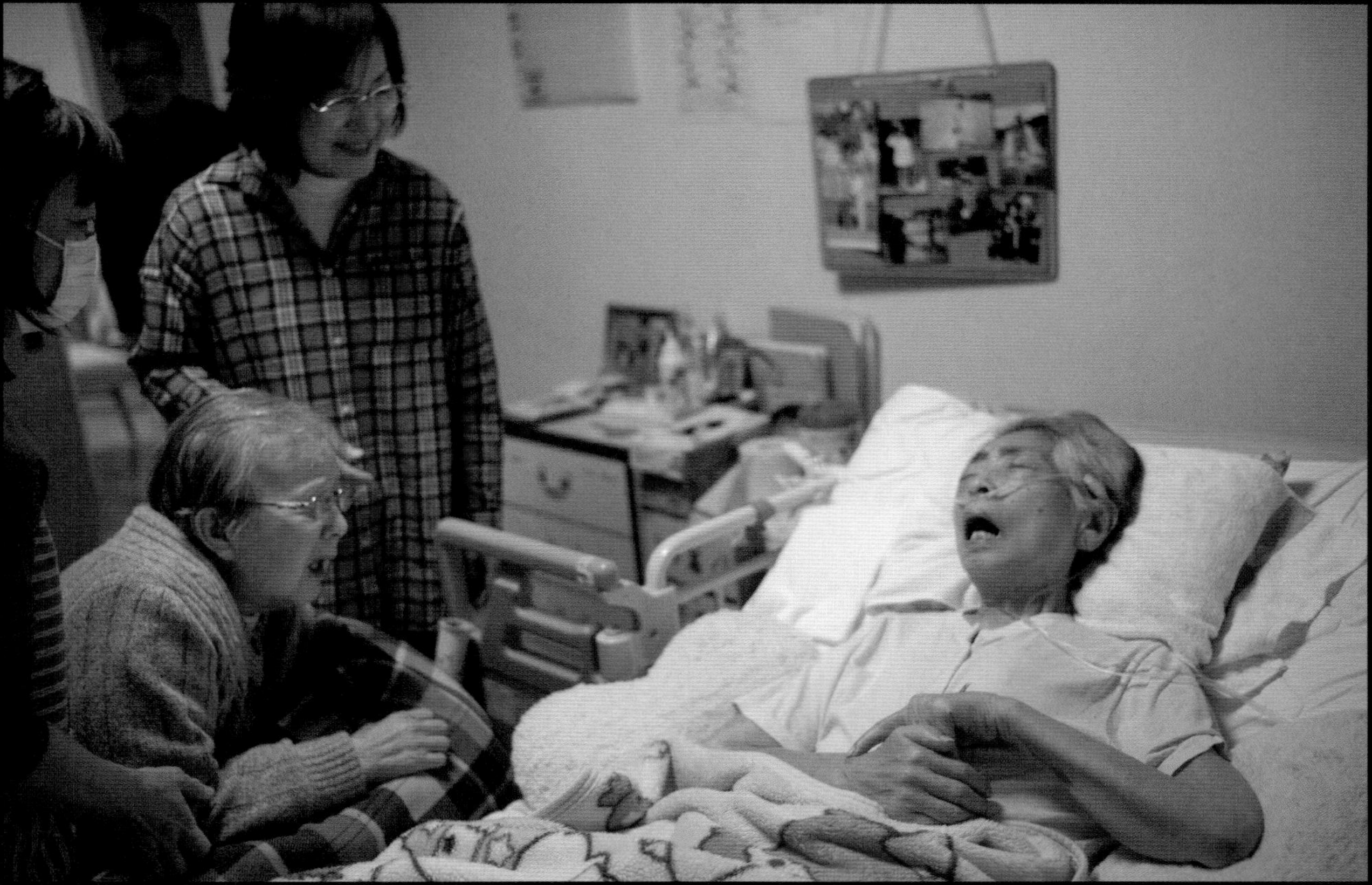

「楪」に来た時は
家を追い出されたように感じていたけど
ここで喜代子さん　あなたに出会えてよかった
……清子さん　わたしも　よ……
またね　またきっと会いましょうよね
は・・・い

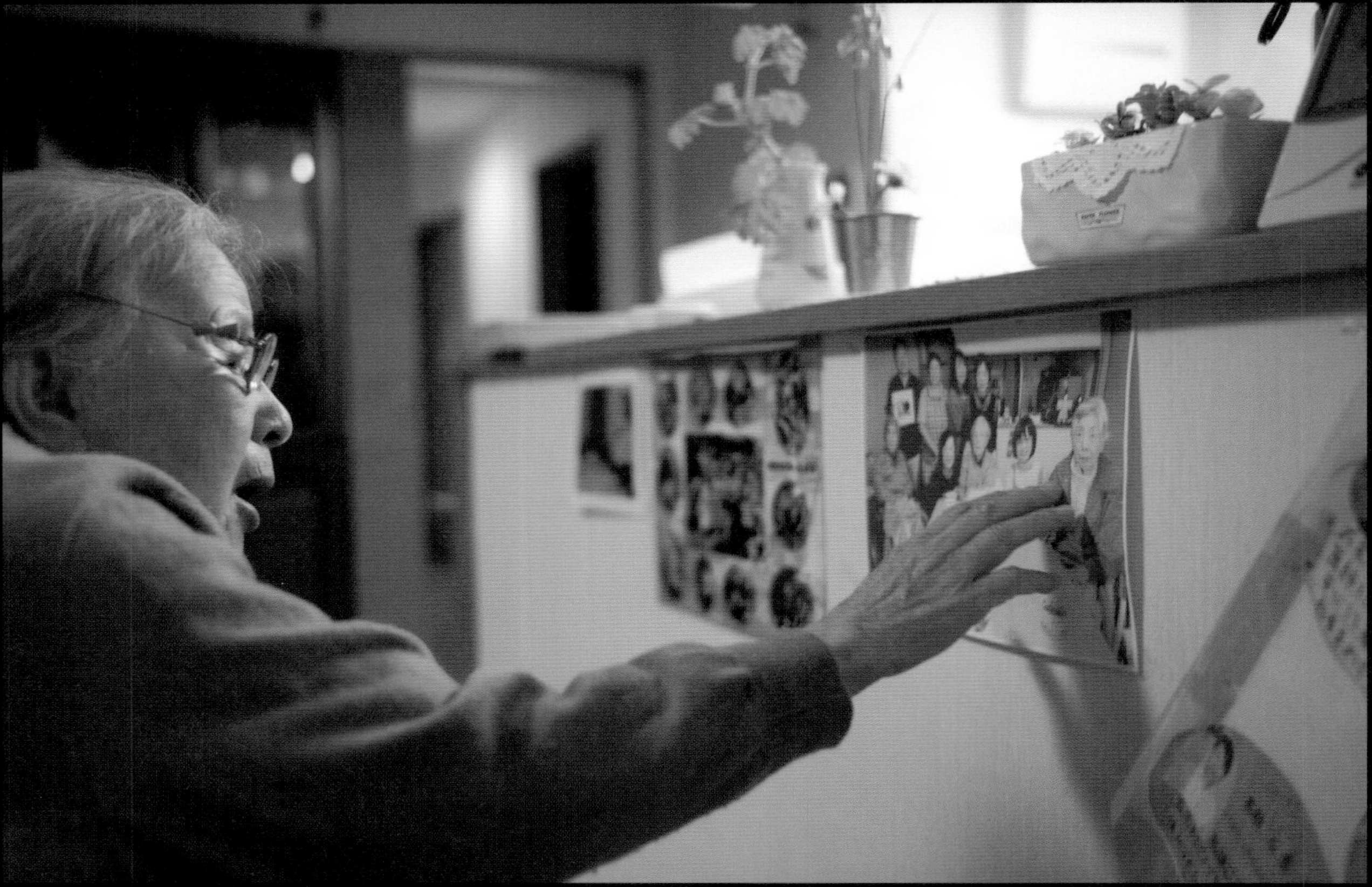

喜代子さん
今日はね　ハンバーグだったのよ
國森さんがひもじそうな顔をしているから
ときどき分けてあげてるわよ　ふふ

あなたも職員さんに
自分のを食べさせていたわよね

明日は美容院とお買い物に
娘夫婦といっしょに行ってくるわね

らっきょう買ってくるからね

またね

喜代子さんの命まっとうをともに見送った清子さんを、今度は多美さんが見送ろうとしている。多美さんは「楪」の入居第一号。こうして二〇人余の旅立ちを見守ってきた。

そろそろ私の番、ね。

血のつながりのない人たちが、「とも暮らし」をしている。ガンや認知症などを抱える人、天涯孤独の境地にありながら生き抜いてきた人、家族はいても自宅で暮らし続けるのが難しくなった人……。

はじめはギクシャクしていても、同じ釜の飯を食ううちに、たがいの心身の痛みを察し、いたわり合い、手をつなぐ。入居者同士だけではない。家族もひざをつき合わせて、喜びや苦悩を分かち合う。そして、最期のときが来れば、みんなで一緒に、逝く人を心を込めて看取る。遺族になってもボランティアに来たり、お茶を飲みに来たり。また時折ここに戻って来られる、もう一つの家となる。

二〇〇四年、「宮崎のまちをホスピスに」という理念のもとで、まちづくりを進めた市民たちが、全国で初めて宮崎市にホームホスピス「かあさんの家」を開設した。ガンと認知症、両方深まった人などは病院や施設に入れないことがあり、自宅暮らしもできない人が行き場を失っていた。そんなとき、あるお年寄りの自宅を借りられることになり、そこで介護しながら、ほかのお年寄りも一緒に暮らしてもらうようになった。もちろん、介護職員が常駐し、訪問診療や訪問看護も入る。

垣根を超えて一人ひとりを大切に見送る「終のすみか」と「とも暮らし」のあり方に共鳴する人が増えた。「楪」を立ち上げた人たちもこの「かあさんの家」で研修した。今日、全国各地にホームホスピスが広がっている。

血縁がなくとも、いのちのバトンは大切に受け継がれていく。

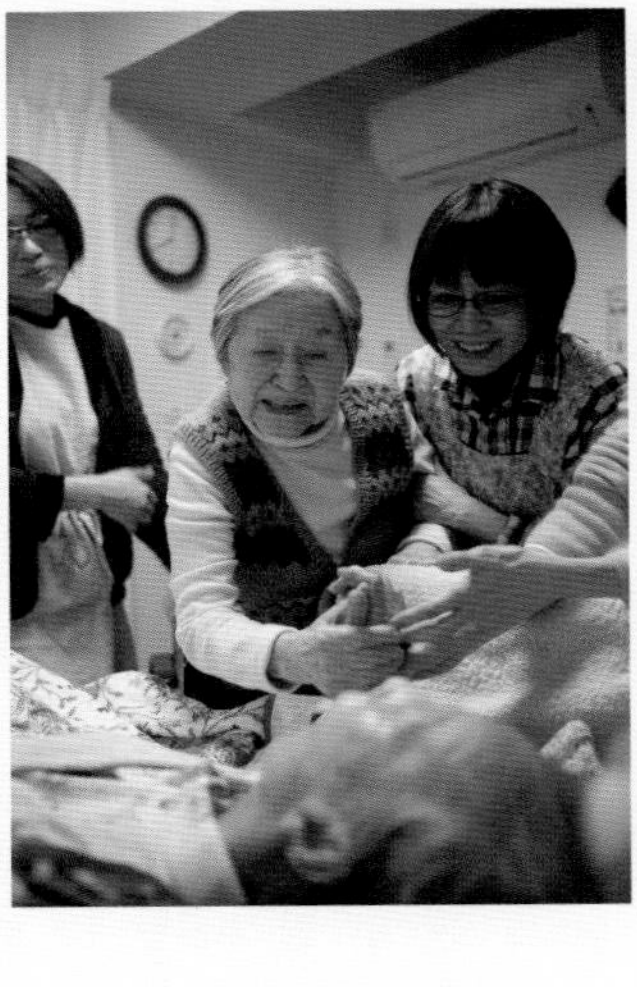

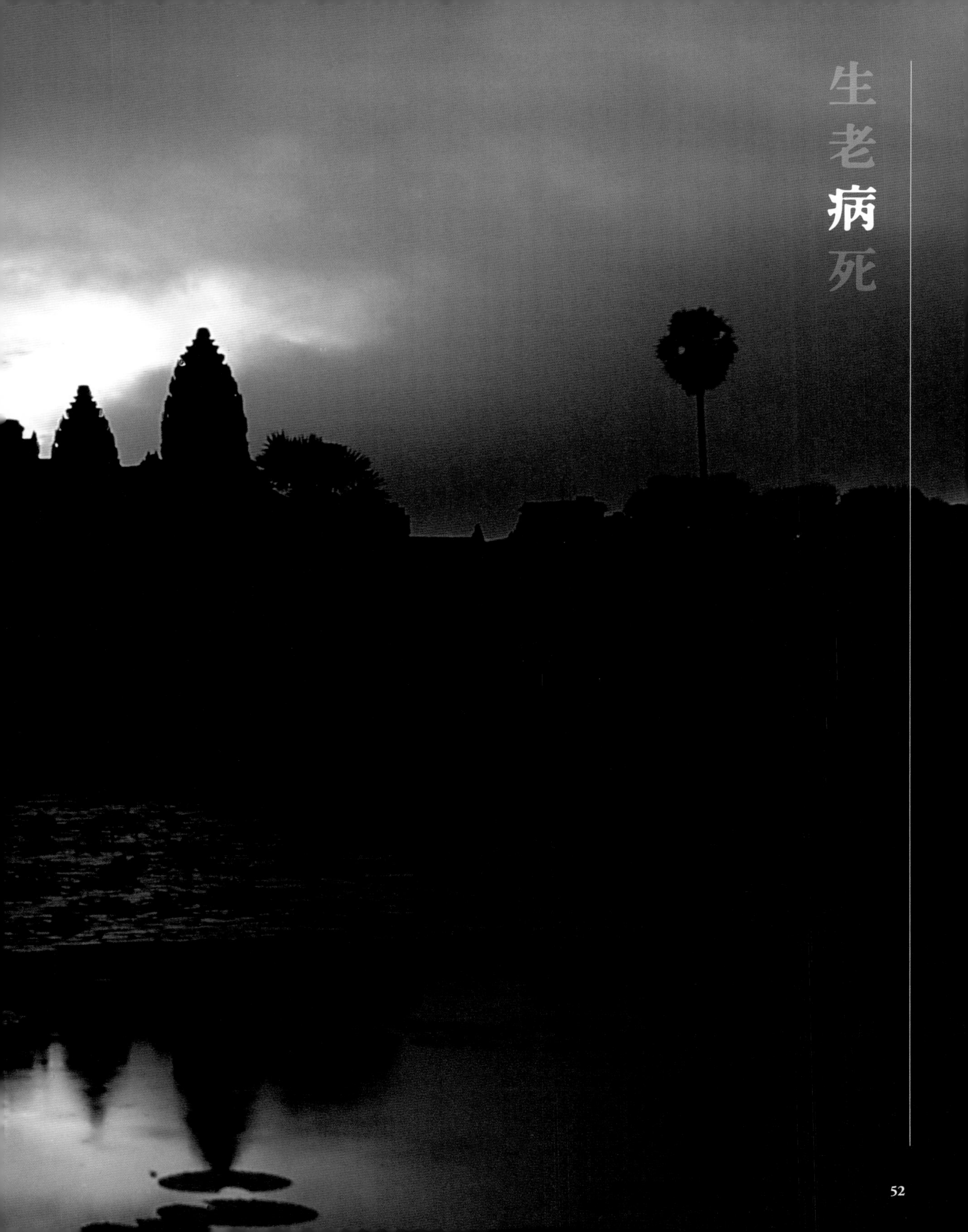

生老**病**死

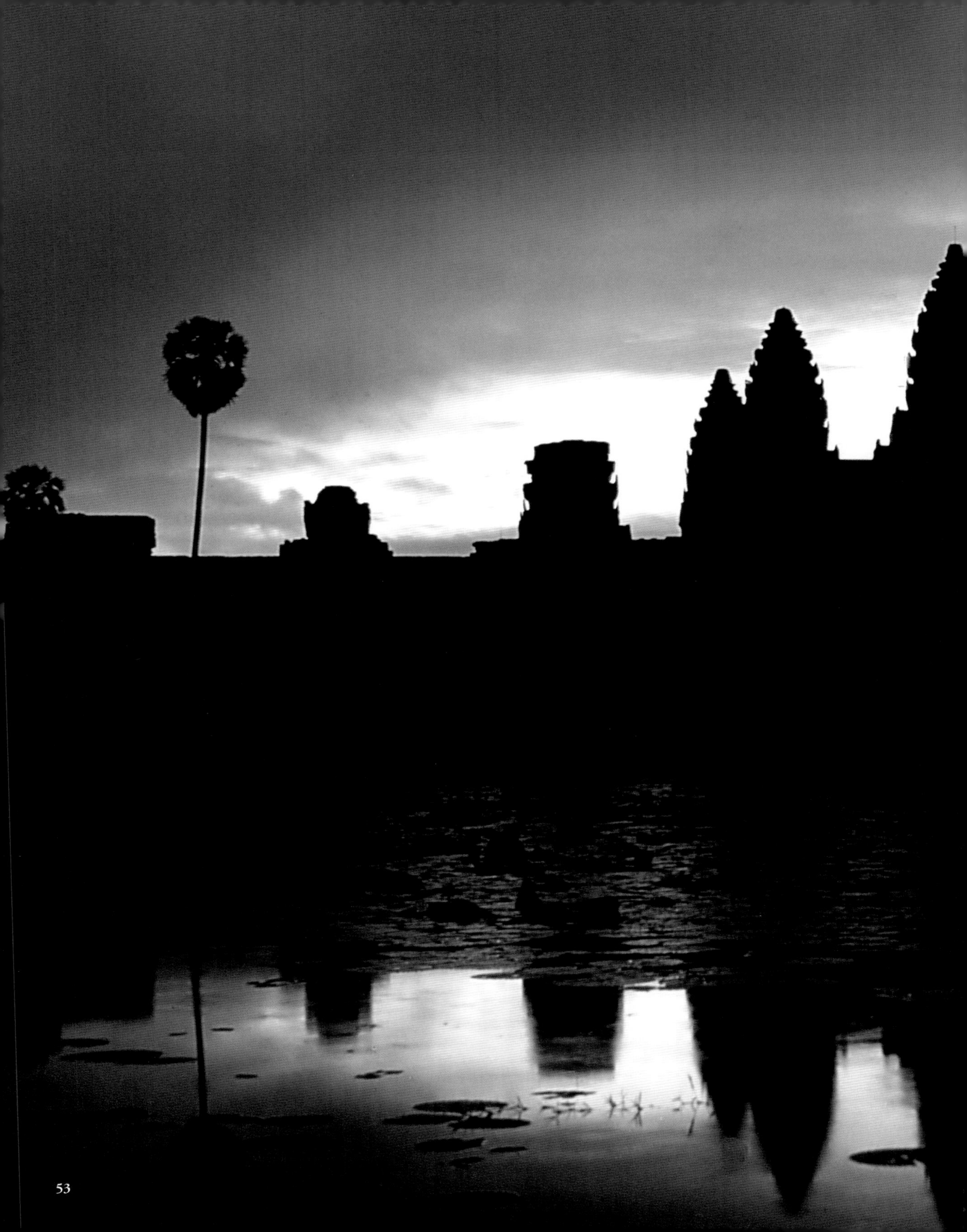

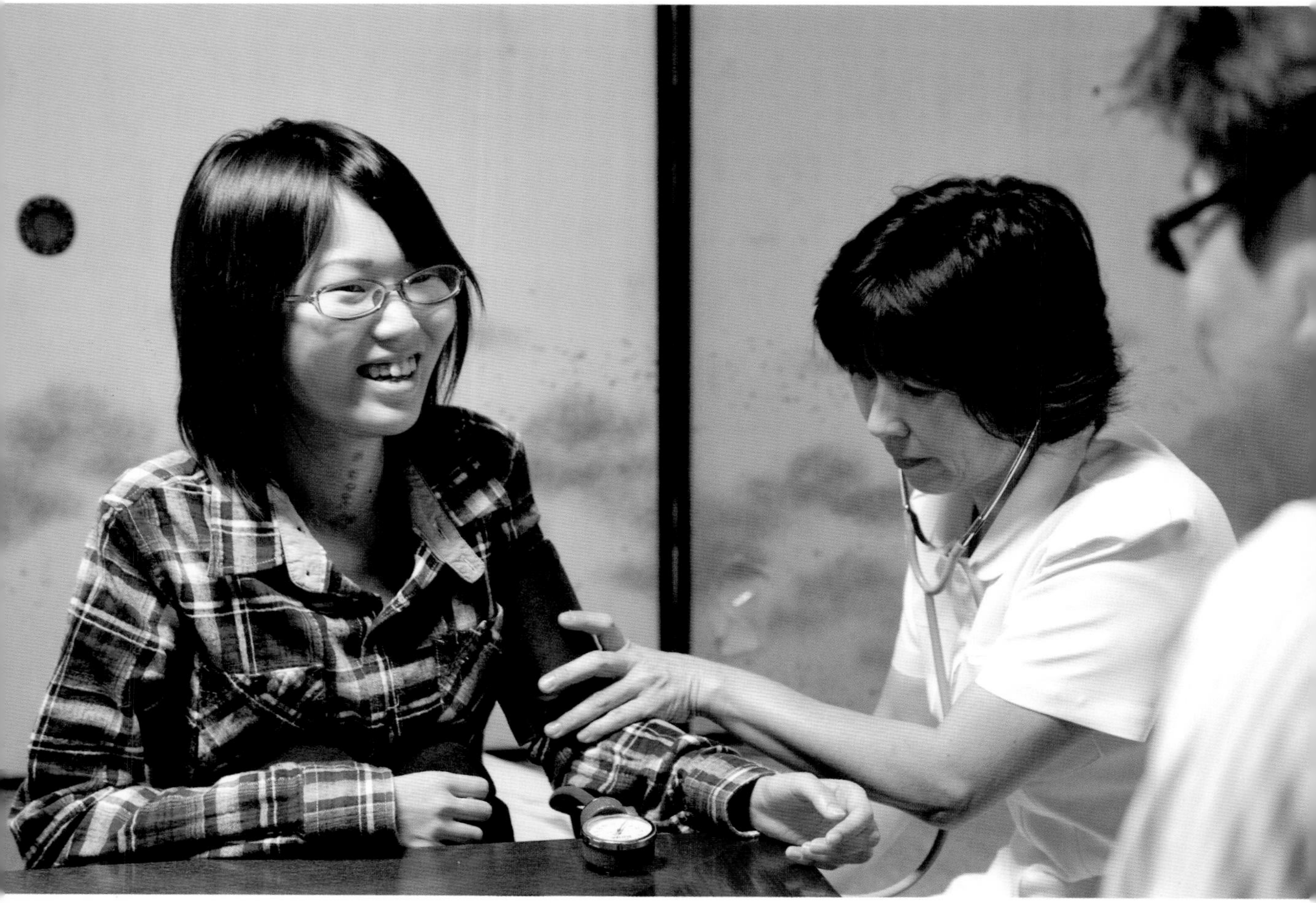

病を生きるでなく 人生を

体がだんだん動かせなくなっていく
進行性の難病
一〇万人に一人のそれを抱えた美香さんは
前を向いて　生きた
辛いことをなくすことはできないけど
心を元気にすることはできると
さまざまな難病をもつ人や家族が集う
サロン「ひなた」を立ち上げた

これまでなら見逃してきたような
日々の小さな喜びを
手のひらで包んで　分かち合った

二二歳の冬　突然その体は終わった
気高く端麗に　真っ白な体を
いつかまた羽ばたく準備のように
折りたたんで　逝った
「ひなた」は今日も続いている
美香さんとつながっている

「この手は放さへんで」
謙一さんは
「友だちがほしい」「学校に行きたい」と

四〇歳を超えてから養護学校の試験を受けて
三年間高等部に、さらにその後
三年間大学のふれあいスクールに通った

それから「一人暮らしがしたい」と
びわこ学園を出て
ケアホーム「ともる」へ

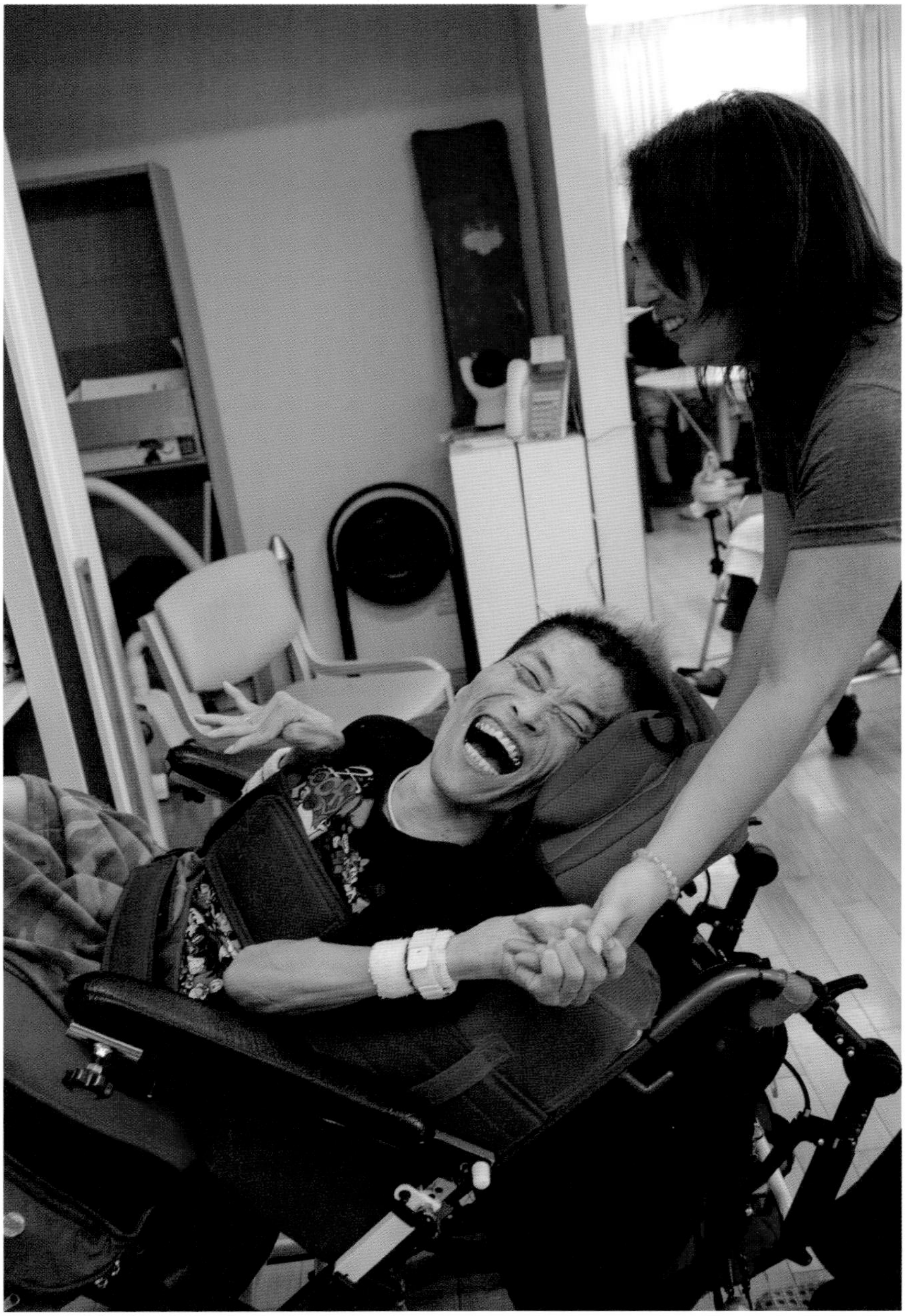

テレビの後ろには焼酎が隠されて？あった
ＡＫＢ48のコンサートに出かけたり
自身も劇の舞台で演じたり　忙しい

この前会ったときには
「恋人がほしい」「結婚したい」
と笑っていた

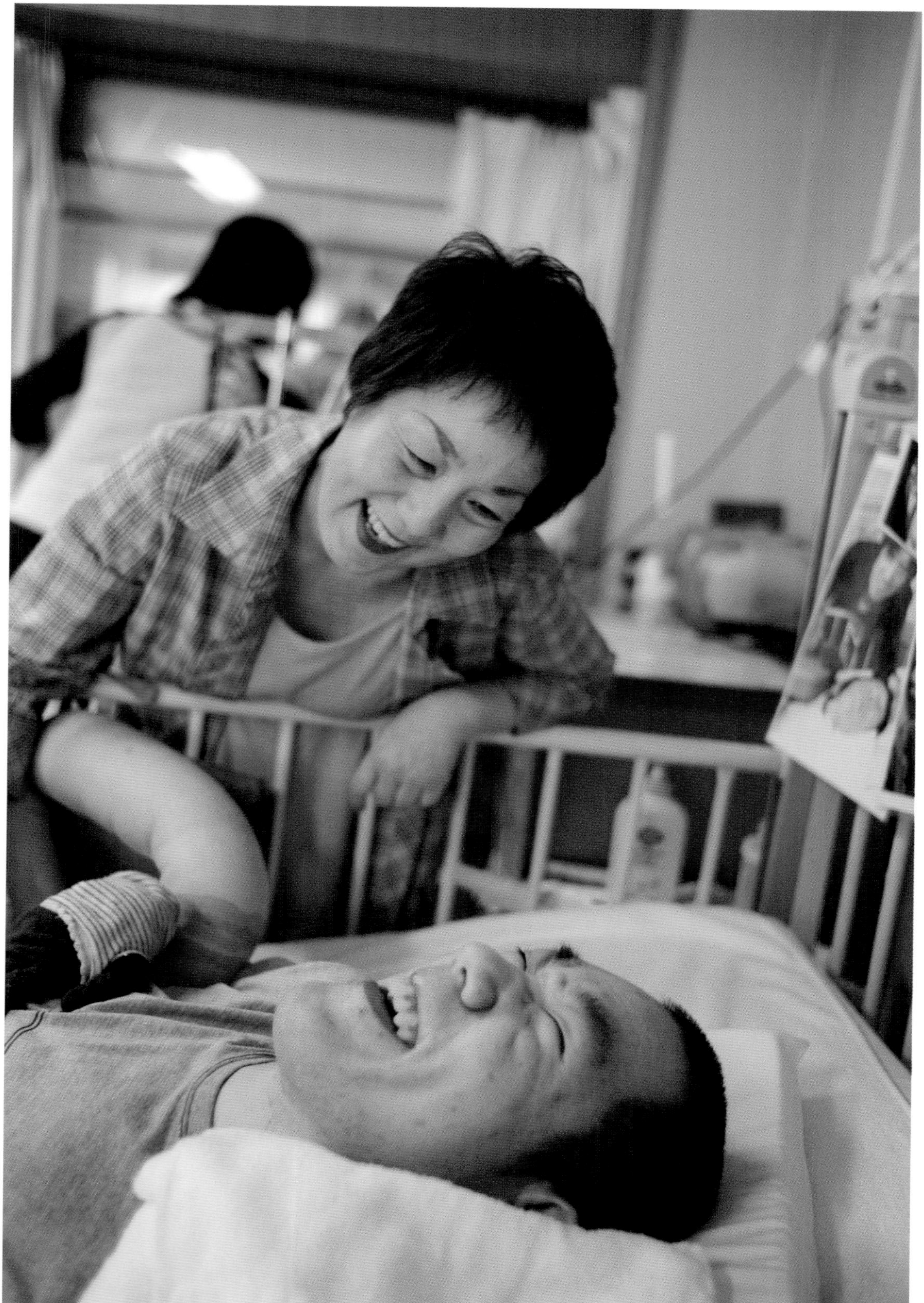

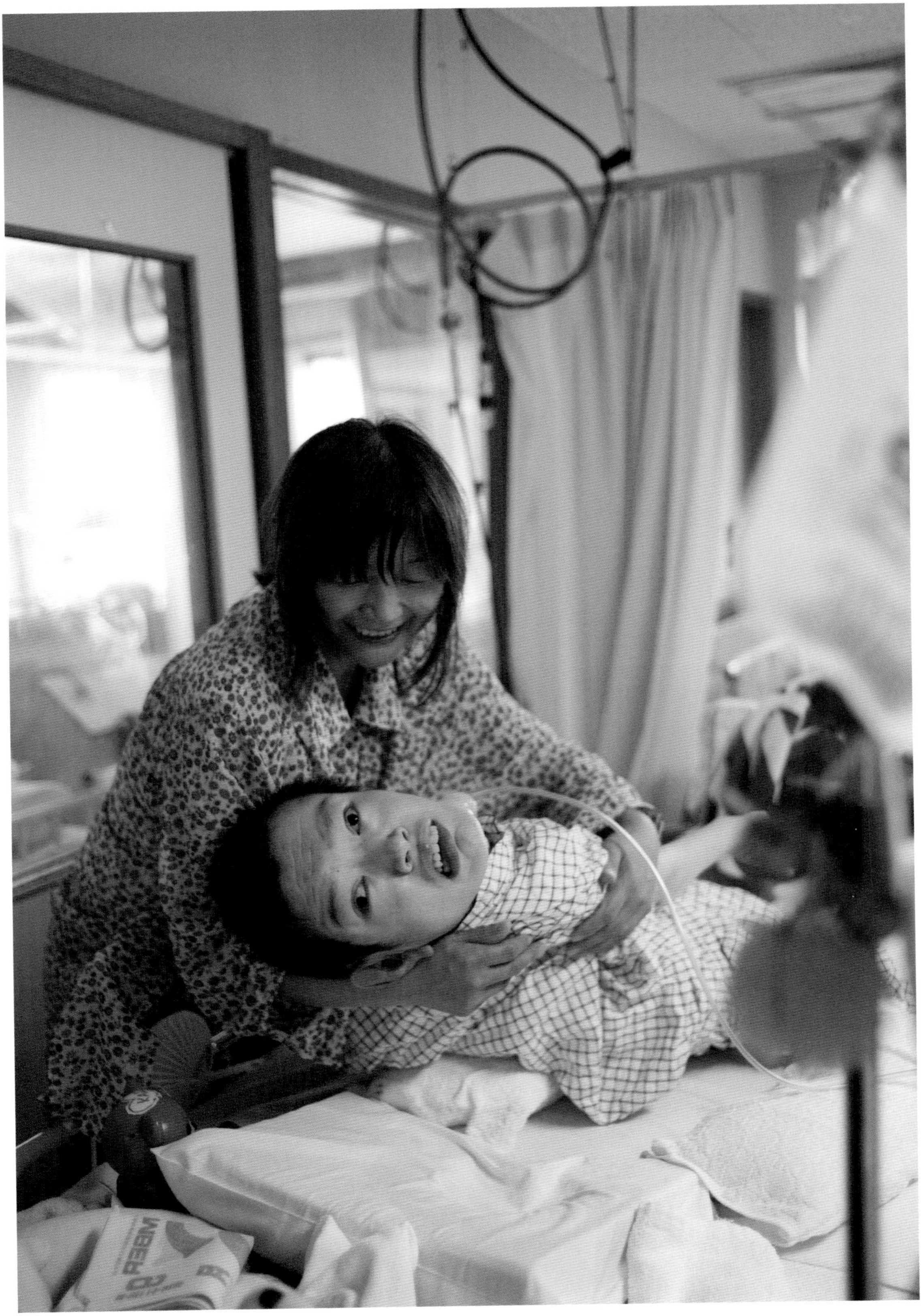

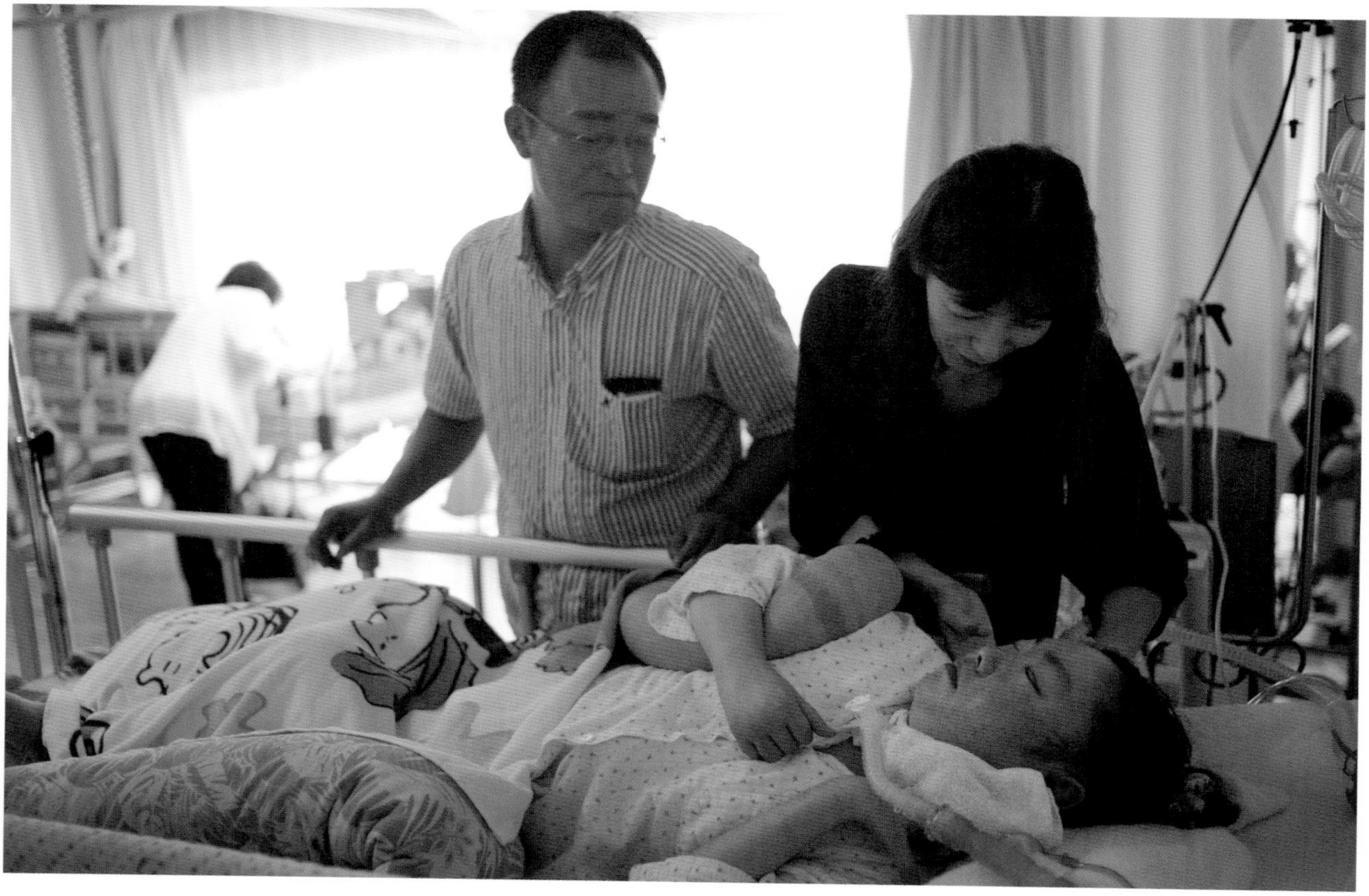

びわこ学園の
口分田医師たちは　感じる

体がまったく動かない人を前にして
その眼力や表情　肌色やこわばり
そして一人ひとりが発するオーラ
全身で感じながら診察する

毎日の積み重ねがものをいう

ここには　ひでばあちゃんから
生きる力をきっともらって一命を取りとめた
成美ちゃんも暮らしている

いのちのほとばしりは
もともと一人ひとりに存在する
感じられるかは自分次第
己が問われている

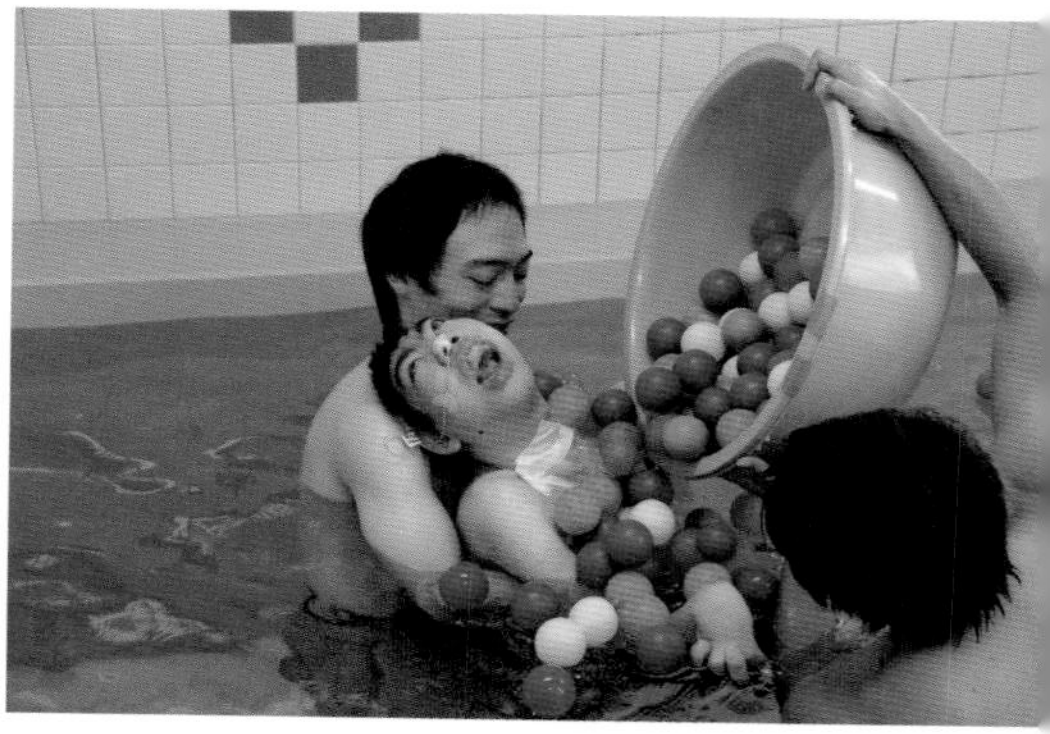

この子らに世の光を、ではなく、この子らを世の光に――。

びわこ学園はそうしてつくられた。

「重症心身障害」を有する人たちは、光を当てられる存在ではなく、自ら輝きを放つ存在である、と。びわこ学園五〇周年を機に写真を撮らせて頂いた。

ほぼ寝たきりのある青年は、引き出しの三段目の右奥に何色のどんな服がしまわれてあるか、CDの何曲目に誰の何の曲が入っているか、放送されているテレビ番組の裏番組のキャラクターはどんなだとか、部屋の中のあらゆる情報をインプットしていた。もしも体が思いのままに動いたなら、どんな風に何を表現するのだろうと、想像が膨らんだ。

ベッドに横たわるある少年は、数センチのドアの隙間から、廊下を歩く私といつもいつでも目が合った。

カメラを前に、肉体的に動けない人たちは、まなざしの奥底からそれぞれに「表現」をしていた。創造と自己表現へのエネルギーをこれでもかと言うほどに、感じた。

そして私は僭越ながら、辛苦と忍耐と受容と愛情を丸ごと抱えて伴走する家族や介護者、医療者たちにも光を感じる。写真に写し込みたい。それらの光を世の道しるべとしたい。

行き過ぎた資本主義社会にて、生産効率性を重んじるばかりの今日、〝非生産者〟はすみっこ暮らしに追いやられている。

でも、〝非生産者〟の声無き言葉を掴み、音無き奏でを聴き、キャンパス無き画を凝視し、魂の叫びをこだまさせることができたなら、誰よりも内に高まる生命力が視えてくる。それが社会の豊かさにつながる。

私たちは遅かれ早かれ誰もが、死ぬ前には、「重症心身障害」を有する身になる。

さかのぼれば、産まれ落ちたとき、私たちは誰もが「最重症心身障害者」だった。

障害とは、本人によるそれではなく、私たちの社会が造り上げた障壁なのだ。

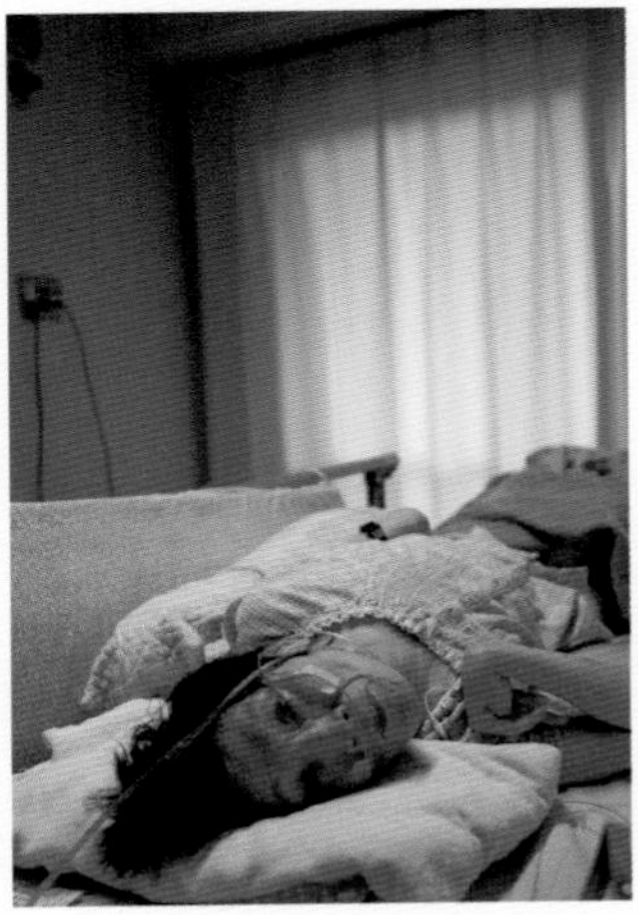

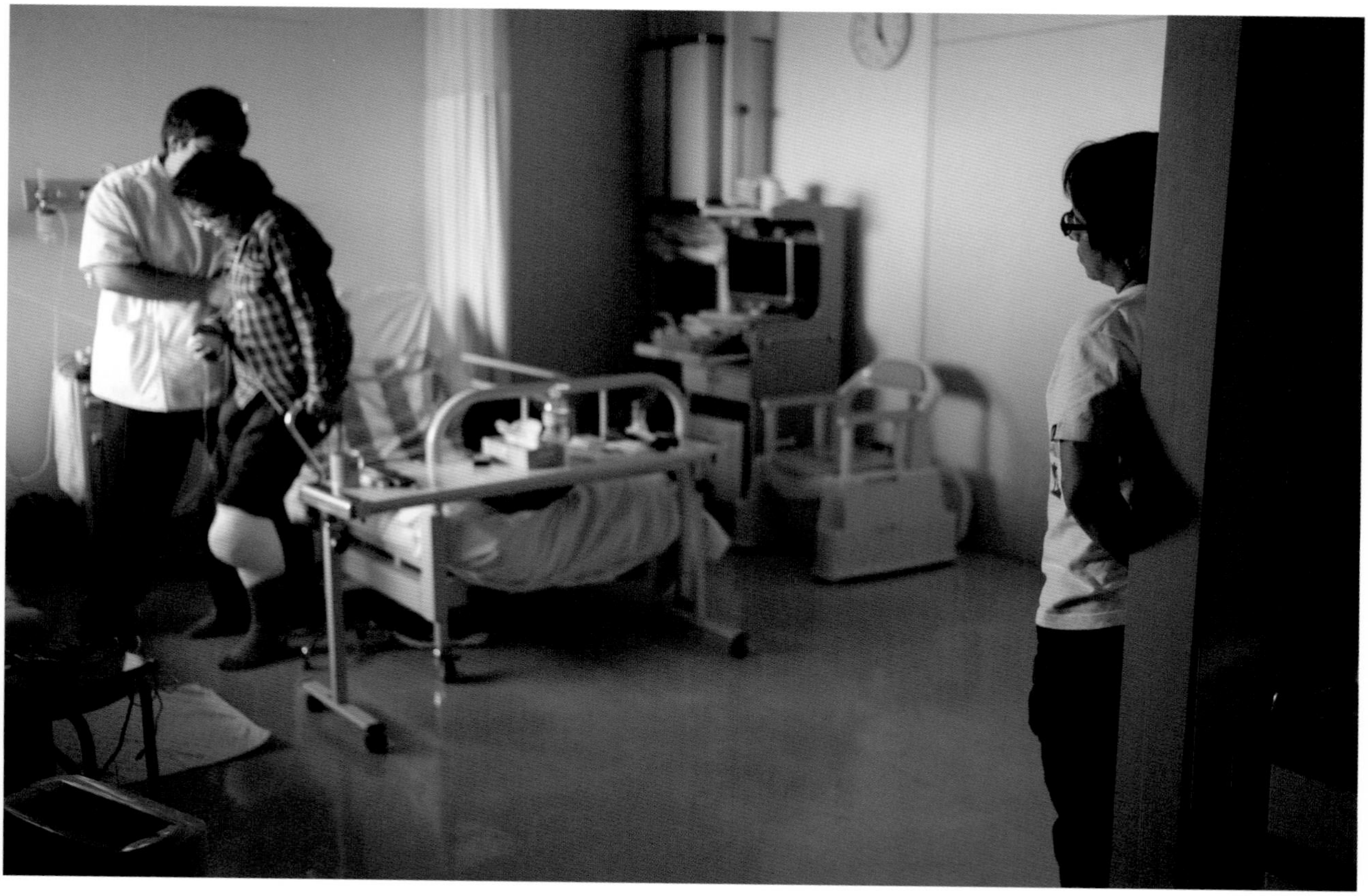

母へ笑顔を残していきたい

母さんは自分を責めるけど　責めないで
ぼくも病気を憎み　自分を嘆き
だれかを恨んでみたけれど　救われなかった
ぼくにとっては
ガンも地震も　同じようなものだった
それらはあらがうことができない大きな存在
こっちは
大自然に身を任せるしかない　ちっぽけな存在

ぼくは　母さんや父さん　ばあちゃん
それから
姉ちゃんとりゅうせい君たちの幸せを願ってる
弱いけど　人間として　精一杯生きた
自分なりに充実していた
人生の最後に母さんと
笑顔の写真を残しておこうと思う

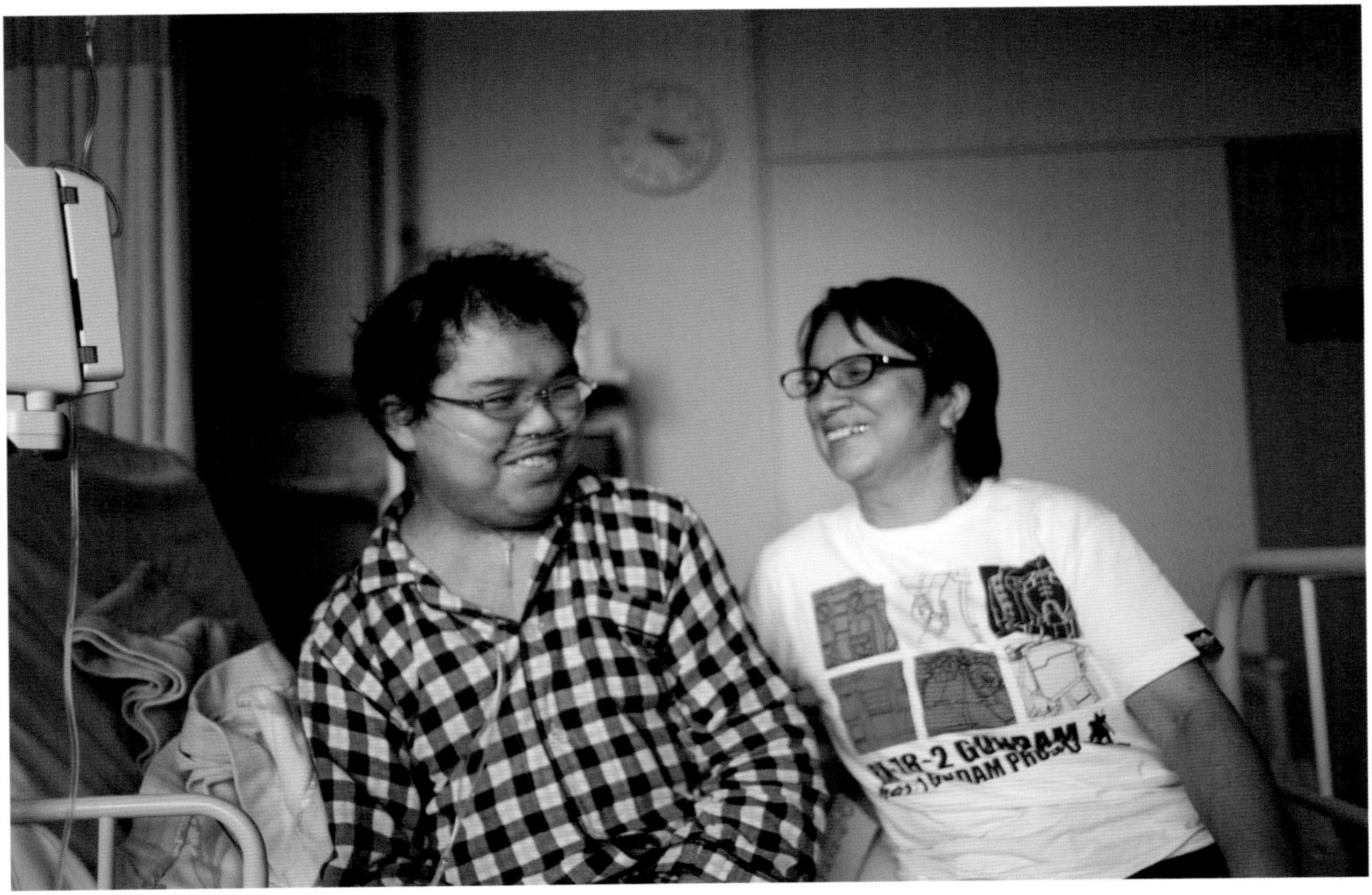

勝彦さんの死後
母の文子さんは　悲しみに深く沈んだ
あの子を追いかけたい
早く勝彦の元にいきたい　と
わたしによく言った

幾度もお墓に話しかけ　遺影を見つめ
遺書に涙を流し重ねた一年が経ったころ
その文子さんから絵葉書が届いた
「天国にいる息子の所へ
お弁当もって行ってみたいな　日帰りで……」
亡き息子を心にしまい
ときどき開けて　会いに行く

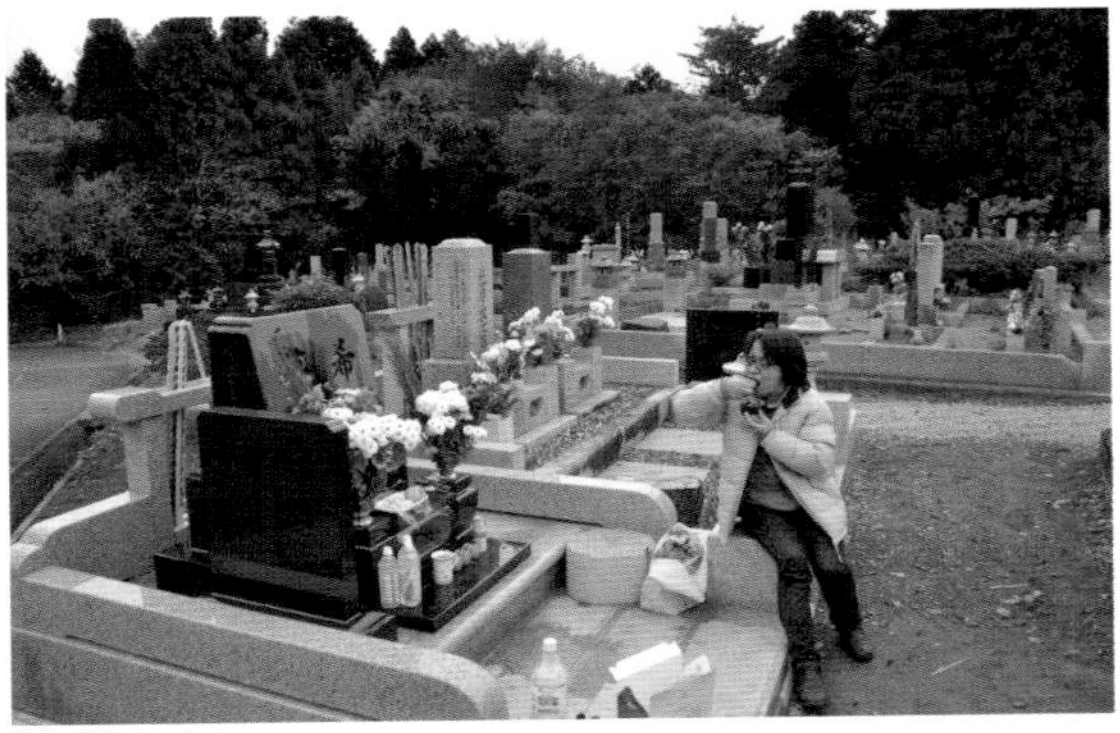

数年後
新たに姪っ子が産まれた
勝彦さんが
生前に建てておいた
デザイン墓に刻まれた
「夢希」から
一文字もらって
ゆめちゃんと
名付けられた

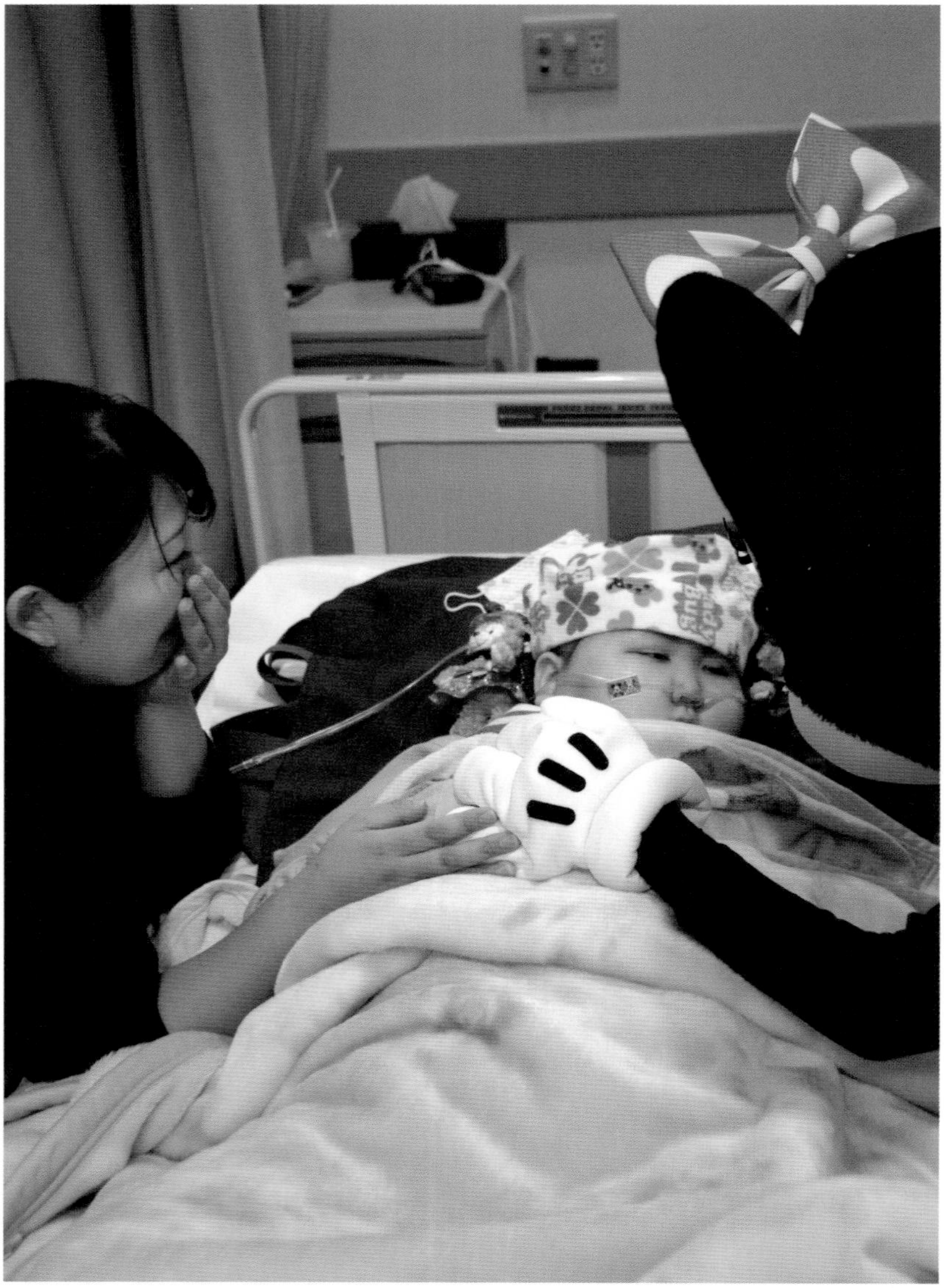

華蓮《かれん》ちゃんの明日は わたしたちが生きる今日

二、三週間もたないかもしれない
と言われた華蓮ちゃんは
一カ月半後　ディズニーランドへの家族旅行を果たした
でも　ゲートをくぐって間もなく
華蓮ちゃんの脈が一分間に二〇台に落ちる
救護室に運ばれた

ひょっこり
救護室に現れたのは
大好きなミニーマウスだった

あれ
こんなところにミニーちゃんが……
華蓮ちゃんの目があいた
握手をして　ハグをした
たくさん写真を撮った
おじいちゃんが　泣いた

ミニーとさよならをした
脈をはかると
一分間に六〇回近くに　上がっていた
大好きなセラピー犬のあんずちゃんも
会いに来てくれた

「震災ストレス」で片づけずしっかり診断してくれていれば、もっと早く治療ができて……という声もあった。

けれど祖母は「震災で突然命を絶たれた人が大勢いる。華蓮は生きているだけ、まだいい」と唇をかみ、彼女の手を握った。町の低所は津波に呑まれていた。

発災の年のクリスマス頃から幾度か「もう危ない」と言われ、覚悟を迫られた。だから今生きているのは「奇跡」「魔法」とさえ呼べるのかもしれなかった。

医師の予想を超え、私は家族から連絡をもらった。一ヶ月半後、家族旅行に行くときは「家族写真をいっぱい撮ろう」「ディズニーの好きなキャラクターと一緒に写ろう」と話していたから。二〇一二年六月のことだった。

二日間の家族旅行を終えた翌々日、華蓮ちゃんはお家で息を引き取った。友だちが大勢やって来た。

あんなに元気だった華蓮ちゃんが、白の箱におさまって動かない。もう一緒に遊べない。声も聞こえない。さみしい。

ただ、華蓮ちゃんは優しい顔をしていた。少しでも彼女がさみしくないように、このひつぎを世界一かわいい乗り物にしよう。友だちはシールをいっぱいはって、手紙を入れて、ぬいぐるみや花をそえて、手を合わせた。

小さな胸に刻む。ここまで懸命に生きてきた華蓮ちゃんのこと、「ずっと忘れない」。

わたしたちが生きている今日は、華蓮ちゃんが生きたいと願っても生きられなかった明日。華蓮ちゃんの分も今日という一日を大切に生きてゆくよ。

死ぬと、肉体は存在しなくなる。でも無になったわけではない。華蓮ちゃんは、この世に生きた。周りの人たちの人生をも豊かにして、生き切った。これからも家族や友だちの心のなかで、きっと笑顔で生き続ける。そしていつかまた、手をつなぎ合う日が、やってくる。

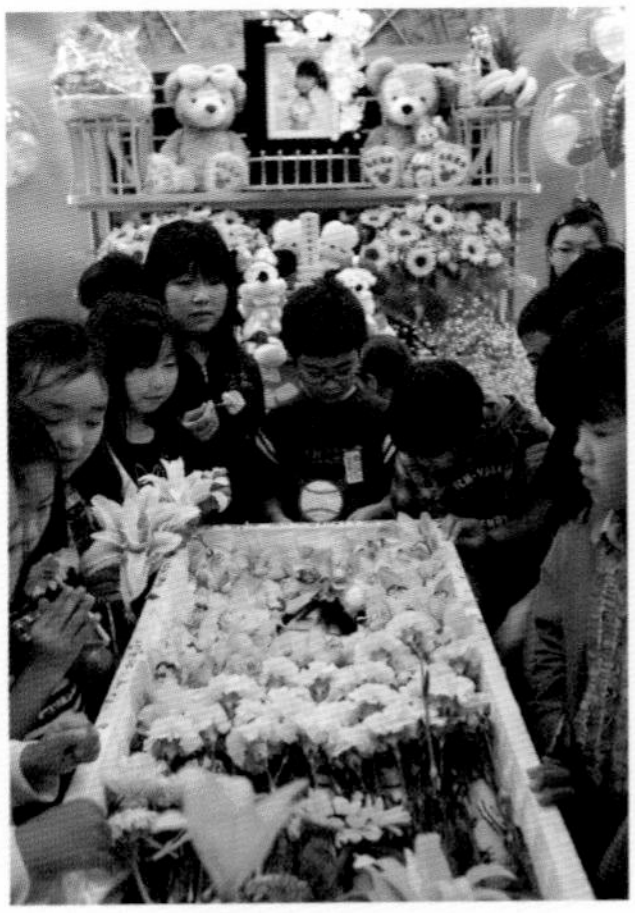

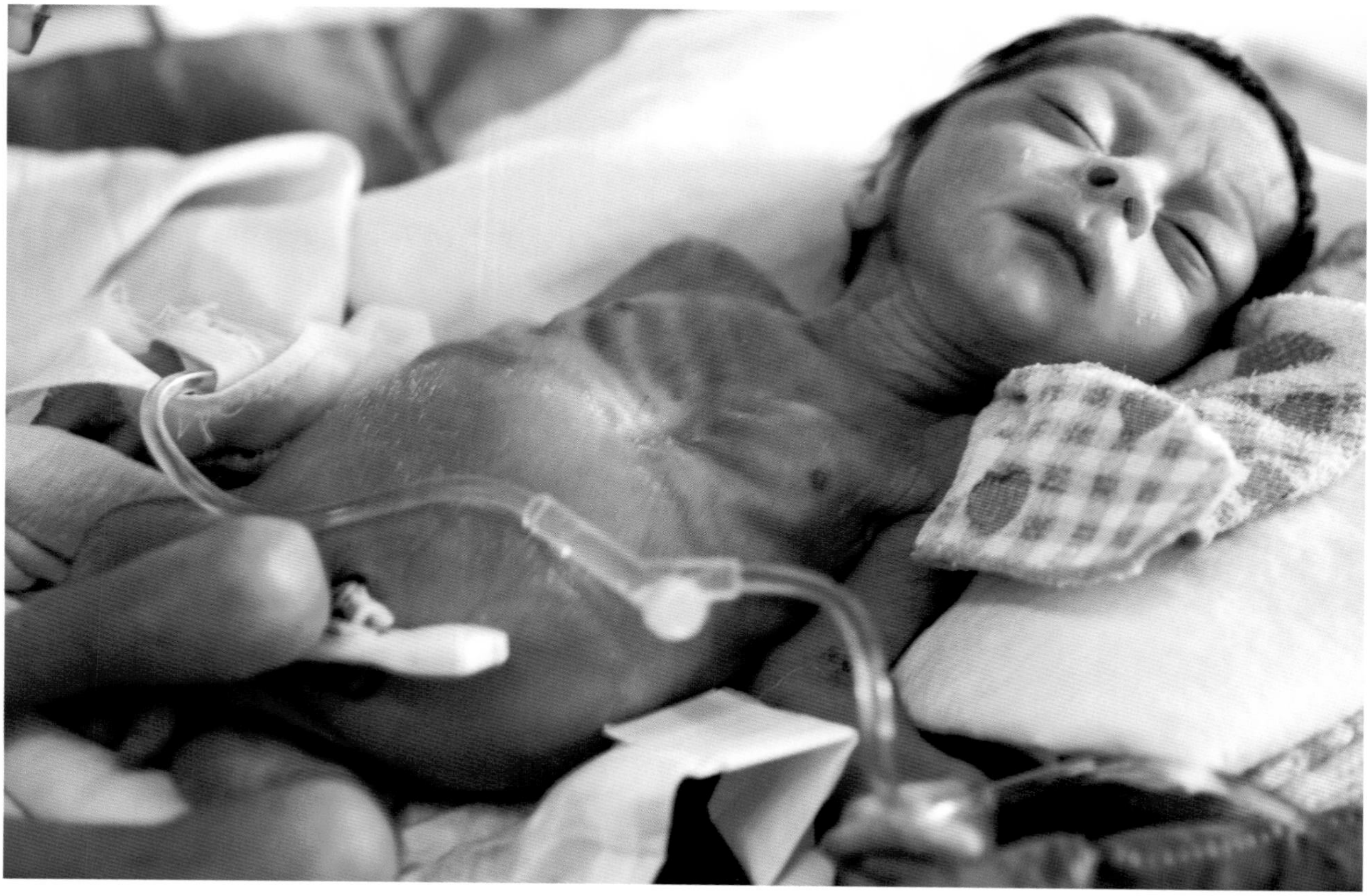

医療が遠い

体重が二キロにもならない
ムシュタックちゃんがあえいでいた

イラクの病院では
経済制裁とイラク戦争により
医薬品が枯渇している
二〇〇三年のイラク戦争
開戦から一年が経つころから
ムシュタックちゃんのような未熟児が増えていた

一週間後　ムシュタックちゃんは亡くなった

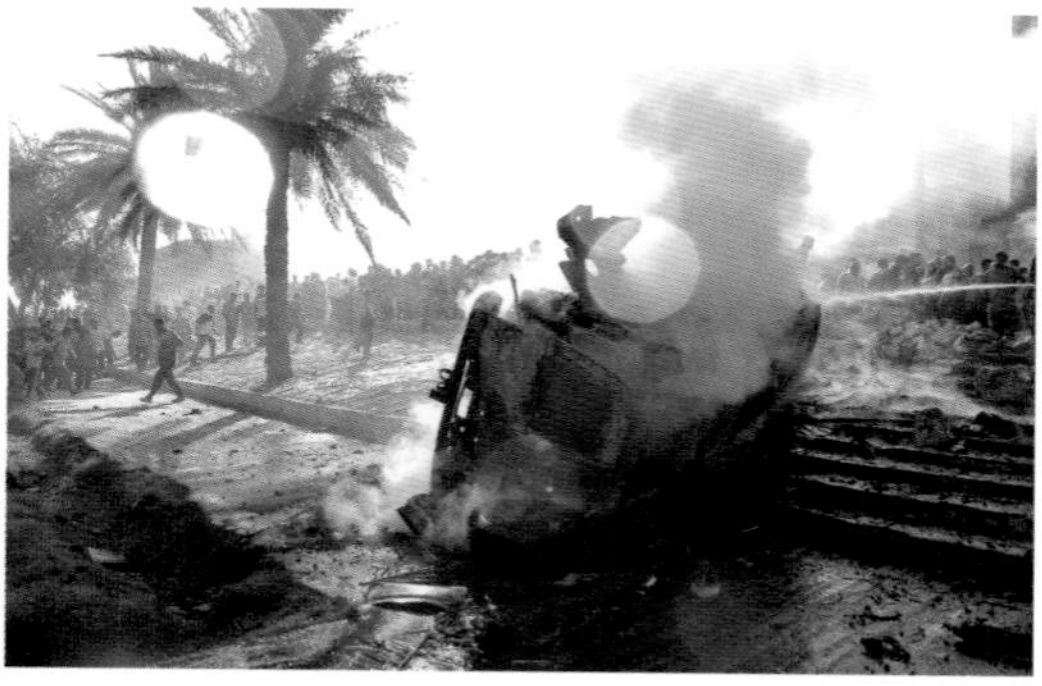

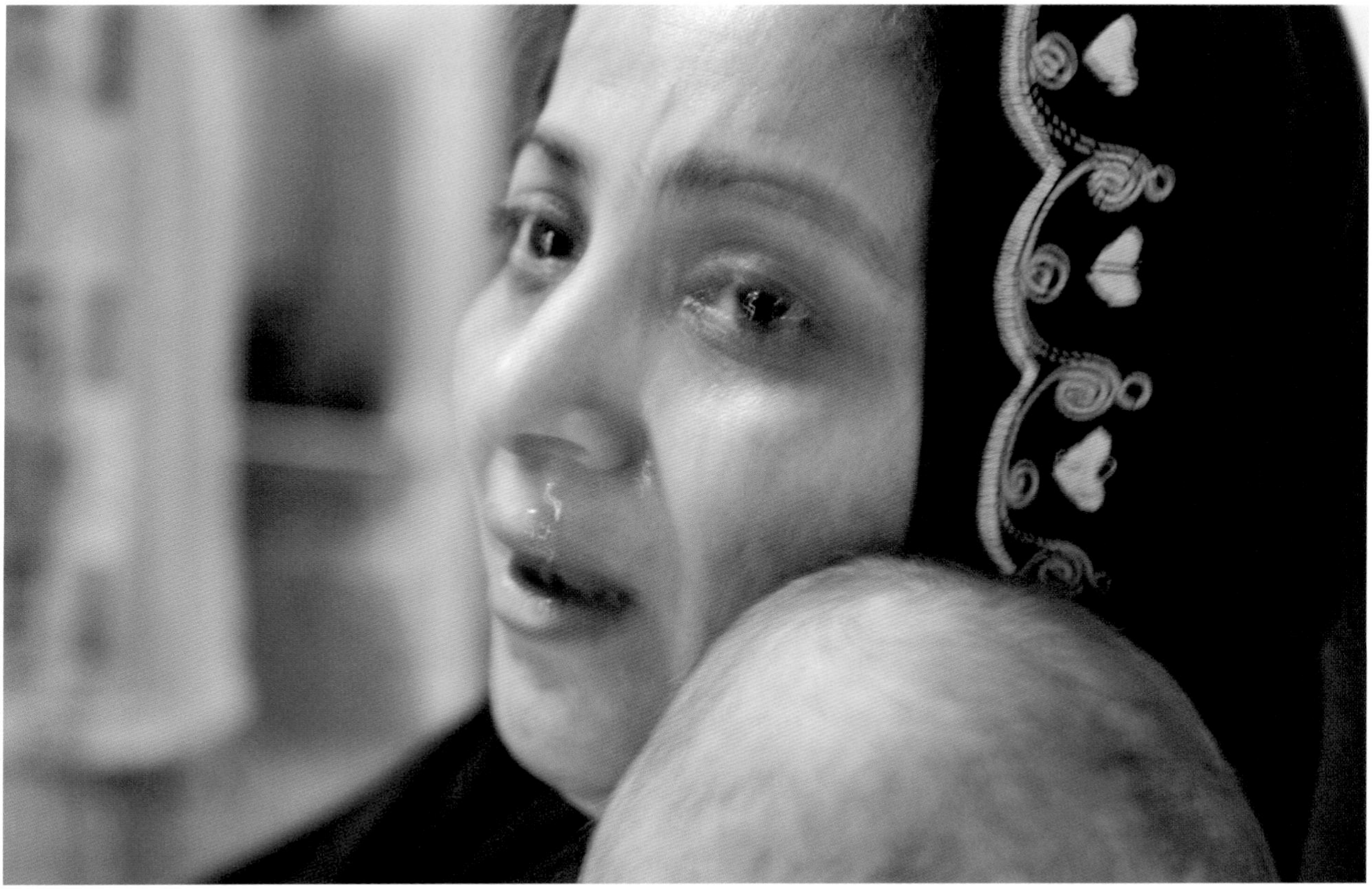

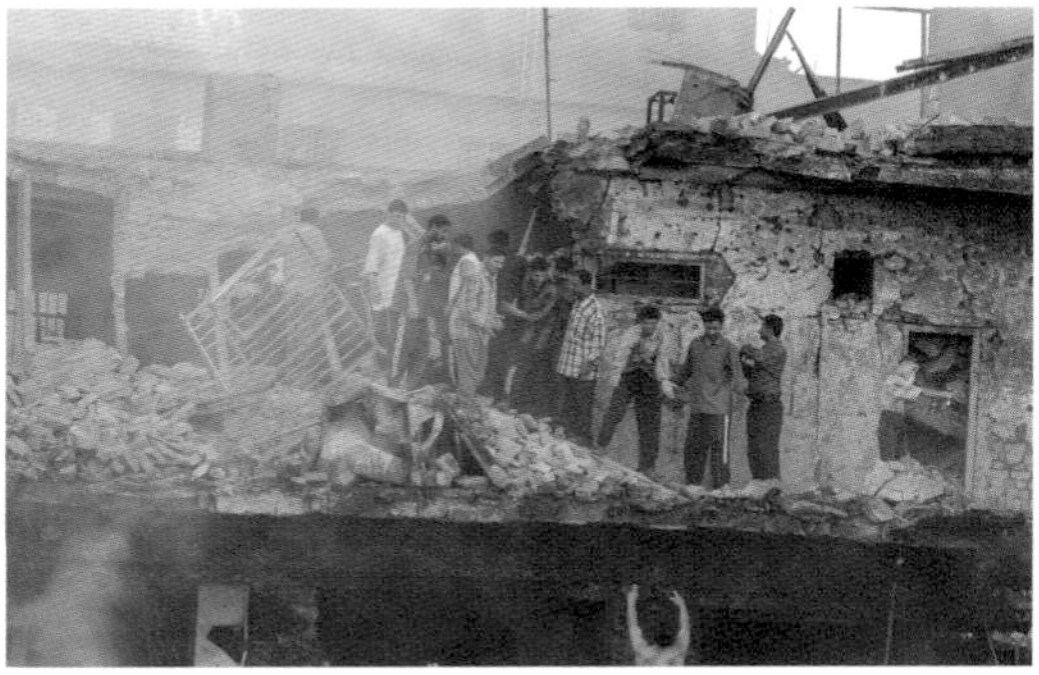

薄暗い病室で
小さな扇風機が　かたかたと回る
一歳半になるサタール君は　白血病と診断された
血便が出て、腹の痛みで眠れない

二六歳になる母のユスフ・アリさんは
アメリカが
大量の劣化ウラン弾を使用した湾岸戦争と
今回のイラク戦争の二度　米軍の爆撃を受けた
息子の病気は　劣化ウラン弾のせいよ
と彼女は言った

息子が足や腕を失うのは　まだがまんする
でも命を奪う白血病はいや　やめて

とめどなく母の涙が落ちて沈んだ

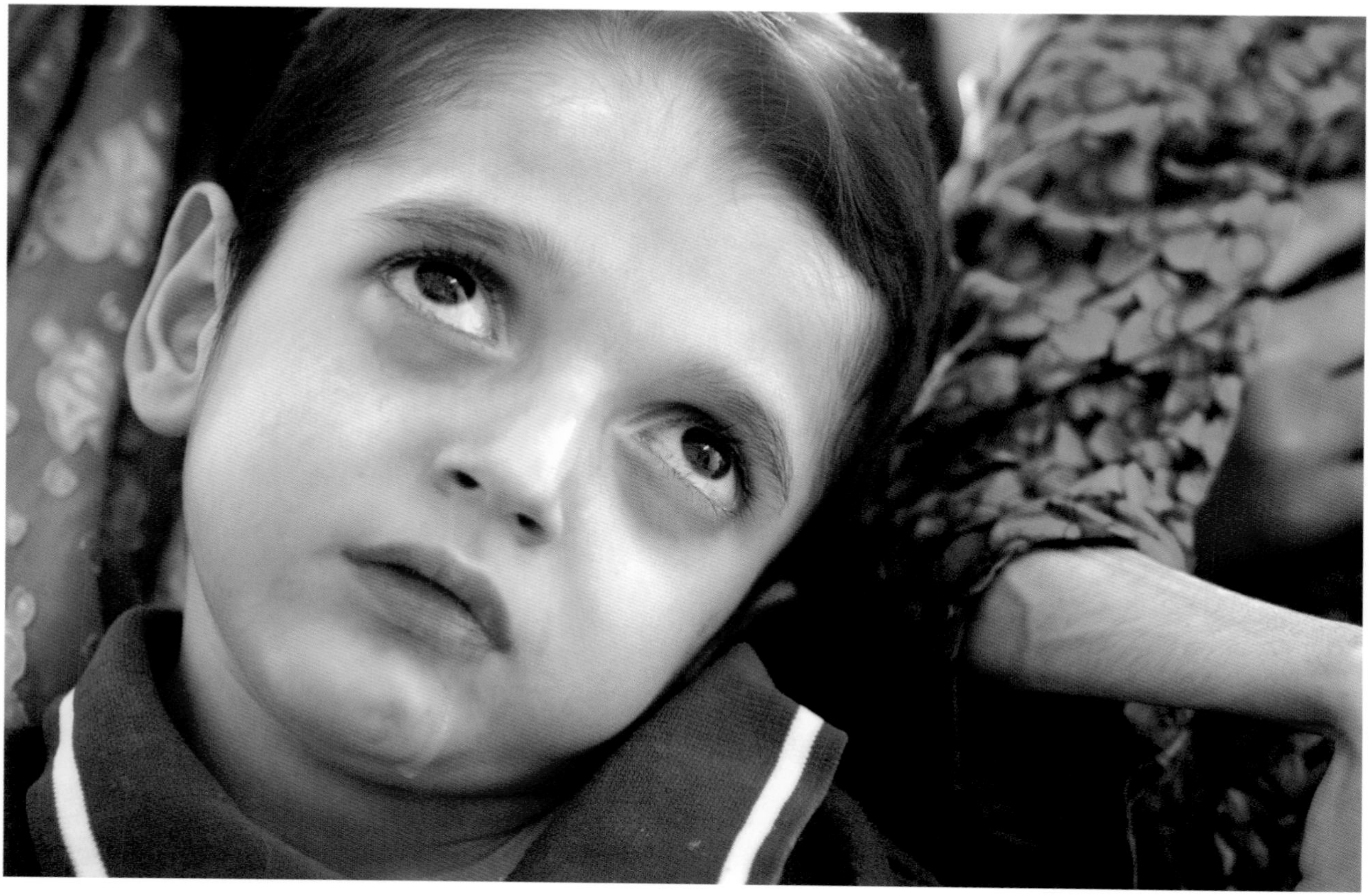

四 四歳のガニーヤさんは
このイラク戦争に加えて
湾岸戦争の戦禍にもおかれた

一二歳のアハマッド君と
一五歳のザハラさんの
神経や筋肉がまひし　動けない
米軍の兵器が原因だと考えている

一〇キロに満たない
アハマッド君とザハラさんを抱いて
ガニーヤさんは言った

この子は涙が出そうになると激痛が走り
泣くことすら許されないの

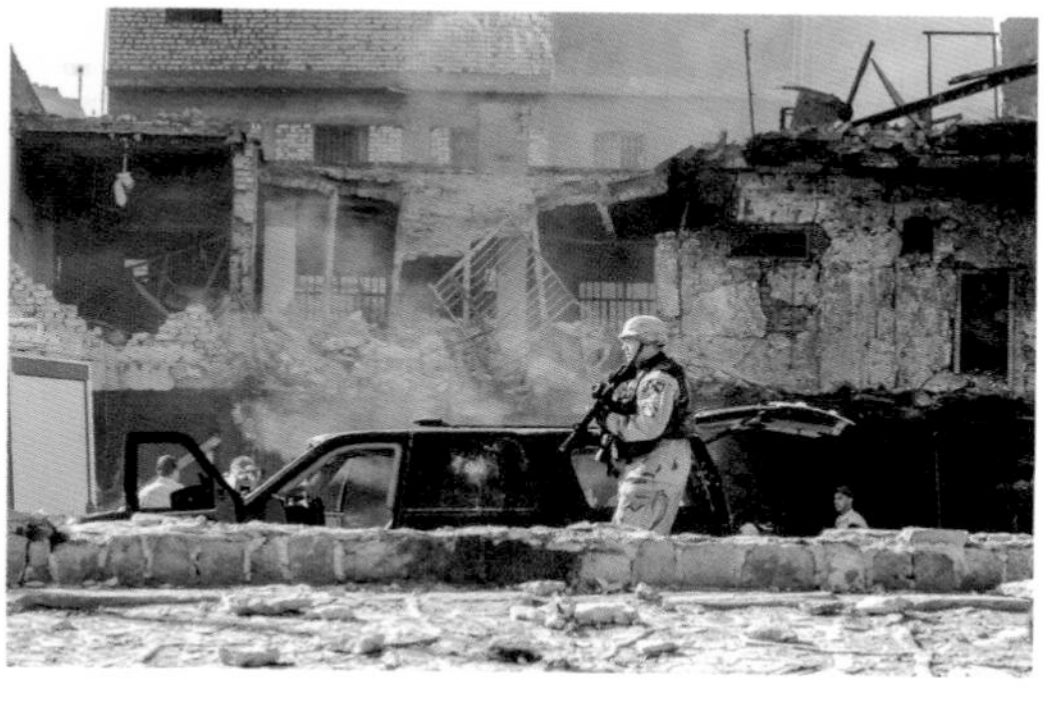

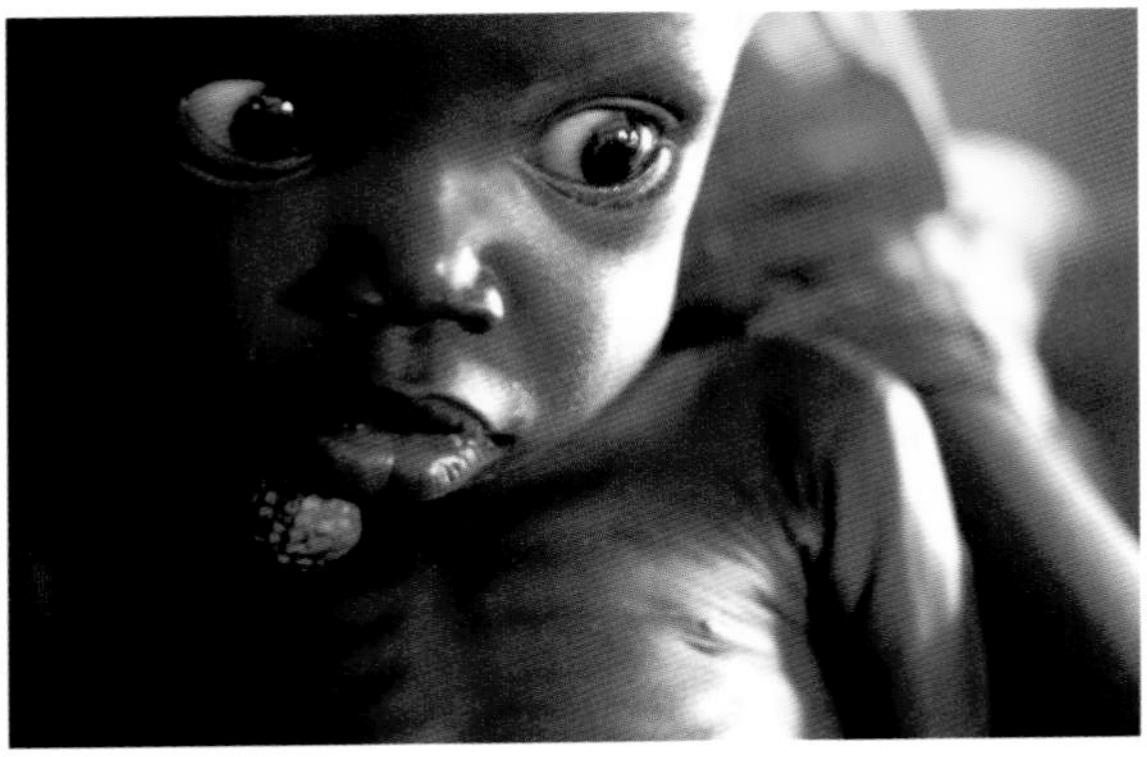

カミースちゃんは
体重四キロを割った
スーダン内戦で　標的の病院は壊滅
生きるには
外国ＮＧＯが運営する唯一の診療所で
治療を続けることが必要だ

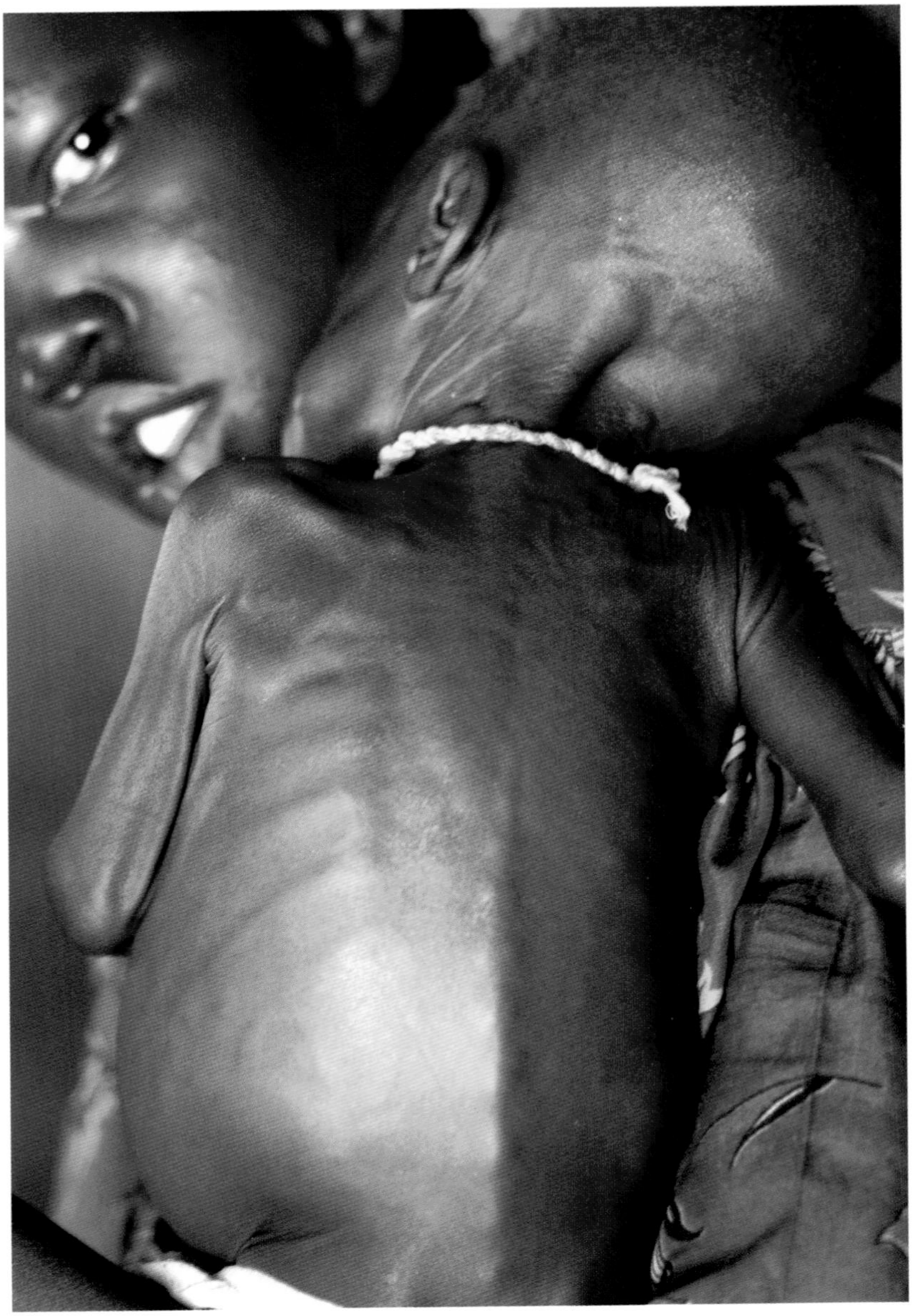

でも　押しかけてきた父親が
働き手がいると言い張り
付き添っていた母親とカミースちゃんを
はるか遠くの村に連れ戻していった
ドイツ人の医師は首を振った
あの子は　おそらく　助からない

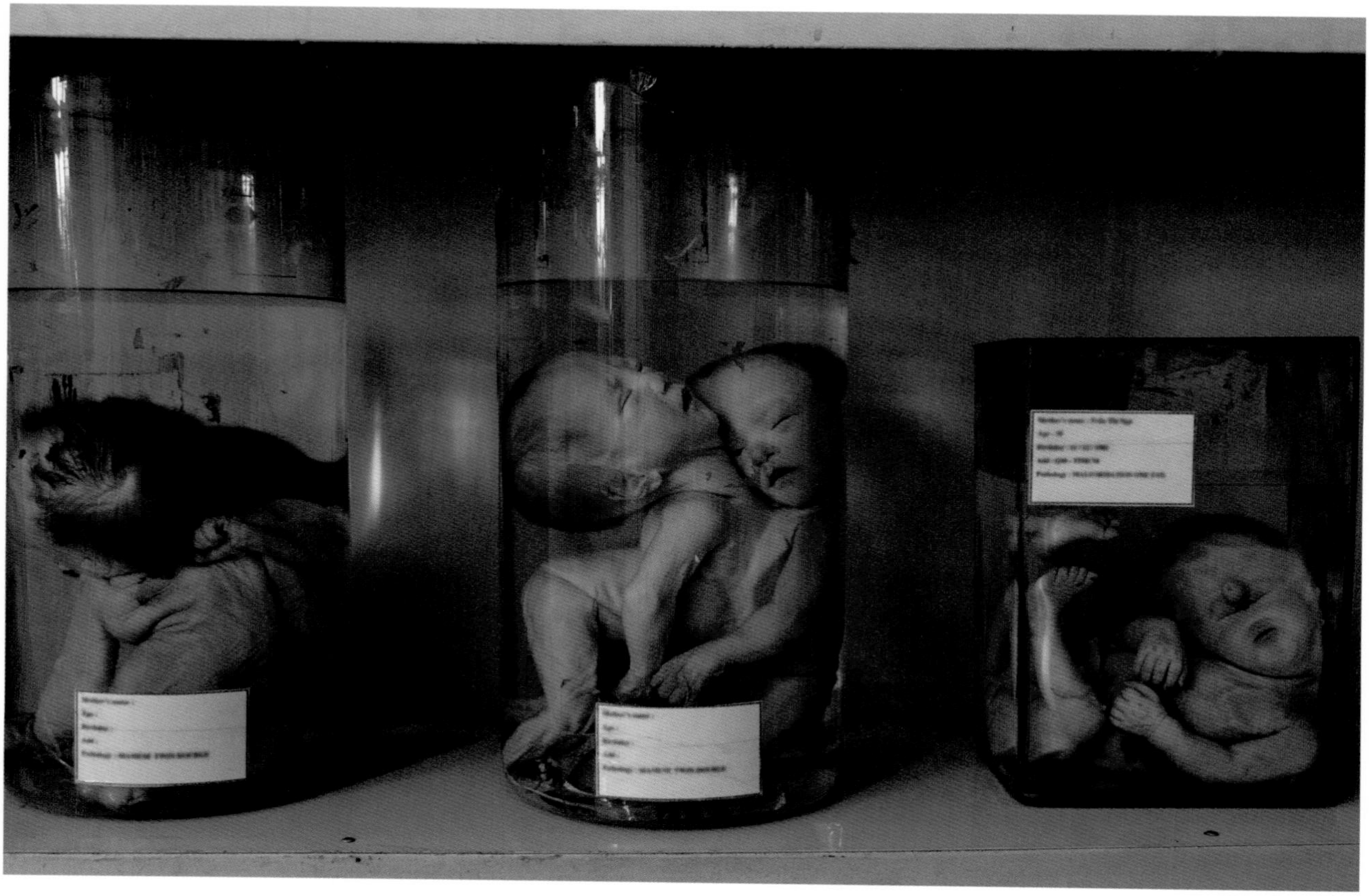

産まれてこようとしながら
生きられなかった赤ちゃんたち
ベトナム戦争から半世紀がたっても
第二世代　第三世代へと　今なお
枯葉剤による健康被害と病気　そして死が
バトンリレーされている

戦争という人災を防いでいれば
ホルマリンに満ちたビンに眠る
子どもたちの多くは
今日を生き　やがては結婚して
子や孫　ひ孫を授かり
いのちのバトンをつないだだろう……

それを　かなえてあげられなかった

枯葉剤、劣化ウラン弾、生物化学兵器、そして原爆。

これらは軍人同士、兵隊同士が直でやり合うための兵器というより、子どもや女性をはじめ一般市民を巻き込み殺戮し、しかも何世代にもわたって致死性の高い病をもたらす兵器である。いったいなぜ、こんな残酷なことまで、やってのけるのだろうか。同じ人間の仕業なのか。

振り返れば、大航海時代のスペインやポルトガルの中南米侵略に続いて、英仏蘭などは石油や鉱物などの資源、そして民衆の労働力を搾取するために、アフリカやアジアを植民地化した。人を人とも思わない奴隷貿易も盛んだった。国境線を独善的に引いて、傀儡をつくり、民衆を分断させることで、丁寧に紛争の「種」をまいた。

各国のようやくの独立後、その「実」は結び、戦争の「花」が咲き乱れた。

第二次世界大戦後アメリカとソ連が冷戦に世界を巻き込み多くの市民を死なせ、中国が台頭して周辺国や少数民族の支配や同化を推し進めるのも、同根である。ほんの一握りの為政者や資本家、財界人らが、世界中の民の犠牲の上に富を収奪し、権力を維持、拡張し続けている。

日本の為政者も明治維新以降ずっと、その片棒を担ぎ続けている。

このままいくと、この星の民衆はみな、一掴みの富める者の奴隷となってしまう。

授かったその命をまっとうできずに、愛する人の慟哭のなかで、選択余地もなく無理やり死なねばならない最期。

そんな「冷たい死」を自らや愛する人に望む市民は、いない。

「冷たい死」を望まない市民たちが、国境を超えて、手をつなぐ世にしたい。

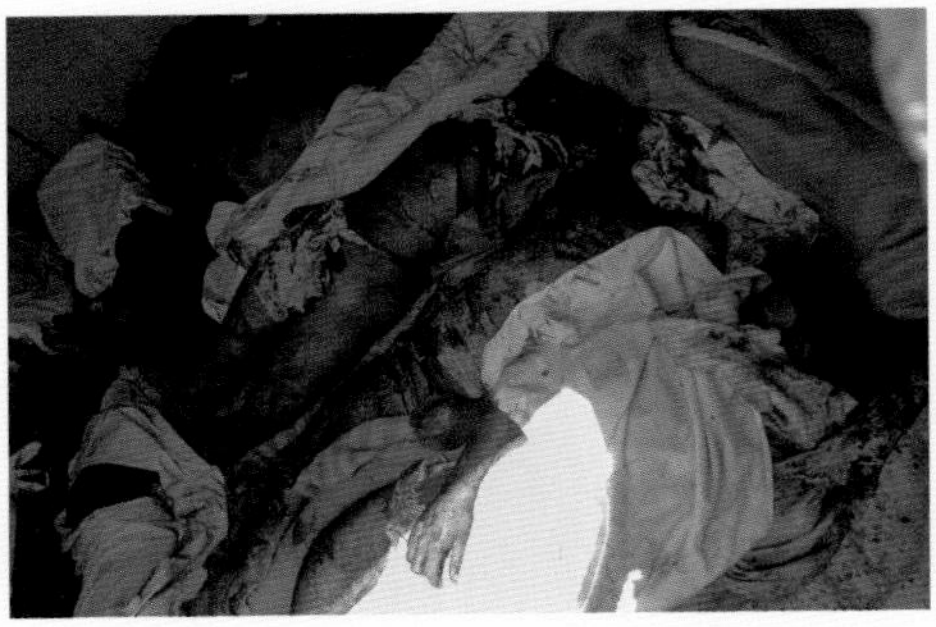

淑子さんはわたしたちの先生

淑子さんは五八歳で　ＡＬＳと呼ばれる
筋萎縮性側索硬化症を発症した
全身が徐々に動かなくなり
やがて呼吸さえもできなくなる　進行性の難病

次女の芙美さんは母の発病に　言った
東日本大震災によって被災したわが家では
その前にひとつ　大災害がすでに起きていました
父もすでに他界し
わたしと姉にも自分の人生がある
母にも母の人生がある

母は自宅で一人暮らしがしたいと言いました
母の元に　いろんな人たちが集まってくれました

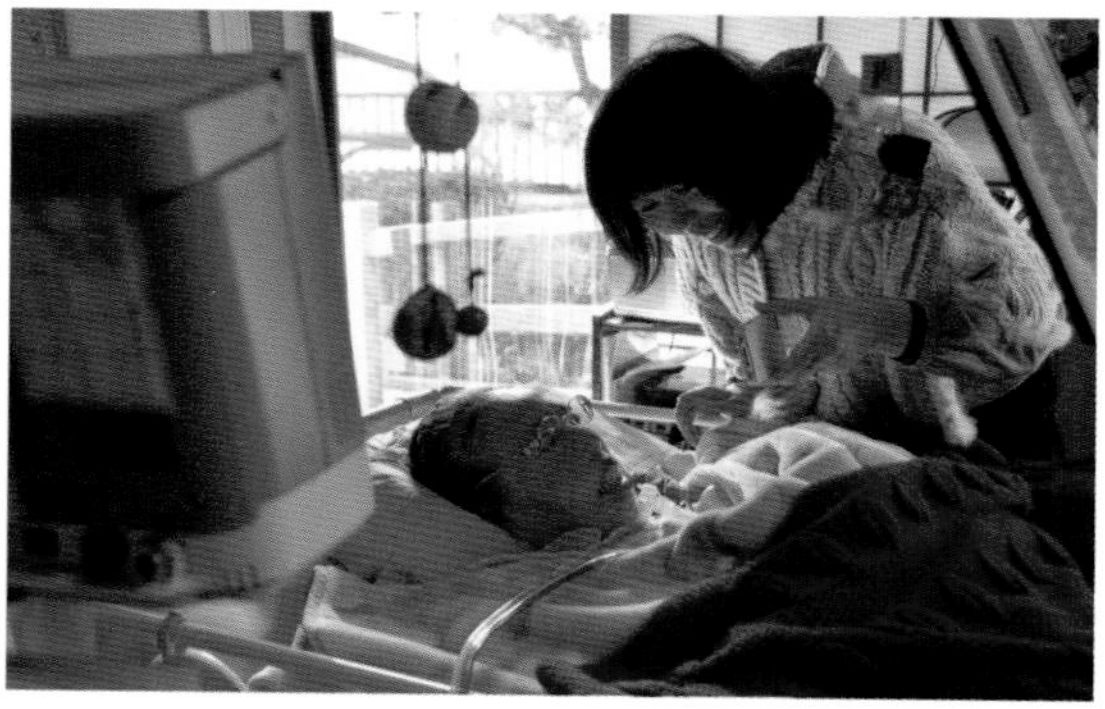

朗らかで社交的
かつて　自宅で開いていた英語教室は
子どもやご近所さんが集って　にぎやかだった

当時七割を超えるＡＬＳ患者が〝選択〟したように
自身も人工呼吸器をつけないつもりだった
わたしの介護で娘たちの人生を犠牲にしたくないの

でも芙美さんは　言った
娘のために死ぬみたいに言わないで
ＡＬＳは体は動かなくても
意識も感覚もクリア　むしろ鋭敏
わたしたちが犠牲にならなければ
呼吸器をつけて　生きてくれる？

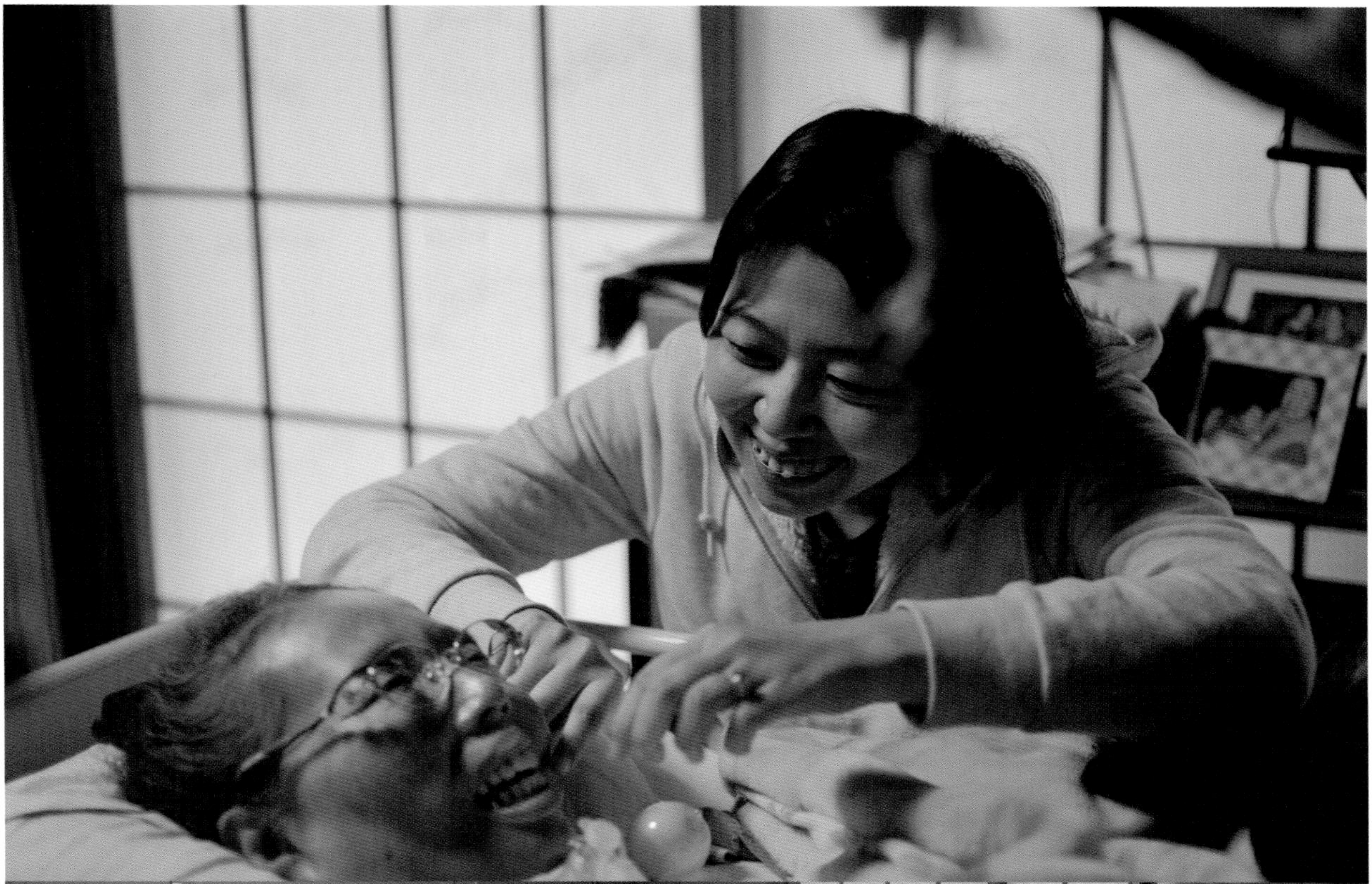

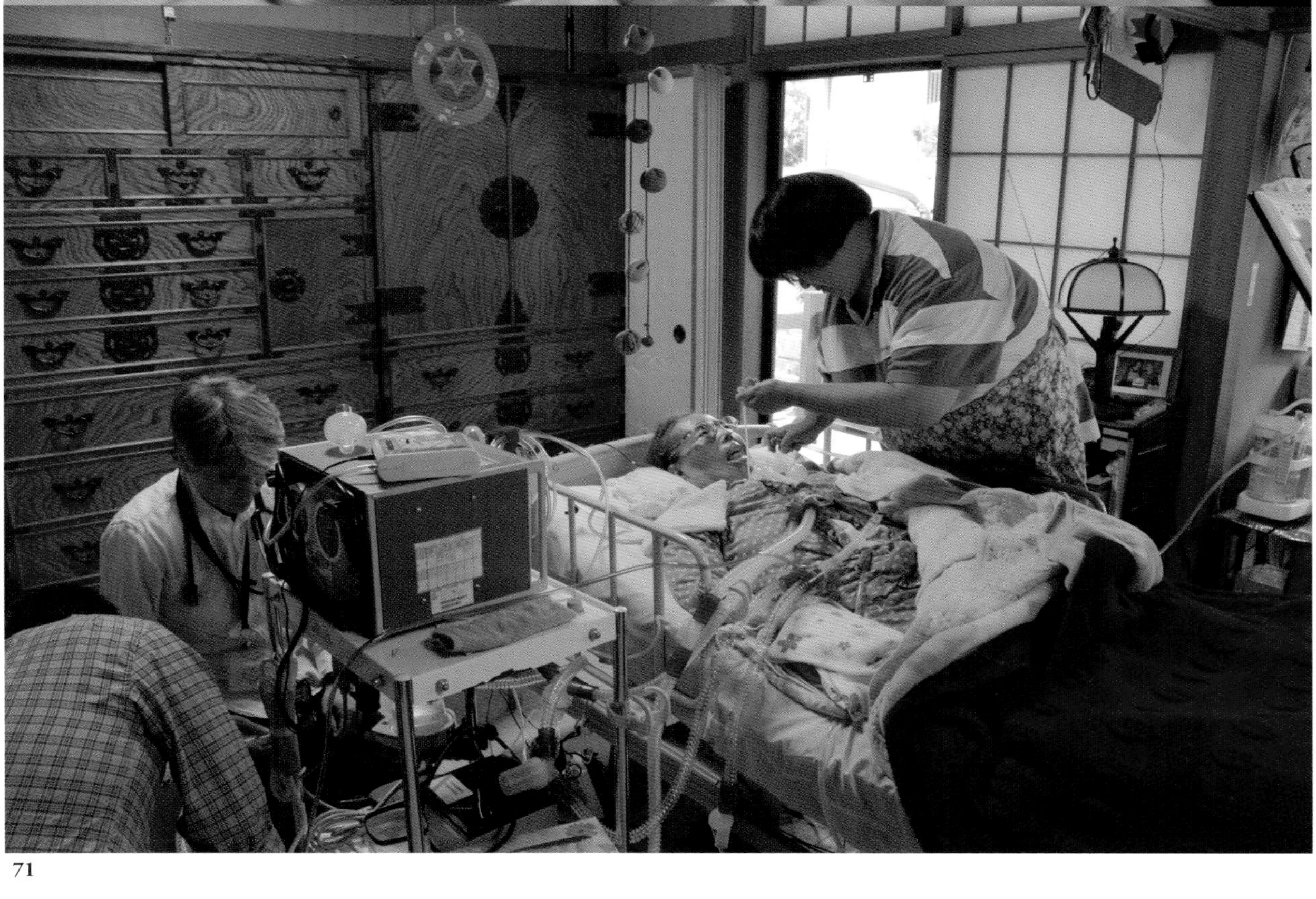

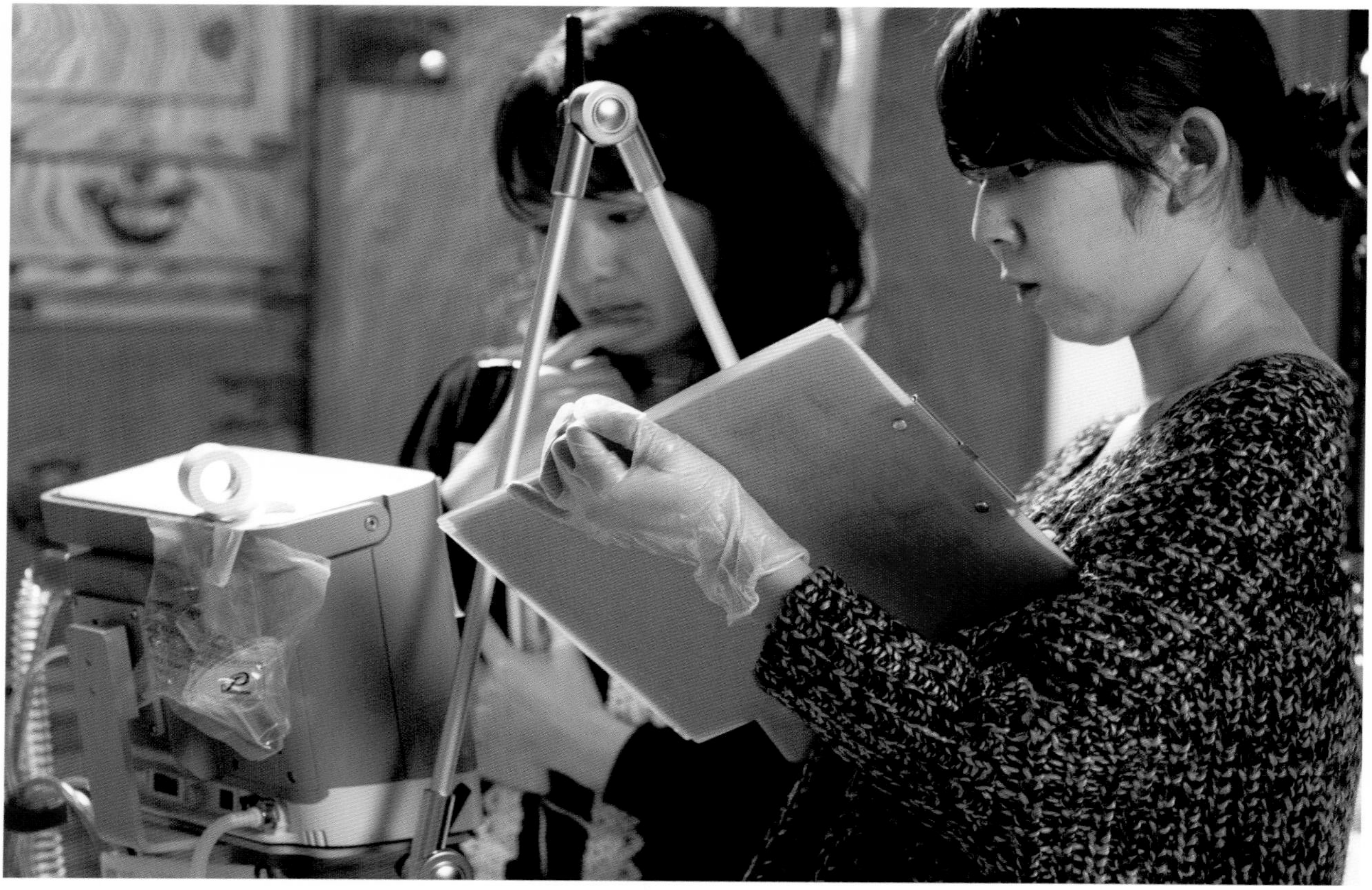

淑子さんが地元紙に寄稿した
手紙が反響を呼んで
医療福祉の専門職のほか　ご近所さんや友人
そして看護や介護を学ぶ学生たちが駆けつけた

東京までわざわざ重度訪問介護の
ヘルパー研修を受けに行った学生らは
特に夜間　二人一組で淑子さんにつく
名付けて「スマイルきのこ隊」
医療保険や介護保険など
既存の制度では埋め切れない時間を埋める
二四時間三六五日
家族以外のだれかが常にそばにいる態勢が整った

家族は　体と心に少しスペースをもらって
家族にしかできない寄り添いを
続けることができた

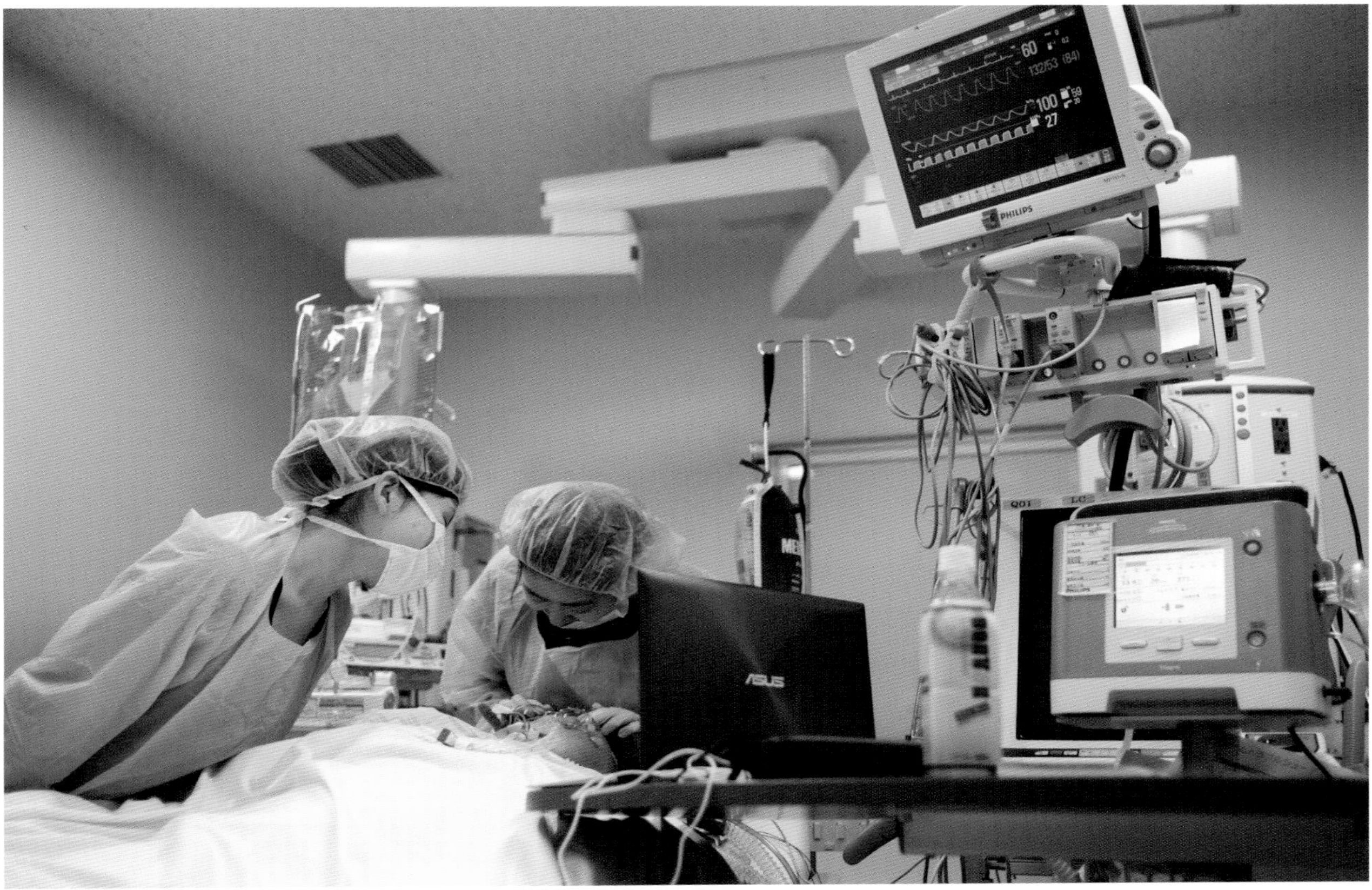

娘二人は結婚して家を出た
淑子さんは自宅で一人暮らし
結婚式には車いすでお祝いに駆けつけた
でも病は進行した
もう　いつ亡くなってもおかしくない状態で
入院した

芙美さんは言った
窓のないこの病室で
お母さんにさよならは言えない
思い出と歴史が詰まっているわが家から
お母さんをみんなで見送りたい
搬送中のリスクもあったが決意した

お母さん　いっしょにかえろ！

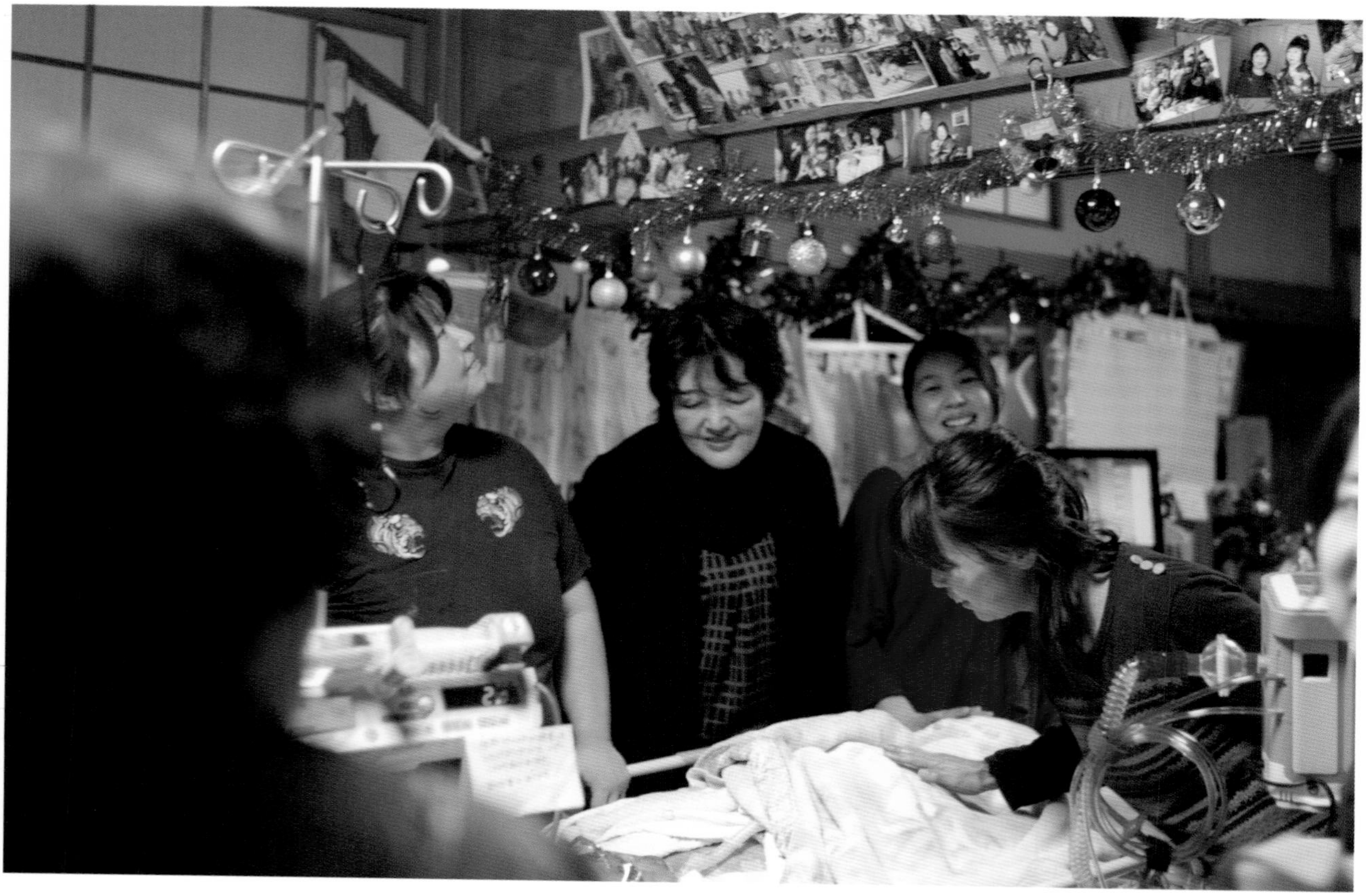

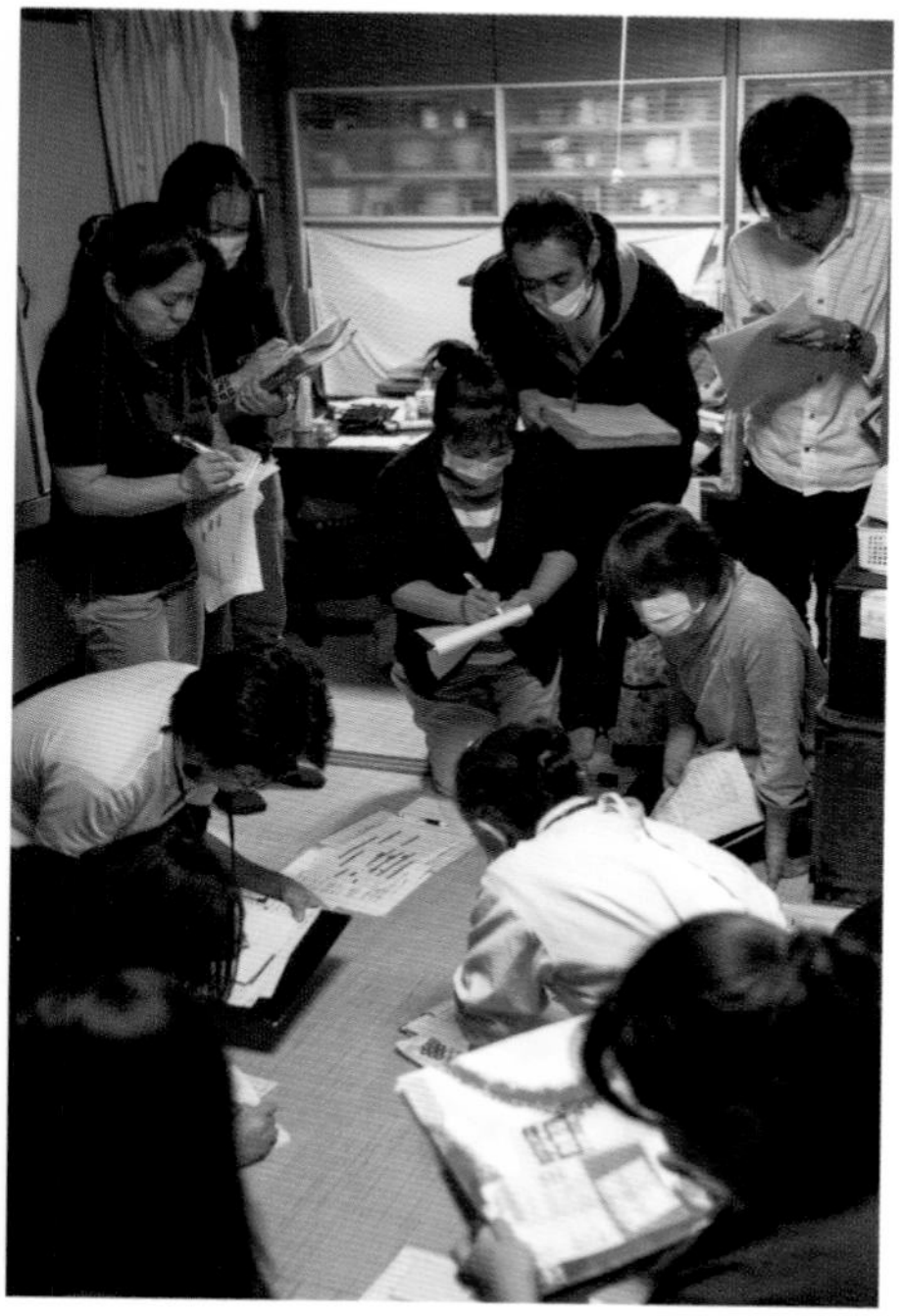

みんなが待っていてくれた
医師や看護師　ヘルパーたちとともに
友人知人　学生や卒業生が話し合う
以前と同じように手分けして
二四時間をすべて埋めた

淑子さんは生前に綴っている
ＡＬＳになって失ったことは数知れませんが……
二四時間他人介護の態勢づくりのモデルとなり
新しい道となれば
こんなにうれしいことはありません

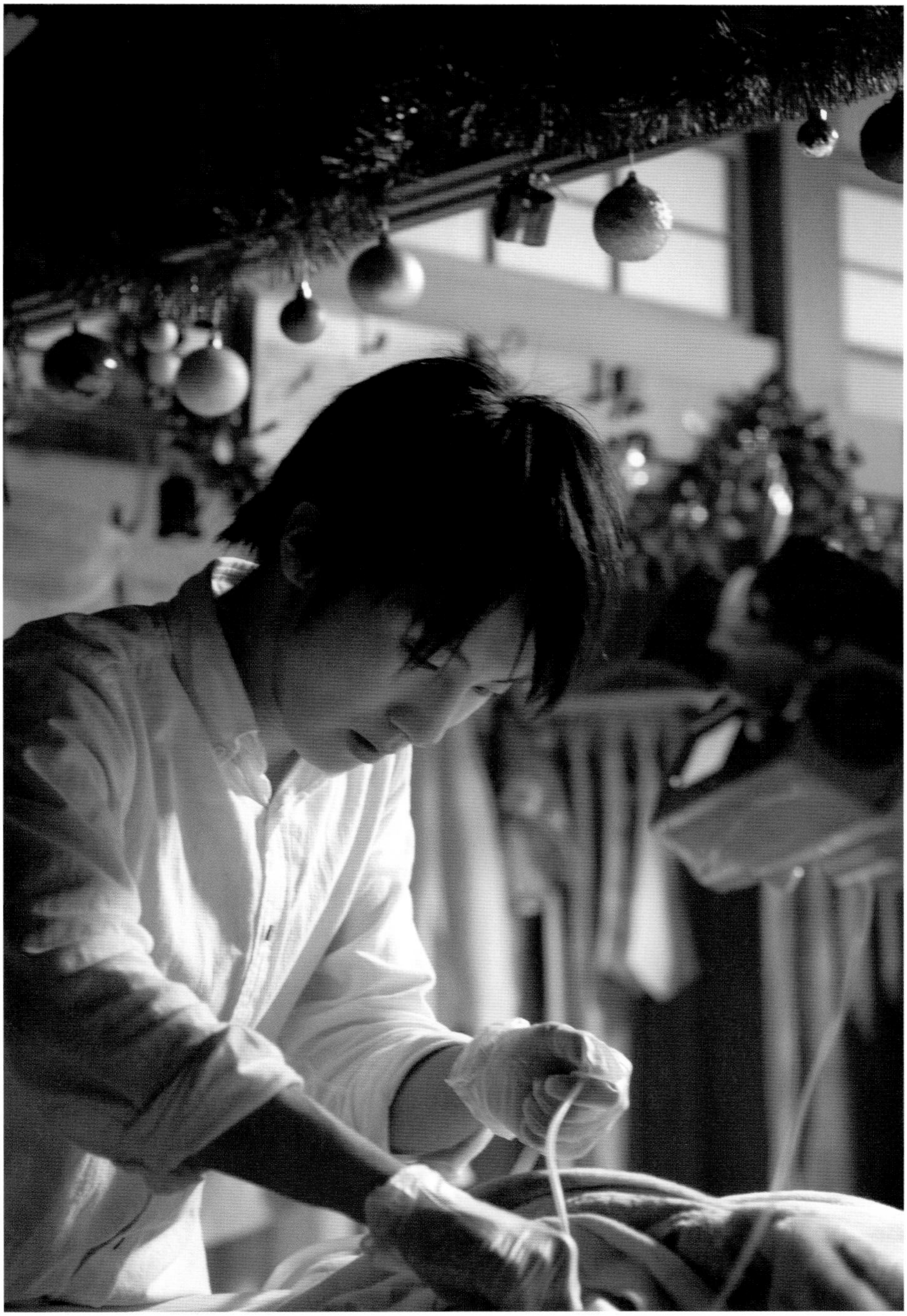

医療や福祉系の学生が占めるなかで
春季さんは経営学部ながらきのこ隊へ
淑子さんのたんの吸引に傾注する姿に
甲子園優勝投手の
「ハンカチ王子」にちなみ
「吸引王子」と呼ばれることも

中学時代に
兄を病気で亡くしている
大学卒業後は東京の会社で
サラリーマンをしていたが　辞めた
淑子さんの最期の日々には
決意を込めて　泊まり込んだ

ぼくはやっぱり
淑子さんのような人に寄り添える
医者になりたい
大学受験に一から挑戦し直し
今は医学生として
研鑽を積んでいる

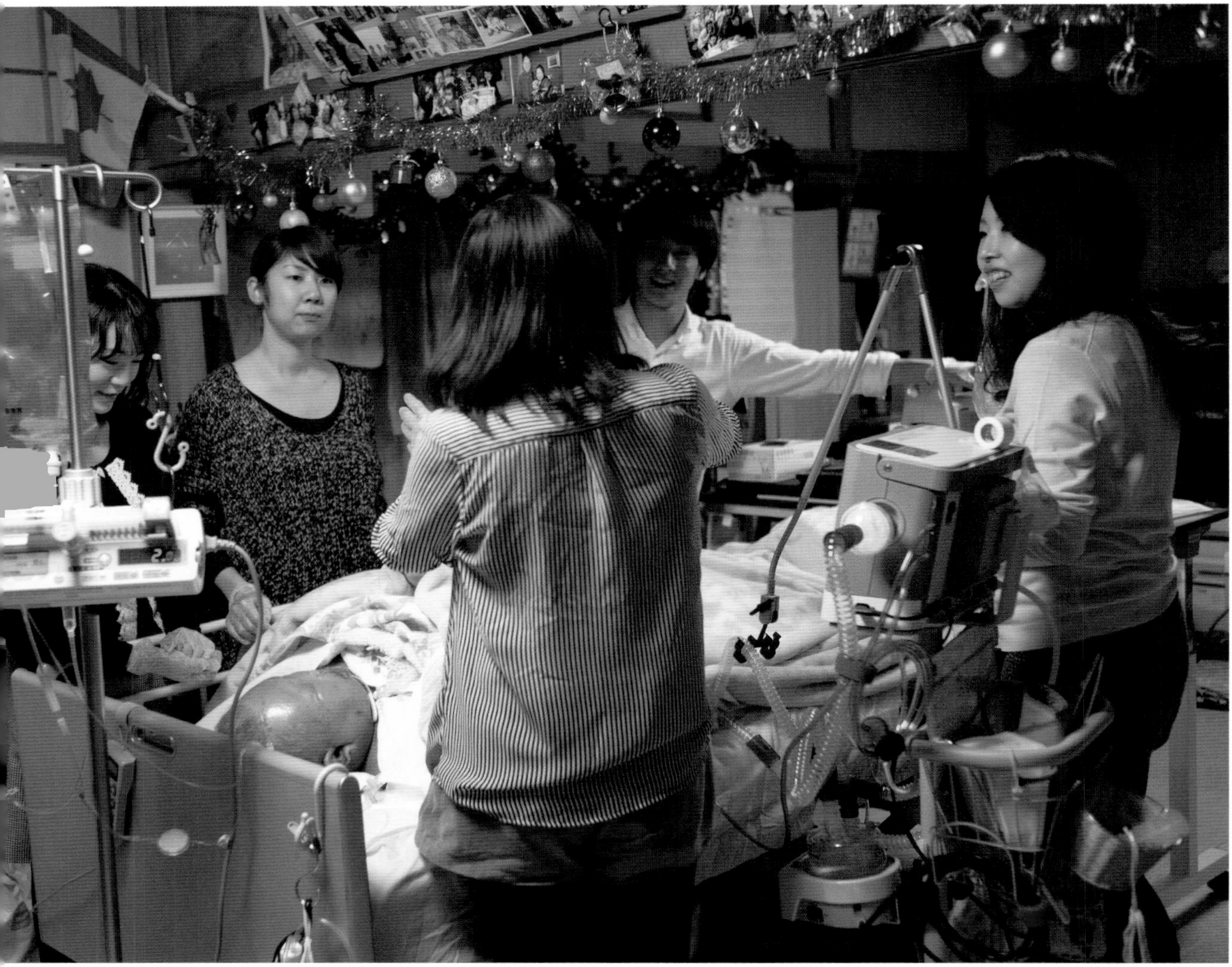

「スマイルきのこ隊」は七代続いた
淑子さんへのケアは　命に関わる
口腔ケアも　たんの吸引も　整容も
心を込めた

自由を奪われた淑子さんの毎日が
少しでも気持ち良いものになるよう
仕事を超えて
淑子さんを思う　大切な儀式のようなもの
尊厳そのものだったと思う
痛くないか苦しくないか
不安が押し寄せるけど
最後に伝えてくれる「ありがとう」に
泣きそうになった

最期の日
学生　卒業生　芙美さんらがビールを片手に
思い出の映像を流しながら
自宅で淑子さんを囲んで　宴会した
その晩遅く　わが家から旅立った

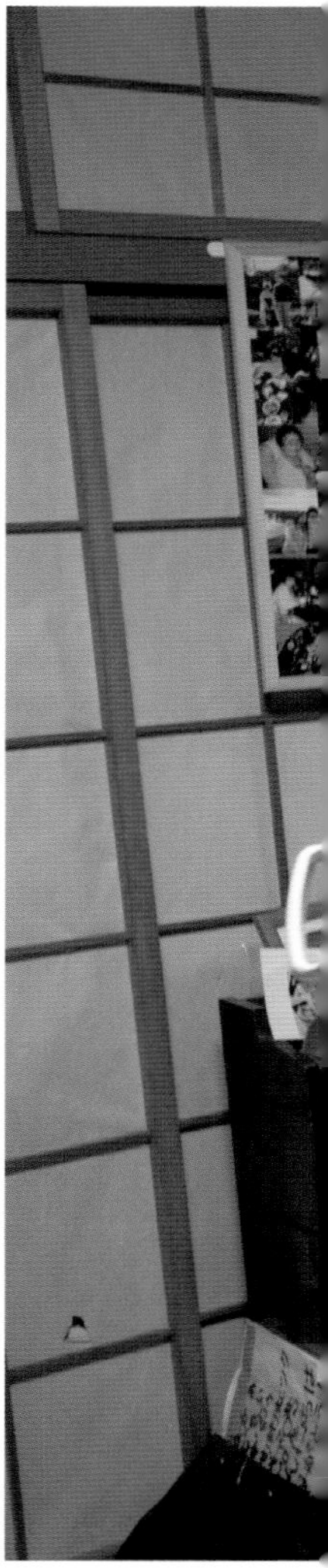

……淑子さんこそが
わたしたちにとって
一番の先生でした
技術や心構えから
時には進路や恋愛相談まで
大切なことをたくさん
身をもって教えてくれた

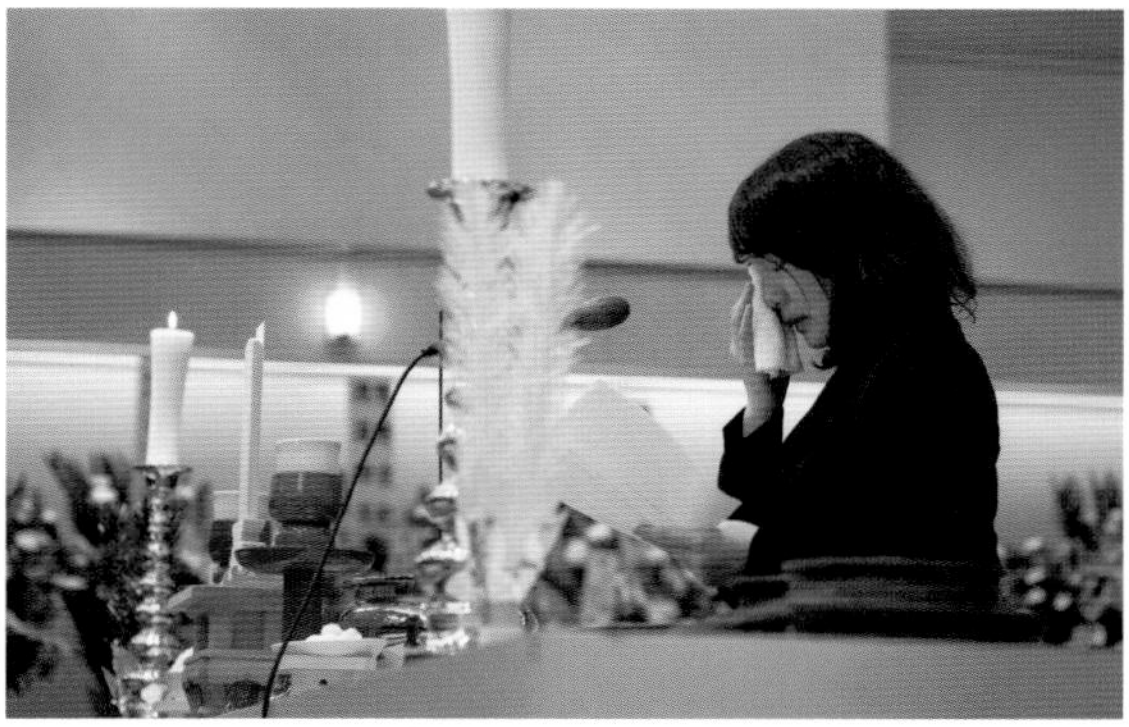

淑子さんの教えがあったから
今わたしたちはプロとして専門職として
どんな病気や障害をもつ方を前にしても
向き合い　寄り添い
ともに歩もうと努める　覚悟と心構えを
もつことができました

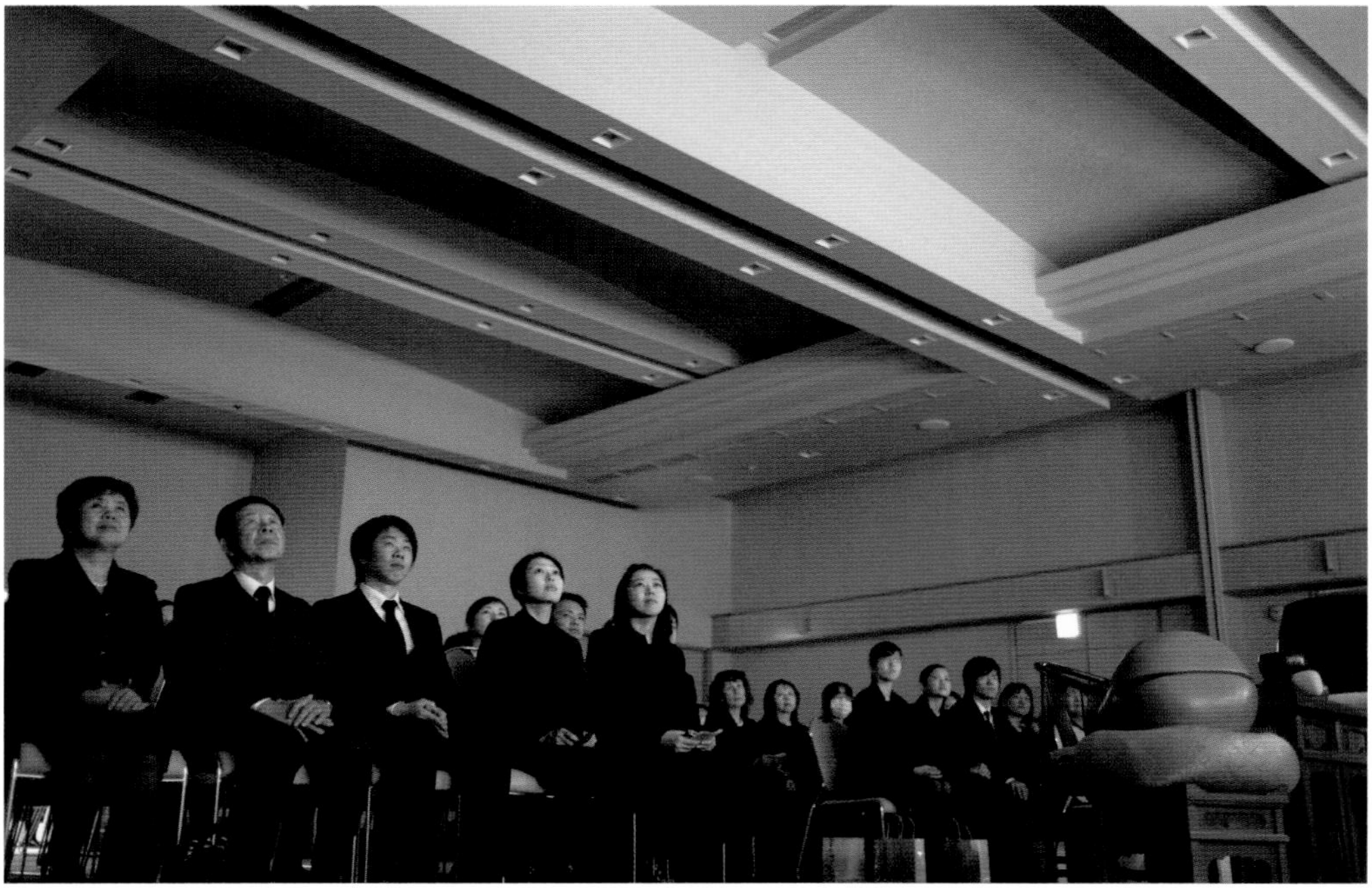

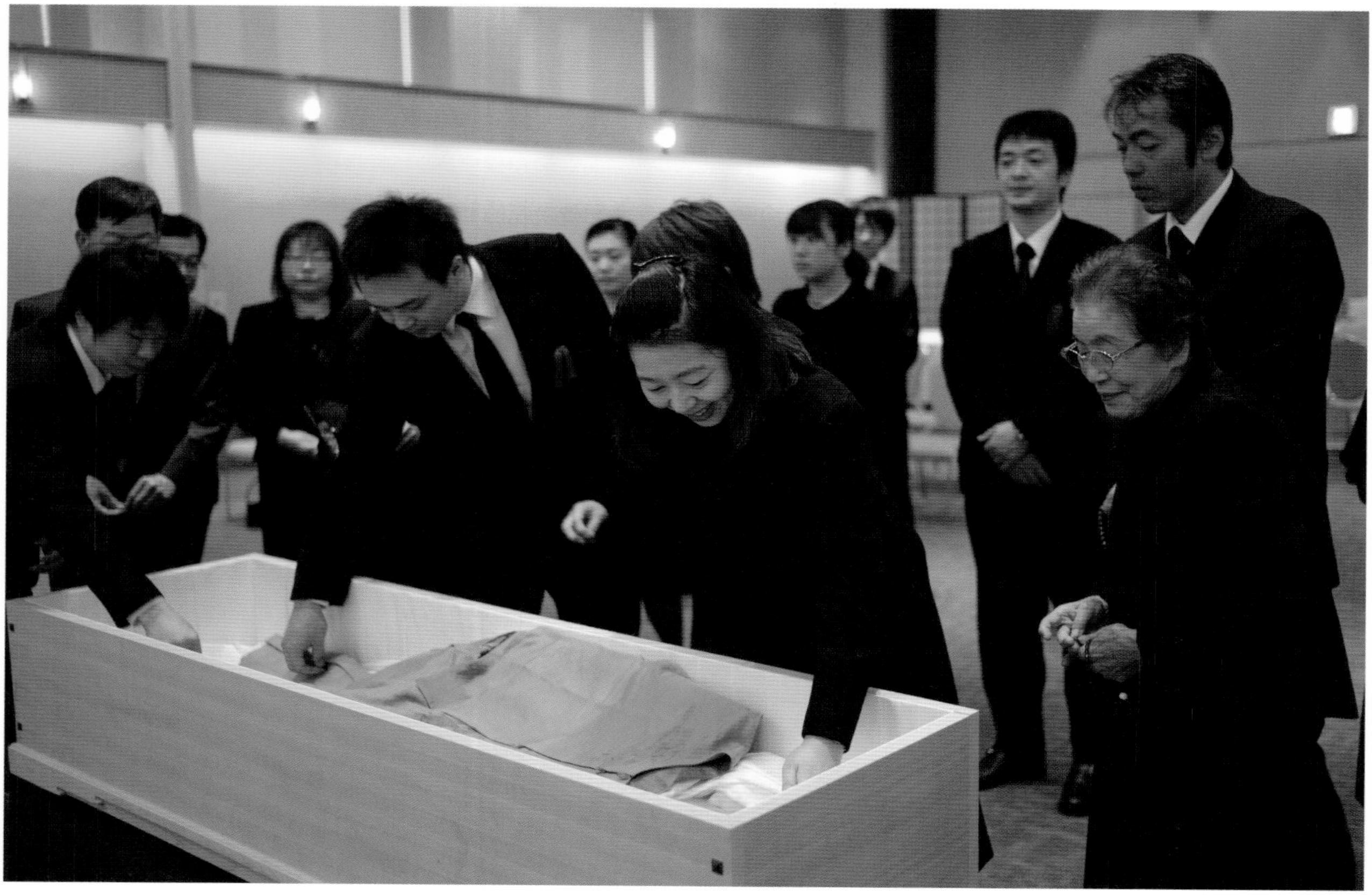

「家族に介護の負担をかけたくない」「迷惑をかけられない」などといった理由から、人工呼吸器をつけない選択をしていた、あるいは呼吸器装着をあきらめざるを得なかったALS患者たち。人工呼吸器をつけない人が七割にも上った当時、淑子さんも二人の娘を想い、同様の決断をしようとした。

でも次女の芙美さんは言った。

「もし私たちのためにお母さんが亡くなったとして、これから先の人生のなかで、私たちが幸せを感じるたびに、この幸せは母が犠牲になったから味わえる幸せなのかと毎回自分に問い返さないといけなくなる。それはきっと、かえって辛い。お母さん、お願いだから、生きてほしい」

淑子さんは寝たきりになっていくなか、辛うじて動いた右手で地元紙への手紙を打った。

「二四時間安心して、在宅介護を受けられたら……。最後まで命の灯をともしてみようと、生きる決断をしました。どうしても人手が足りません。力をお貸しください」

医療保険、介護保険、指定難病、障害者総合支援法といった既存の制度では二四時間三六五日を埋め切ることはできない。その空白の時間帯を、「スマイルきのこ隊」の学生、卒業生、友人や知人が力を合わせて埋めてくれた。

ただ、淑子さんは一方的にケアされる存在ではなかった。教育者だった。その身をもって、生ける教本、先生となって学生を育て上げた。卒業生は、看護師として、保健師として、養護教諭として、また医師の卵として、「人に寄り添える専門職」に成長し、活躍している。

芙美さんは、旅立つ淑子さんとバトンタッチをするように、お腹に新たな命を授かった。

……女の子だった。

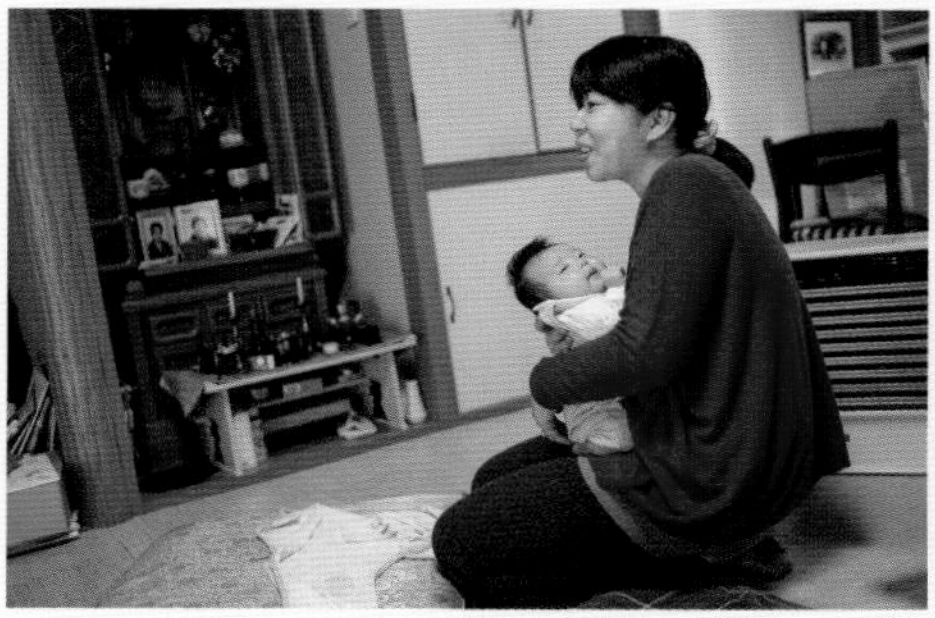

生老病死

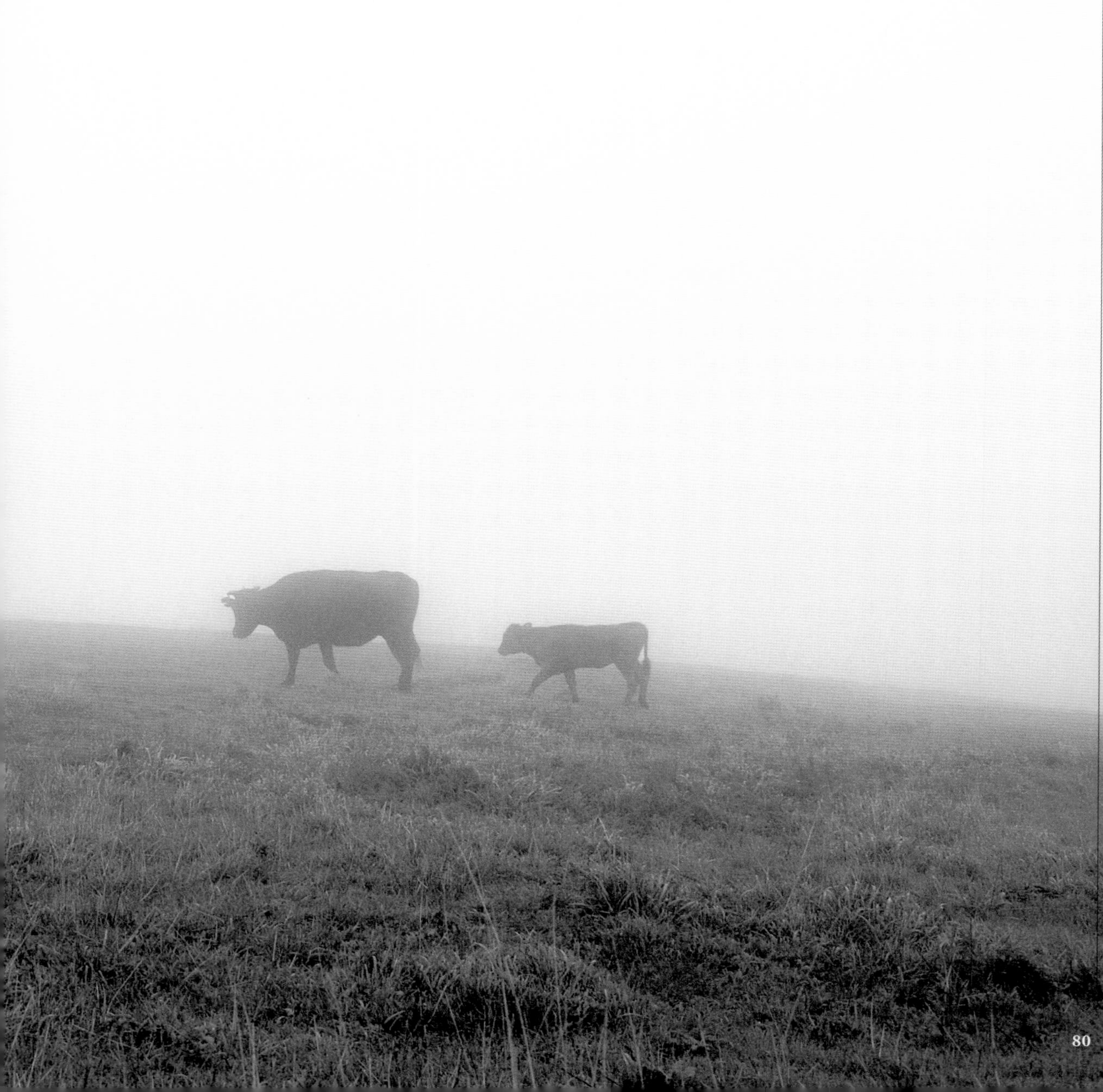

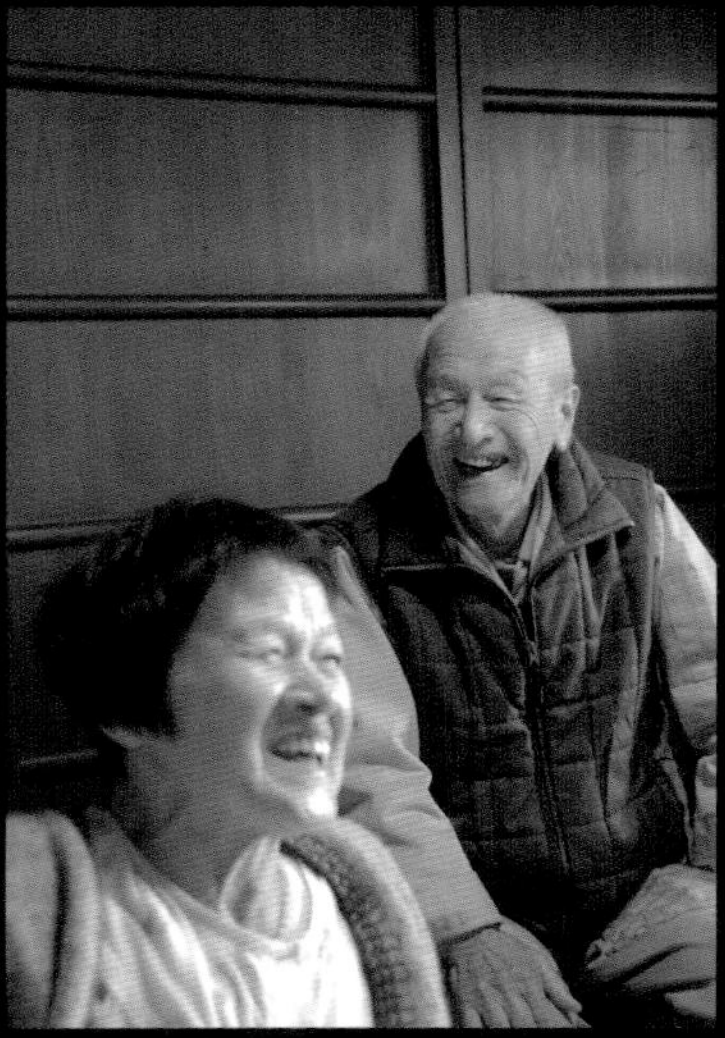

命のまっとう

藤蔵さん もとさん

この夫婦の笑顔は引力
引き寄せられた

同じ空気を吸い　同じ飯を食べ
同じ場所に根をおろす
別々だった人生が
交わり　絡まり
いっしょくたになって
幹太く　木は育つ

どちらが先に死んでも
木はあと少し伸びる
花は咲き　種は落ち
どこかで新たな木が伸びる

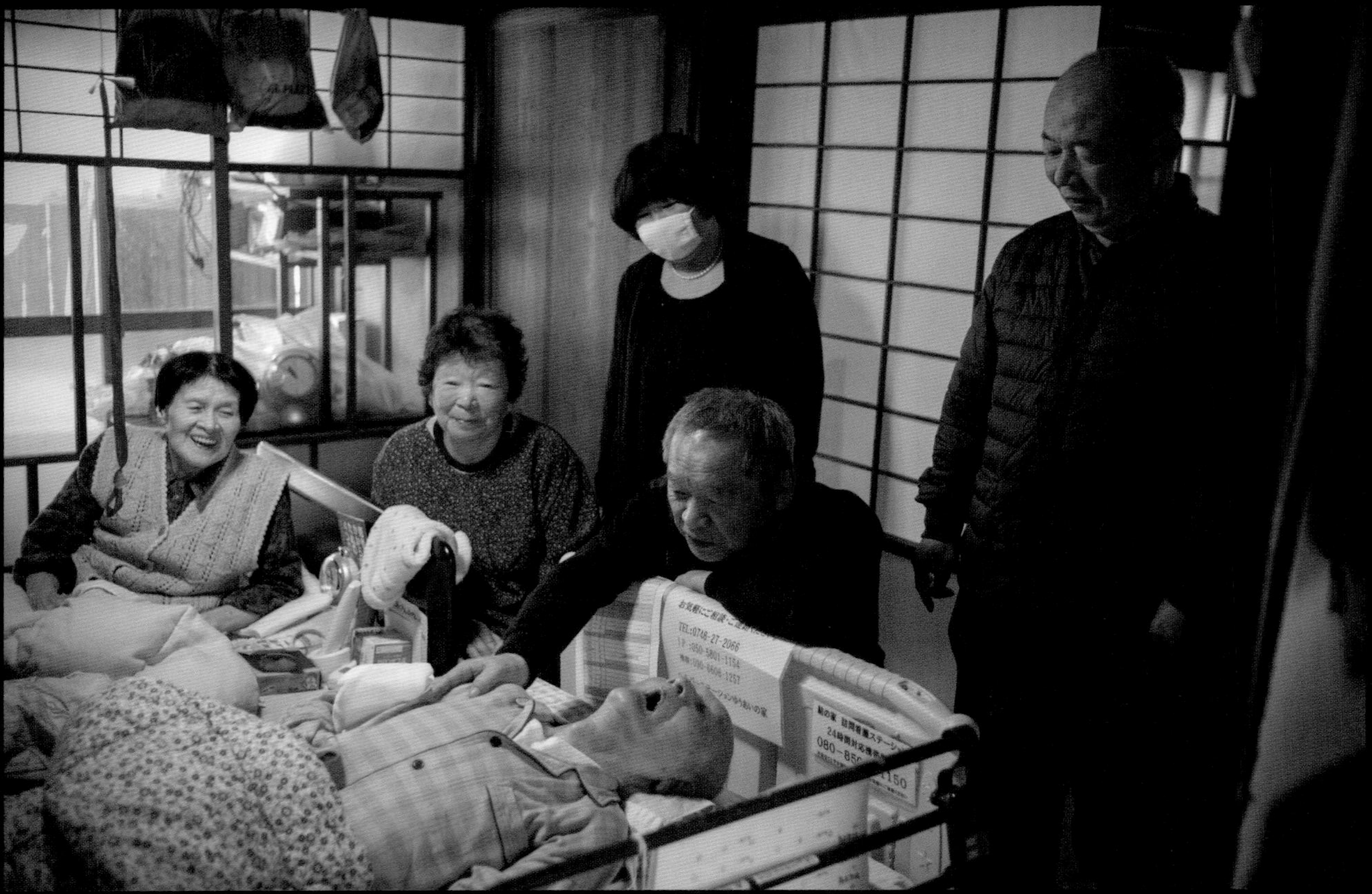

息が止まったいとさんの唇を
孫がそっと濡らす
冷たくなっていく体を　篤く拭く
お肌の手入れをして　最後に　口紅をぬる

パーキンソン病や認知症をともない
生きた　いとさん
最期の日々に　言葉はもう出なかった
でも聞こえるような気がした

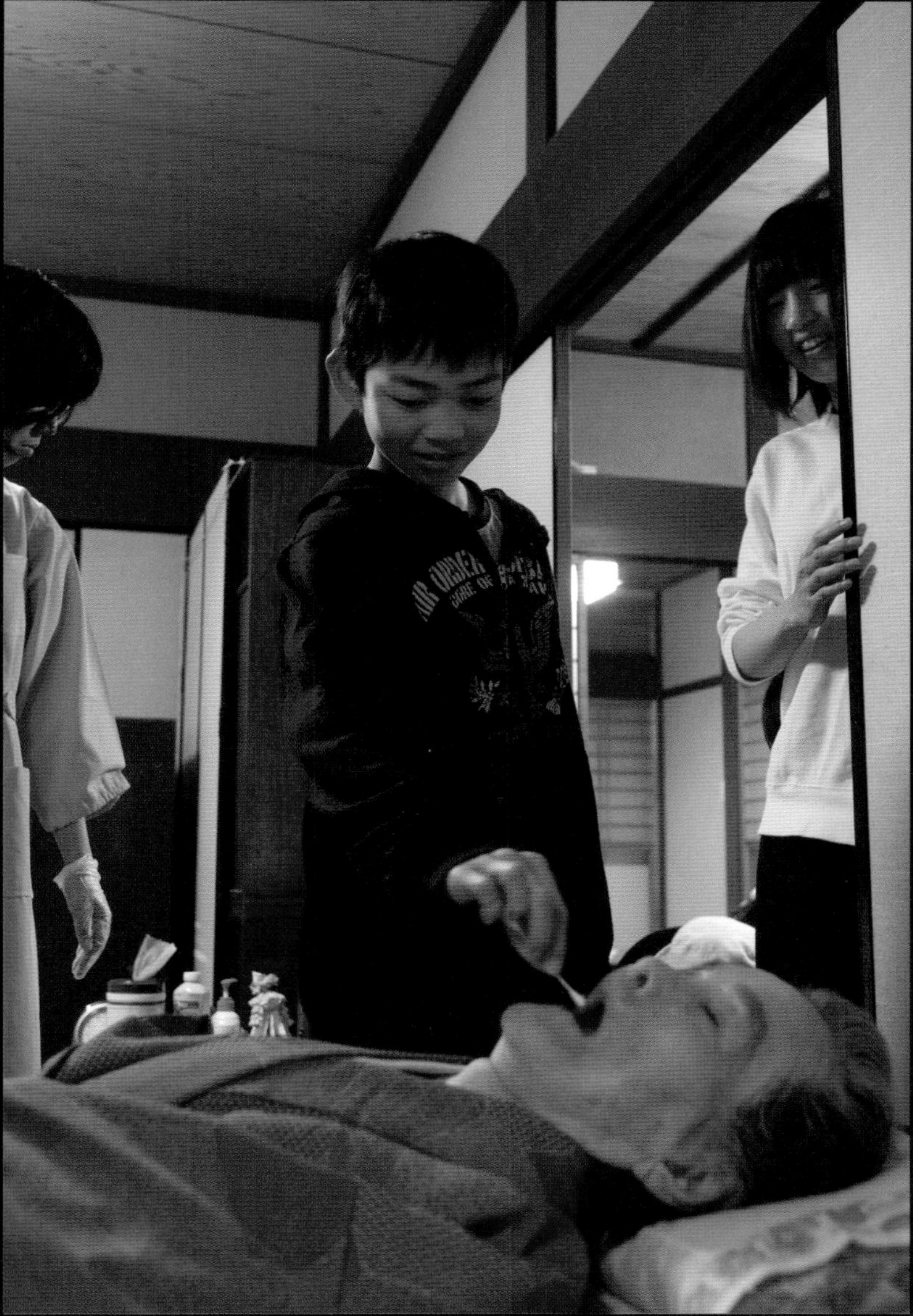

息子さんに「あとをよろしく頼むわ」
お嫁さんに「嫁いで来てくれてから今日まで　いろいろどうも有り難うね」
孫たちに「幸せになるんだよ」
ご近所さんに「お迎えが来たようだから　お先にね」

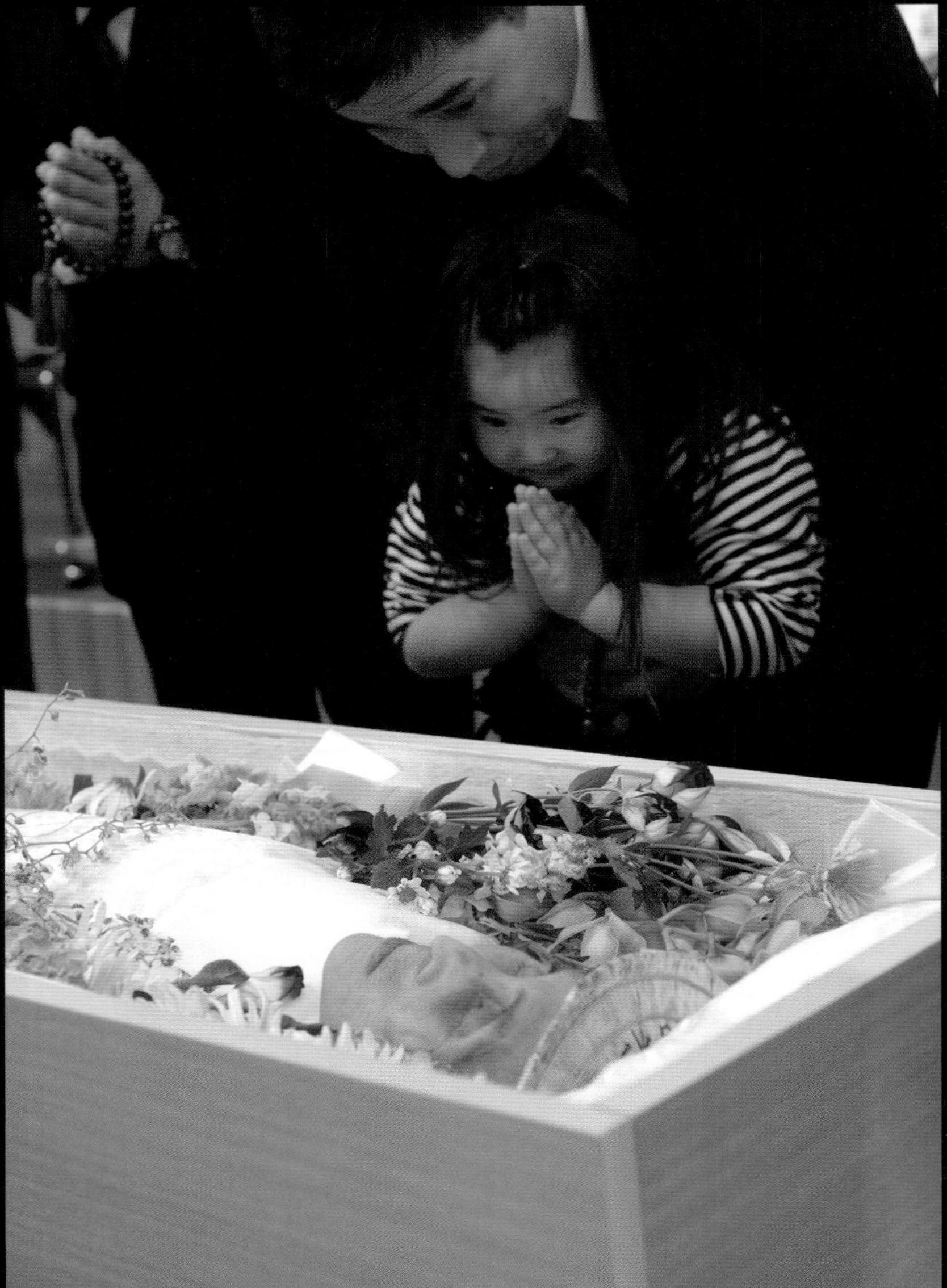

先生　三年だけは生かして
血が造れない病を抱え　弱っていくちよさんは
医師にそう繰り返し頼み込んだ
ちよさんが必死に介護して　看取った夫の七回忌は
どうしても　自分が見届け　すませたかったのだという
七回忌を終えて　数週間ののち　ちよさんは　旅立った
その姿を子どもたちは　しっかりと　見ていた

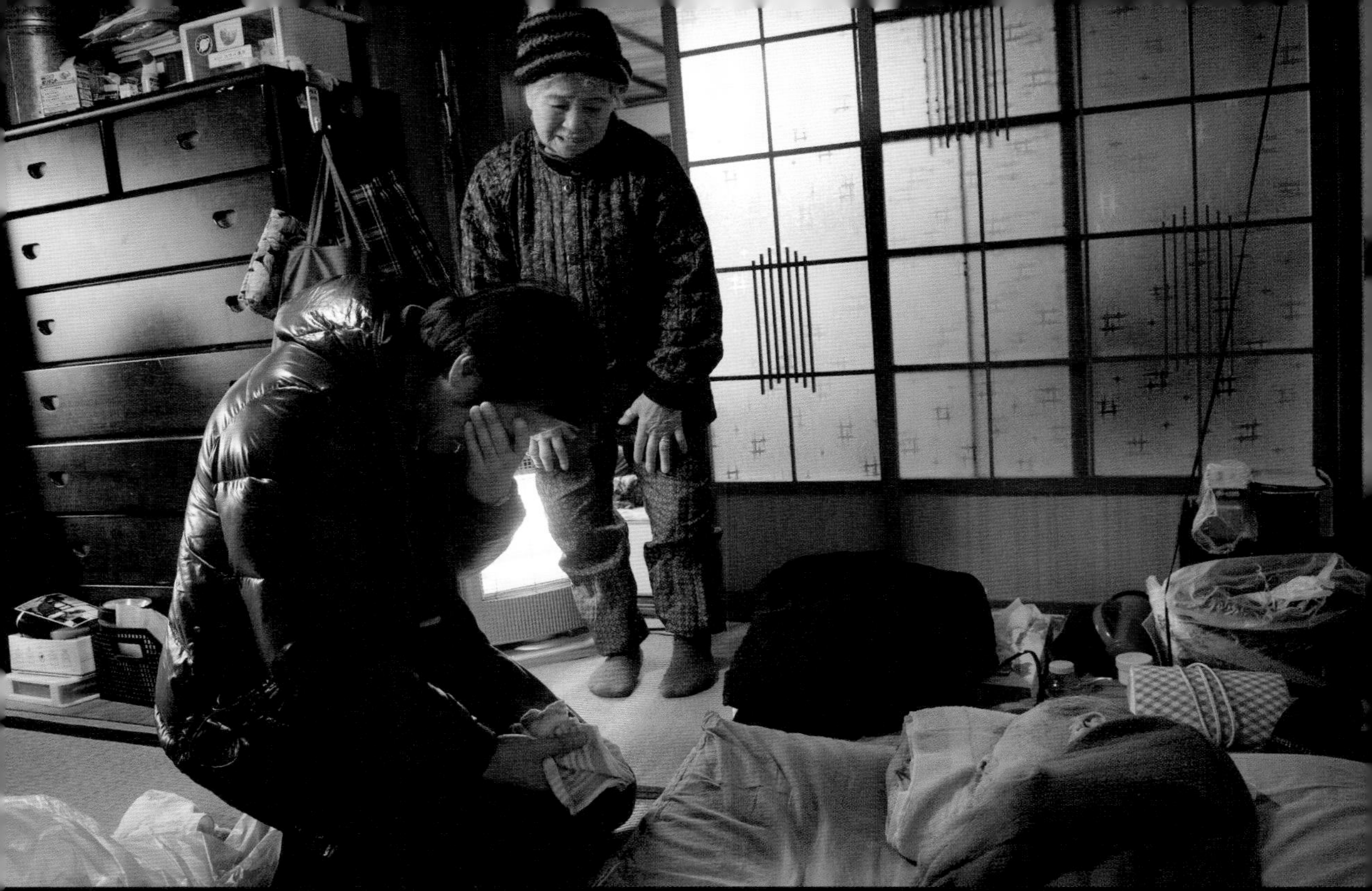

仕事中に連絡を受
孫の直樹さんが
藤吉さんが自身の宣言

早くに親のそばを離れ
藤吉さんは父親そのも

これからもっと　もっ
親孝行をしたかったの

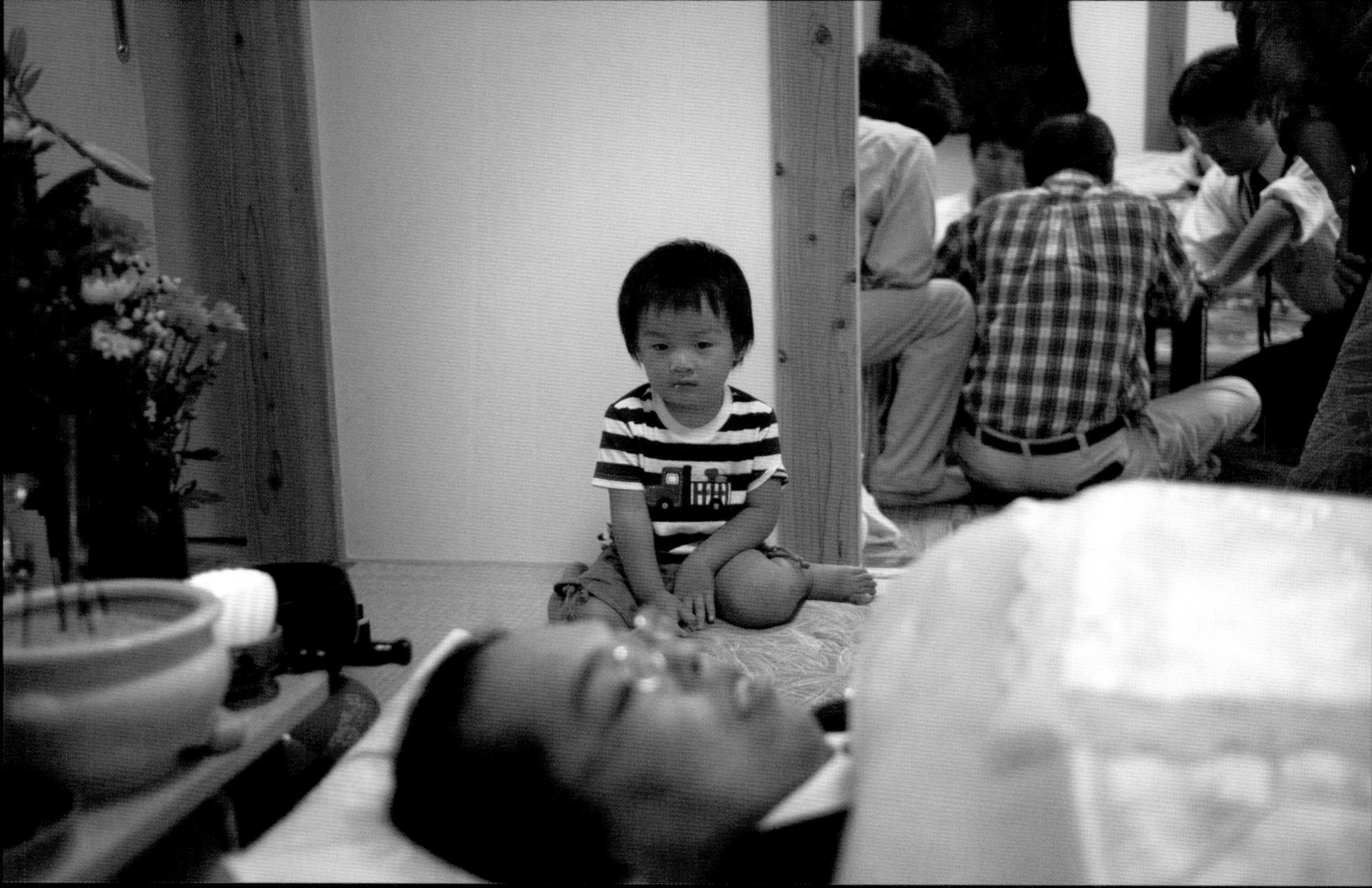

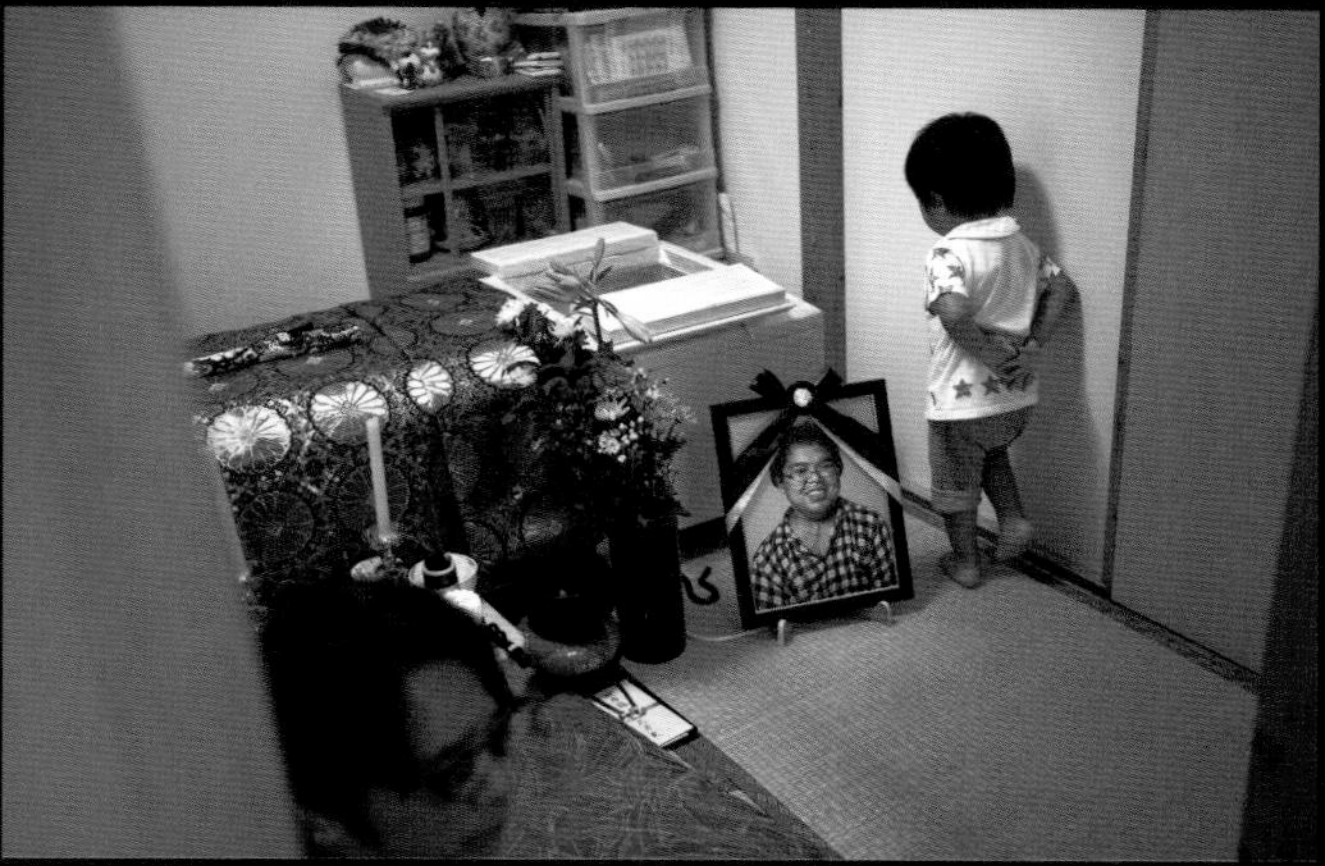

やさしい勝彦おじちゃん
おてても　ほっぺも　つめたい
ねぇねぇ　いつもとちがう
どうしたの　起きないの
やさしい勝彦おじちゃん
ぜんぜん　うごかない
ママも　ばあばも　エンエンしてる
死んじゃったの？
セミとか　チョウチョとか
カブトムシとかみたいに
死んじゃったの

骨肉腫を抱えて二八歳の人生をまっとうした勝彦さん。結婚して、できれば二人子どもを授かって、キャッチボールをする父親になるのが、ひそかな夢だった。酒もたばこも、ギャンブルにも距離をおき、病気が見つかってからも、仕事に励み、こつこつと貯金を続けた。そんな中で起こった東日本大震災。避難先を転々としてからようやく戻った南相馬市の実家は、原発事故で汚染されていた。

自宅には帰れず、仮設住宅で最期の日々を過ごし、仮設から出棺されていった。結婚も、キャッチボールも、趣味のドライブ旅行ももう、かなわなかった。

「六年も病気と向き合って、よくがんばったねぇ。もう、ゆっくり休んでいいからね……」

亡くなる直前、母と祖母が手を握って声をかけると、勝彦さんの左目から、涙がこぼれていった。私は「次に来るときには、撮った家族写真をたくさん印刷して持ってくるから」と語りかけた。すると彼は大きく目を見開いて、息を終えた。

勝彦さんは母の文子さんに手紙を残していた。「（前略）私なりに充実した人生だったと思います。最後に母さんごめんね。今度もし一度生まれくることがあったら、母さんの子どもで生まれてくる。俺の分まで長生きしてください。（後略）」

文子さんは言った。

「私は病気の息子を残して先には死ねなかった。……勝彦は親不孝どころか親孝行だった」

大切な人に寄り添われながら、別れと感謝を交わしつつ、惜しみ惜しまれつつも、見送られて旅立ってゆく。

命まっとうの営みは、人それぞれ。

世間には言えないような、家族の中でのみ抱えてきた苦悩もあったけれど、それでもここまで、何とかやってきた。

最後の呼吸を終えたあなたの姿を見れば、ごめんなさいという気持ちと、もっと大きなありがとうという気持ちでいっぱいになる。

拍手まではいかないけれど、笑みがある。涙の中に微笑みが浮かぶ。

至らぬ点がたくさんあったと思うけど、見送らせてくれて、有り難う。あなたの存在を、わが身の内と外、両方に感じながら、これからを生きてゆきます。

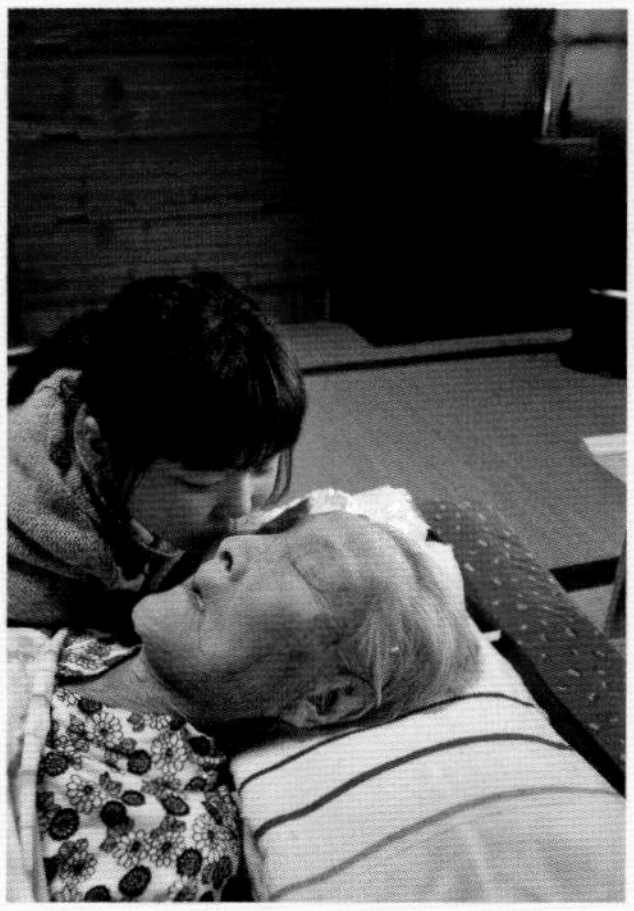

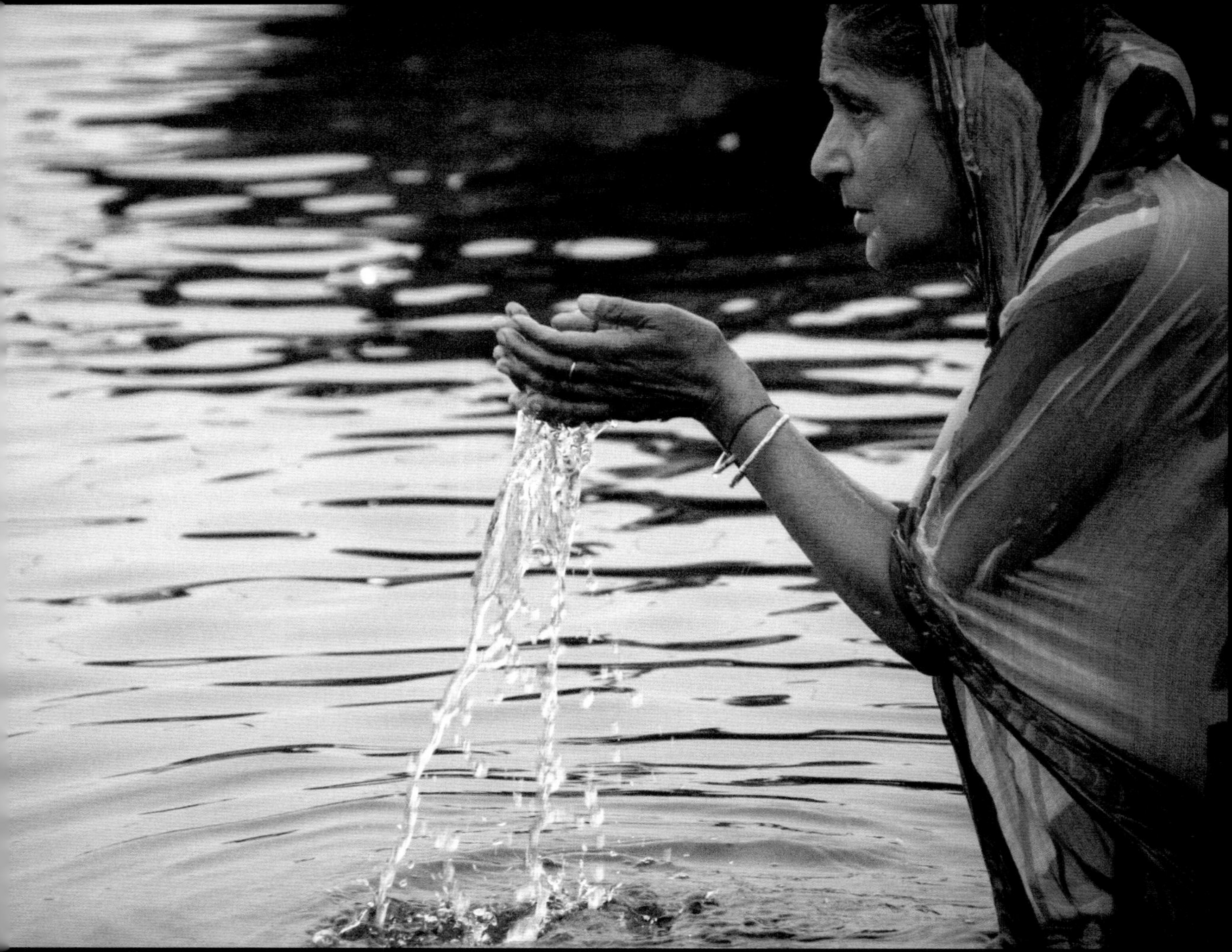

輪廻からの解脱
魂の解放

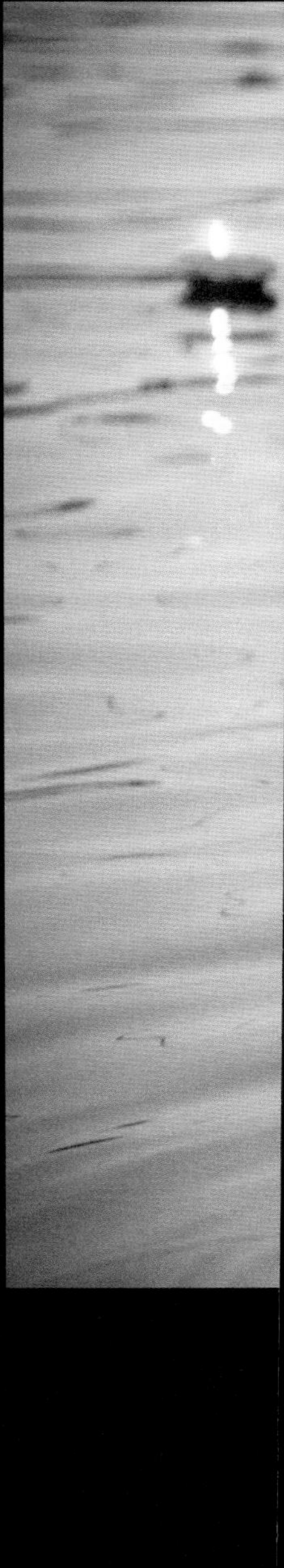

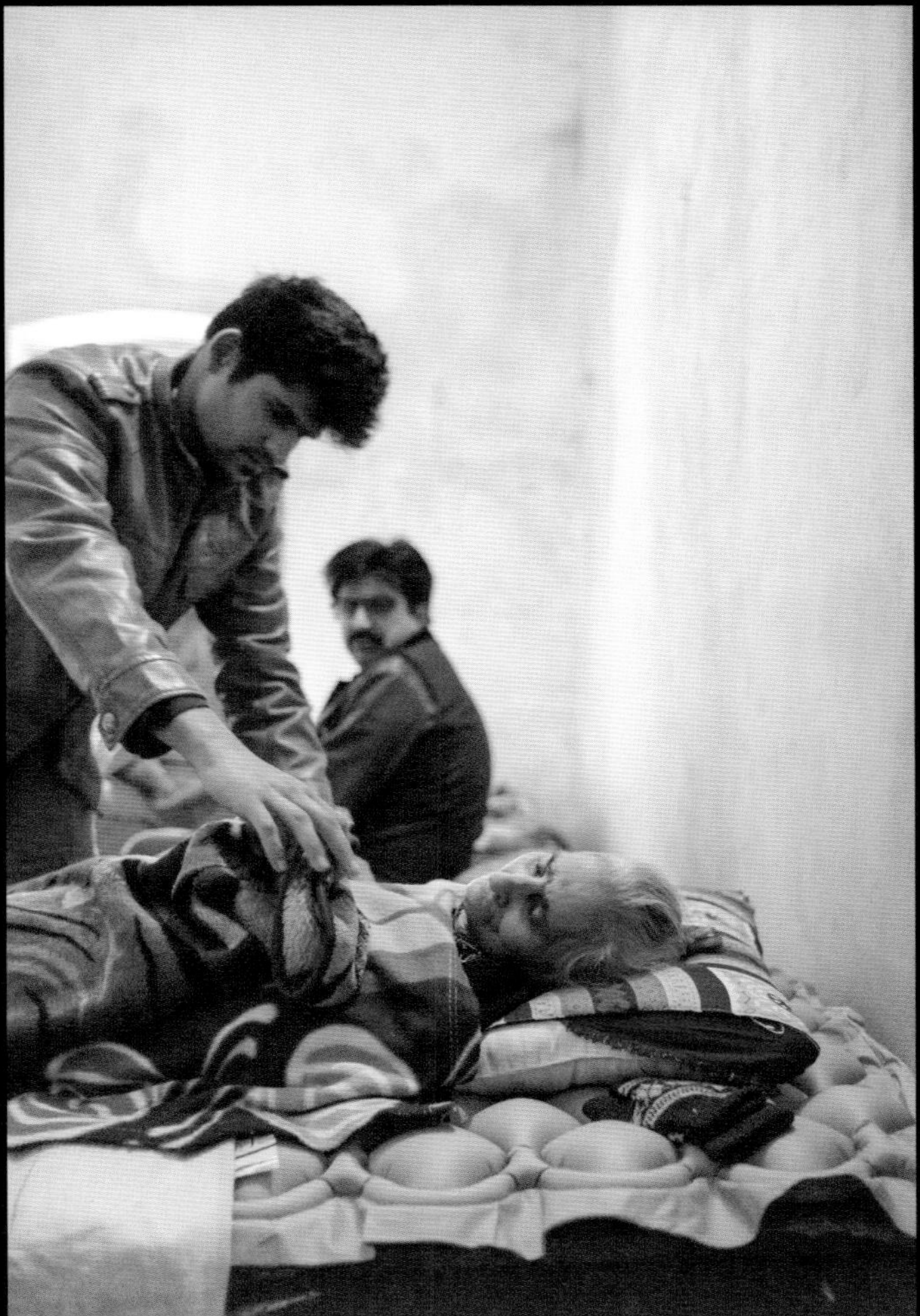

八九歳になるタワンさんに　孫たちが寄り添う
七〇〇キロ離れたデリー近郊の町から
一週間前にやって来た
ここは地元政府が運営する　解脱の館
死を待つ人のための看取りの宿
ヒンドゥー教徒が多いものの　宗教の垣根を超えて

タワンさんは　輪廻からの解脱と魂の救いを求めて
このヴァラナシの地で
命をまっとうすることを望んだ
孫は別れを悲しみながら　祖母の願いを支える
おばあちゃんは　この日のために　生きてきた

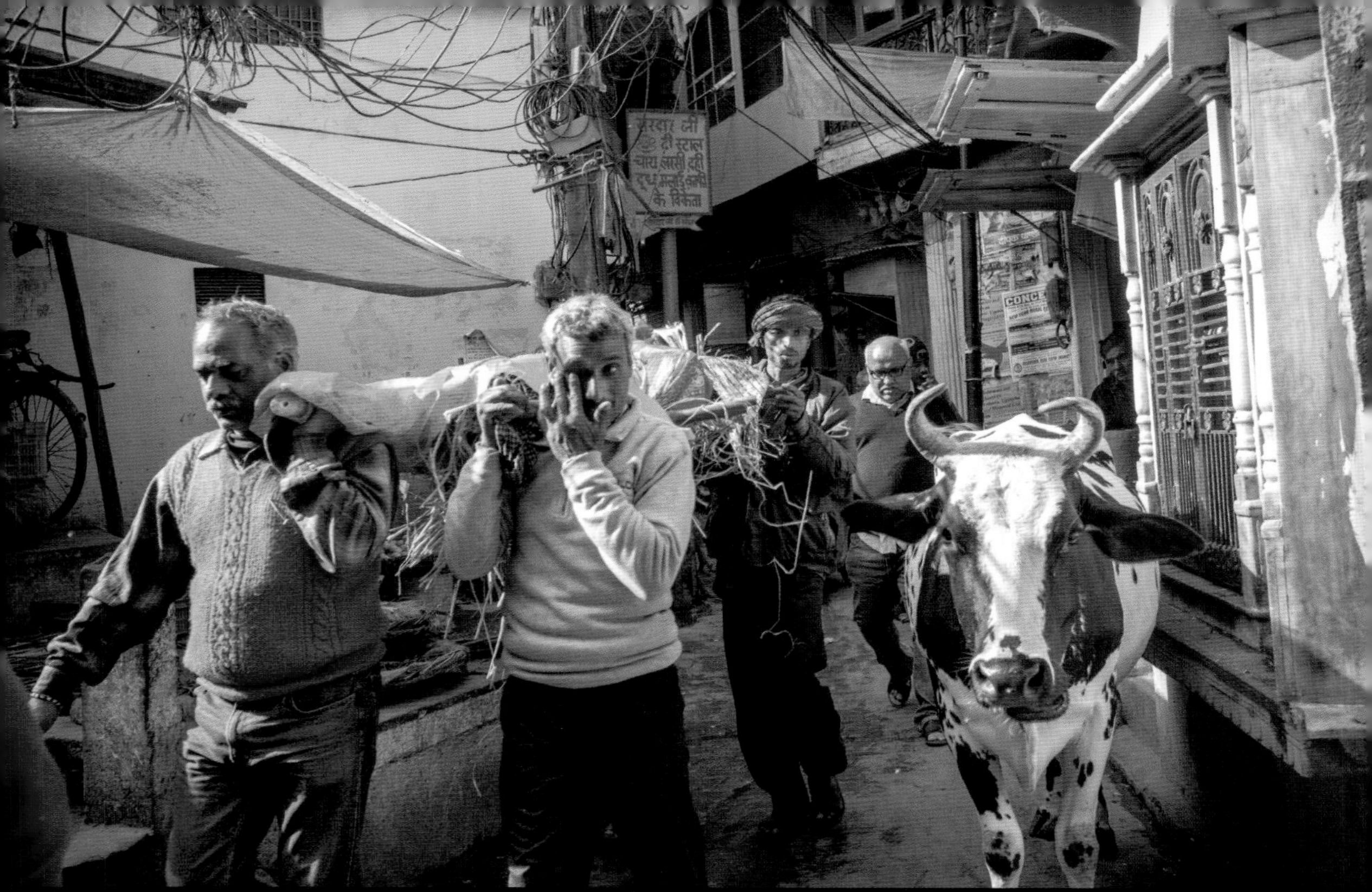

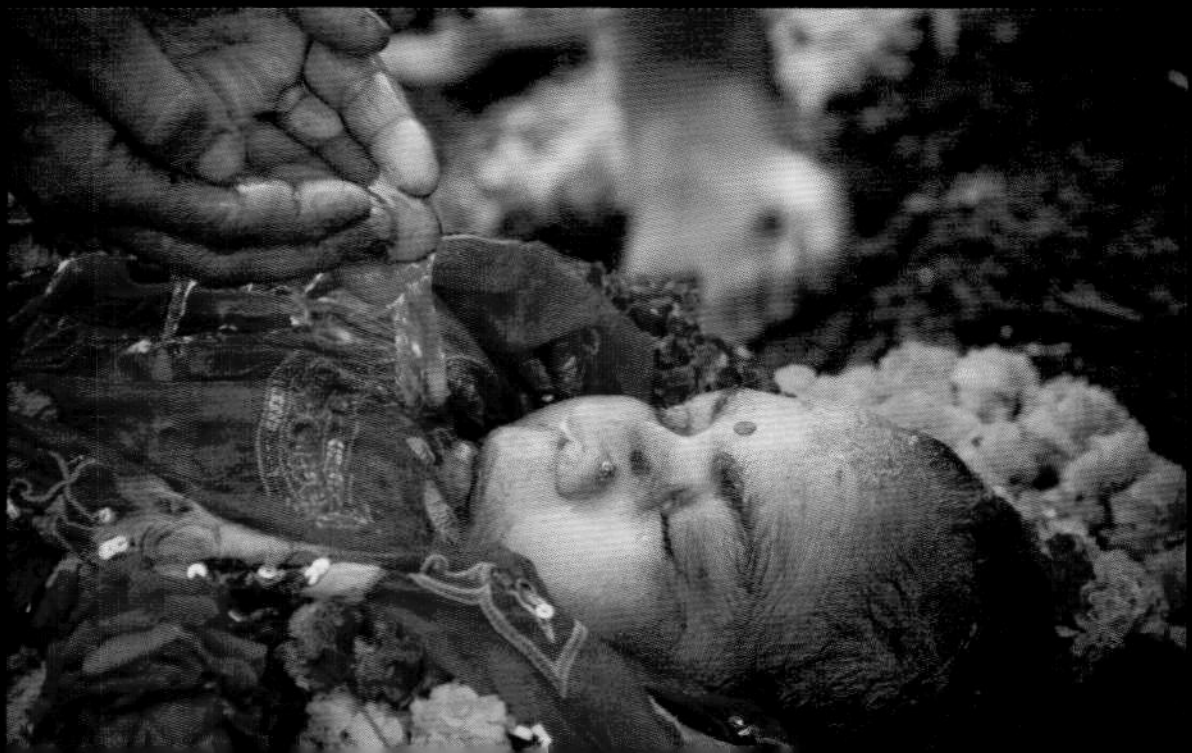

家族は　亡き人を担いで
ガンジス河に連れて行く

おのおの地元のガンジス
焼き場に運ぶことも少な
お金と時間をかけてでも
やはり最大の焼き場　ヴ
マニカルニカ・ガートを
タワンさんのように
遠方からやって来る人も

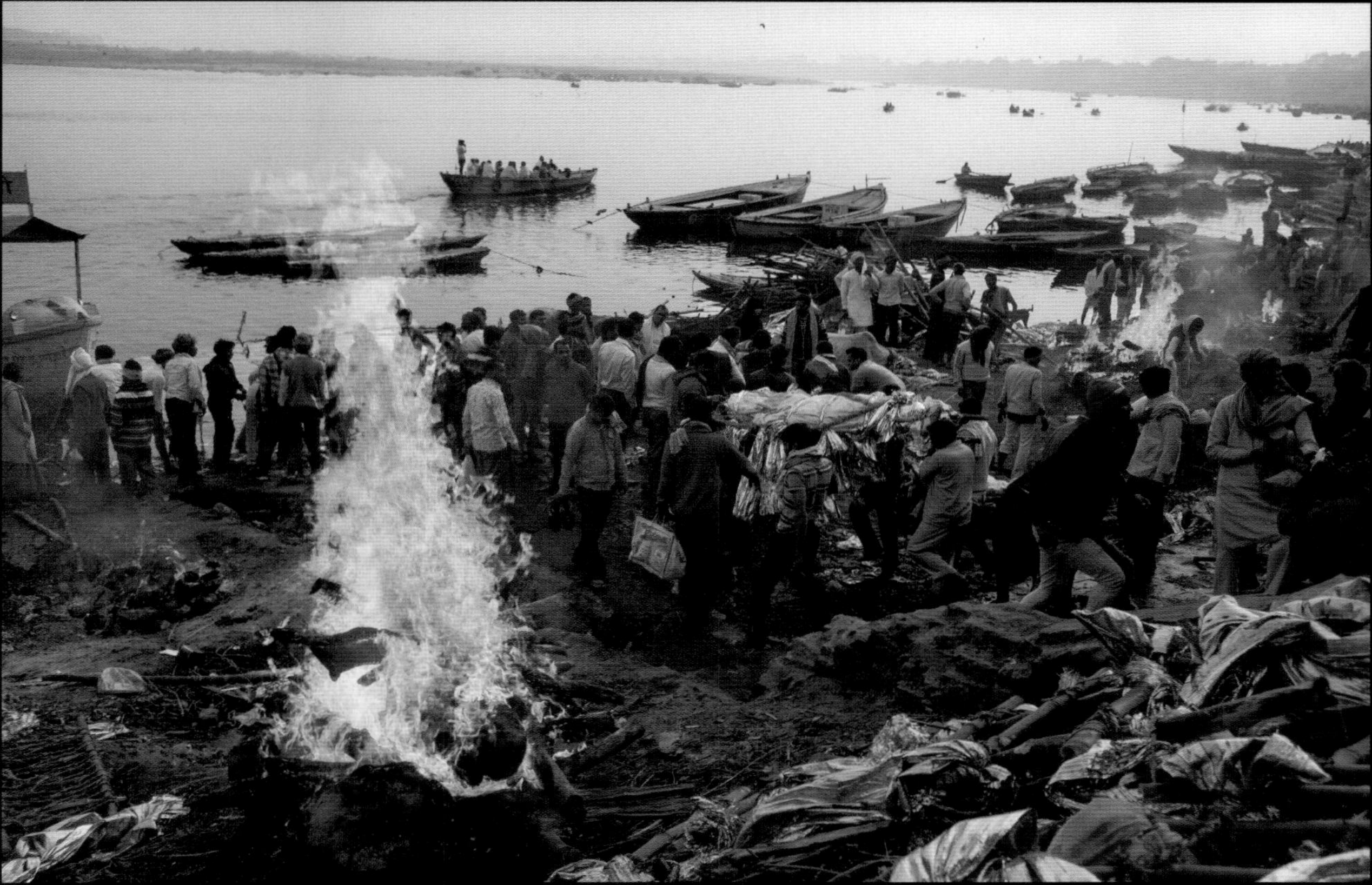

亡き人は　ガンガーの水を口に注がれ
薪の上に乗せられる
三五〇〇年絶えないという
聖なる種火をもとに　火が放たれる

家族のうち男性は
後ろ髪を少し残して剃髪し
女性はマニキュアや化粧を落として
ガンジス河で身を清め　祈る

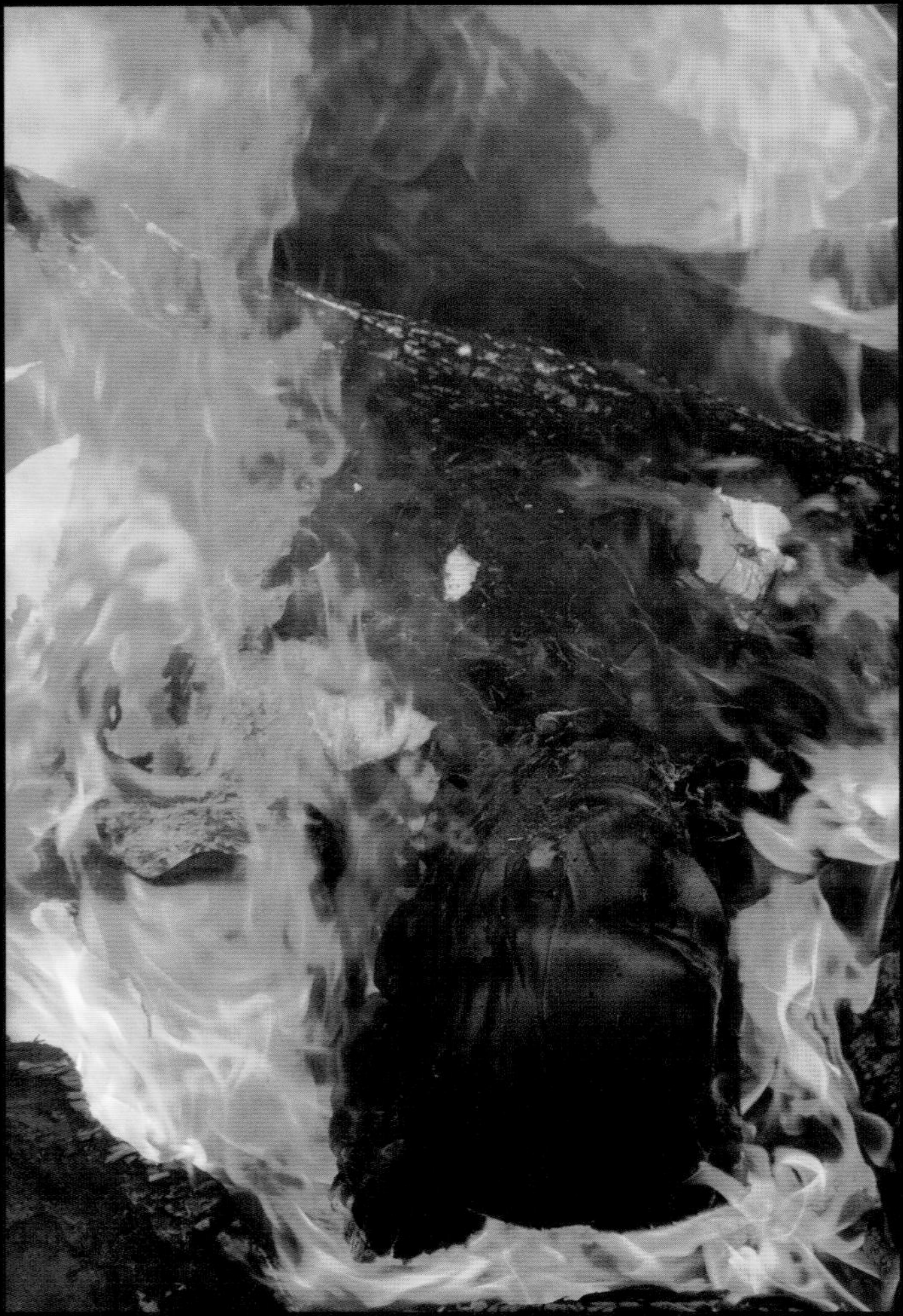

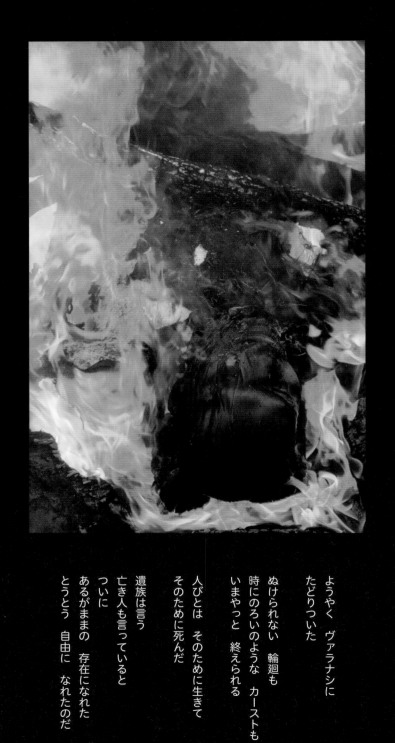

ようやく　ヴァラナシに
たどりついた
ぬけられない　輪廻も
時にのろいのような　カーストも
いまやっと　終えられる

人びとは　そのために生きて
そのために死んだ

遺族は言う
亡き人も言っていると
ついに
あるがままの　存在になれた
とうとう　自由に　なれたのだ

インドのヴァラナシに、各地から、死ぬために人がやってくる。

人生の最終幕。この街にたどりつき、路上や、公営の解脱の館、マザー・テレサの「死を待つ人の家」などで息を引き取る。

聖なる種火が、亡き人を大きく包み、ついに遺灰が河に流される、想望のとき。

ヒンドゥー教では、ガンジス河のほとりで亡くなり、焼かれ、遺灰が流されることで、抜け難く過酷な輪廻からの解脱を得て、魂が解放される、天国へいける、という。カーストの苦しみからも自由になれると。だから、悲しくも、祝福を捧げる大舞台となる。

ガンジス河には、死ぬためだけではなく、祈りを捧げるため、体を清めるために全国から大挙して押し寄せ、夜明け前から人々が沐浴する。あるいはこの地で生活している人たちは、洗濯や歯磨きをするために河に入る。

遺体が焼かれ、遺灰が流れるそばで、母なる河の水で口をゆすぐ。

妊婦や子どもが亡くなった場合、人生をやり直せるよう、母なる河の真ん中へ、焼かずに沈める。

人々の生活の真ん中に、死が鎮座するかのようだった。

日本では、生老病死を日常から切り離しすぎている。大半が病院で産声を上げ、大半が病院で亡くなり、多くが病を病院で、老いを施設で過ごしている。子どもは「生老病死」に触れる機会が少ない。

いくつかの調査で二、三割の子どもが「命はリセットできる」「人は死んでも生き返る」と答えている。「犬がほしい。デパートで買ってきて」「カブトムシが動かなくなっちゃった、電池切れなの？」「人を刺したらどうなるか知りたくて、刺してみた」「一回、人を殺してみたい」……。子どもたちの考えは、大人たちの姿勢を映す「鏡」と言えないだろうか。

ガンガーのほとりで想う。命はリセットできない。死んだら生き返らない。ただ、死は単なる終わりでもない。死の先を見すえて生きて、死ぬ。自分の命を握りしめて、ぎゅっっっっとして、放つ。

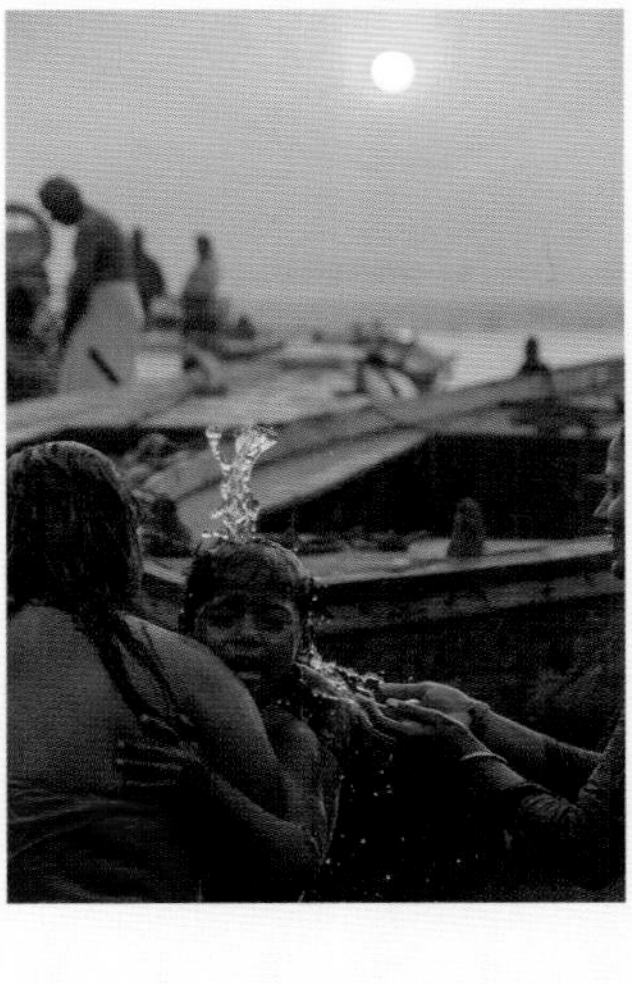

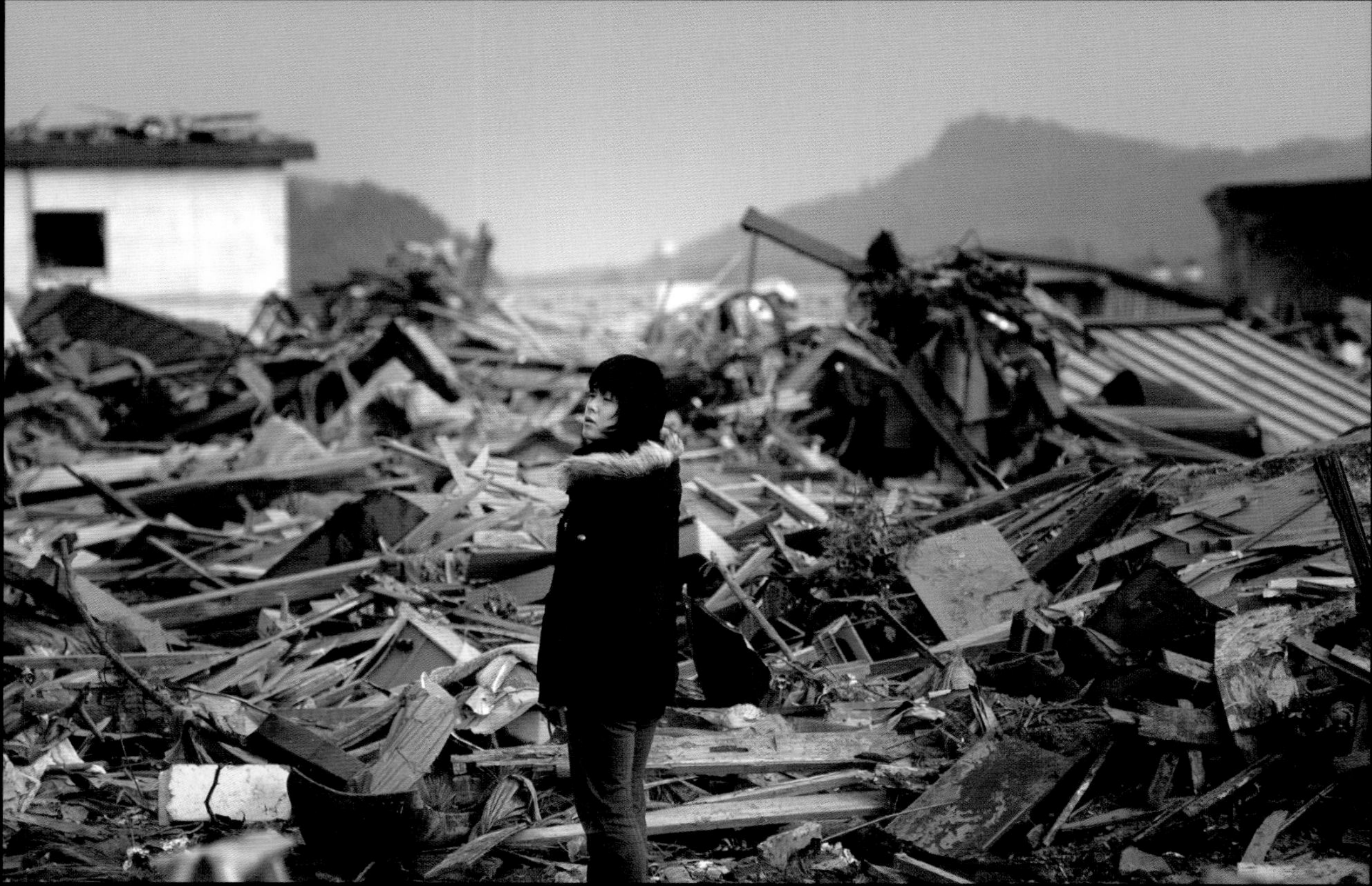

3・11
悼みと畏れ

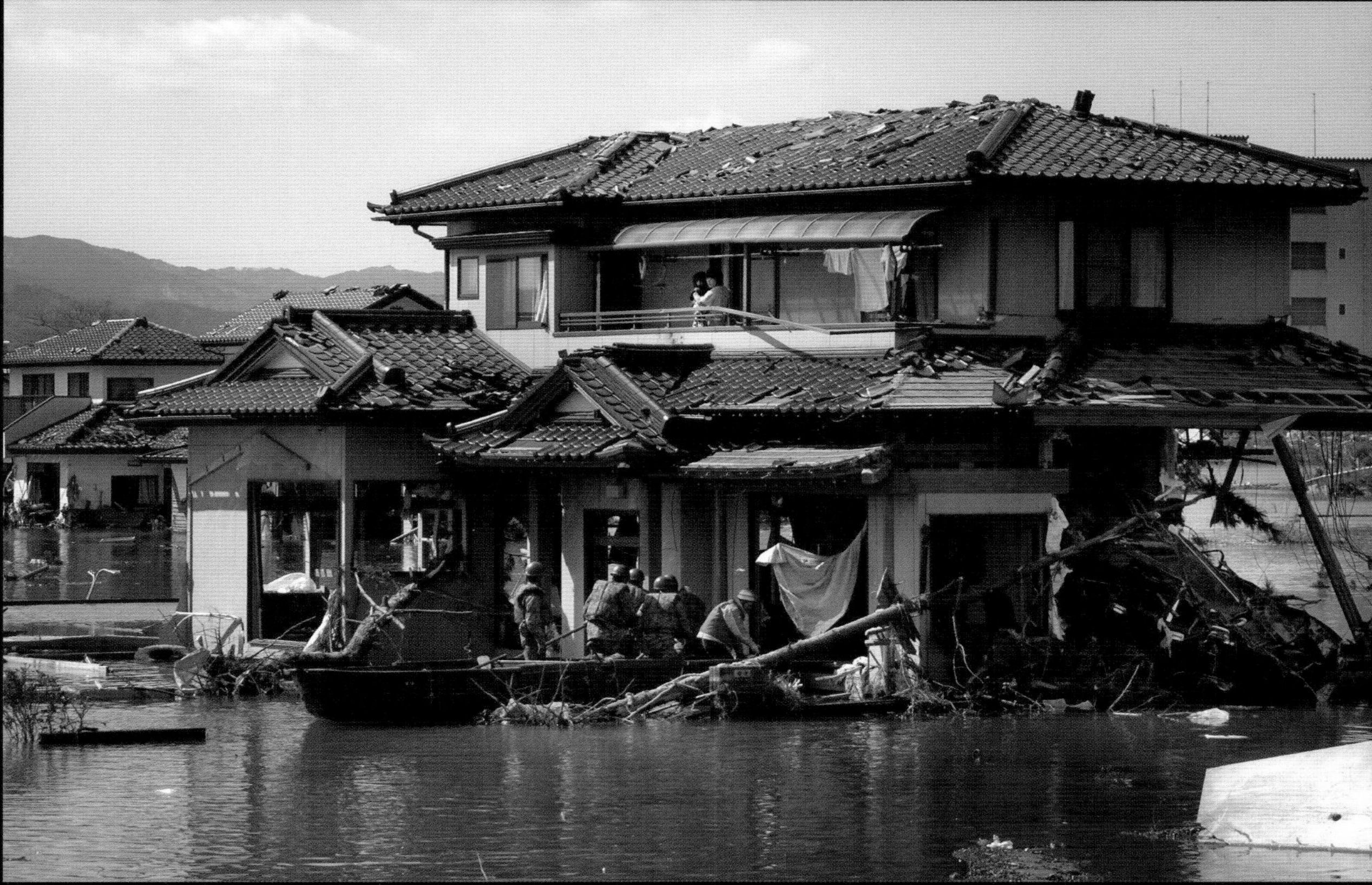

多くの家が山手に流された住宅街
二階のベランダから
助けを求める女の子がいた
自衛隊員が手こぎボートで
かけ声を上げながら　駆けつける
丸一日ぶりの救出

あぁ　よかった
この子は助かった

と思ったのも束の間　一階から
家族三人が遺体で発見された

これが東日本大震災で
最初に撮った写真となった

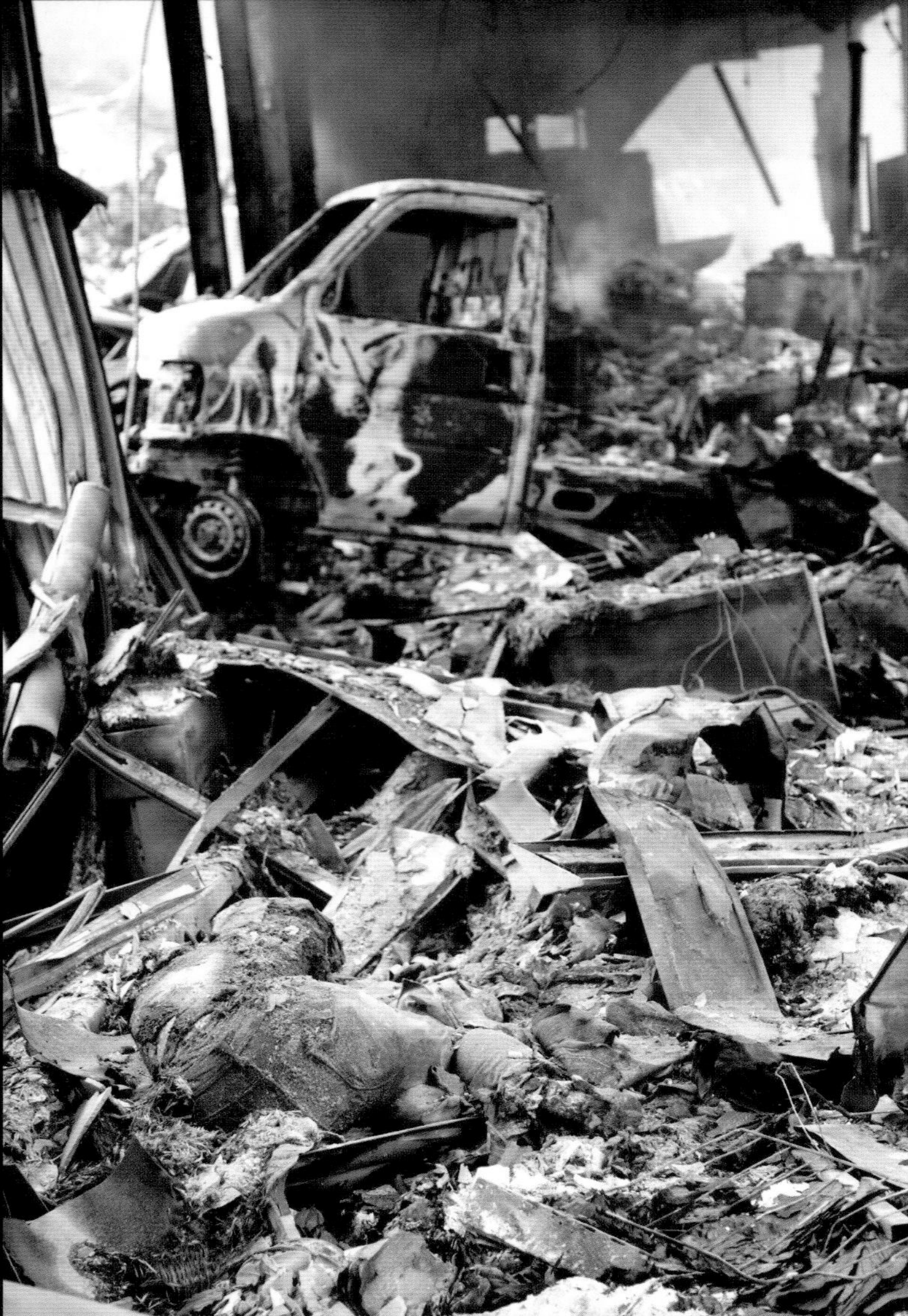

煙におおわれ
ところどころに火の手が上がる町
自衛隊員が通り過ぎたが
ほかにあまり人はいない

ひときわ静寂が包む建物があった
まだ煙がくゆる内部
やっぱり　おられた

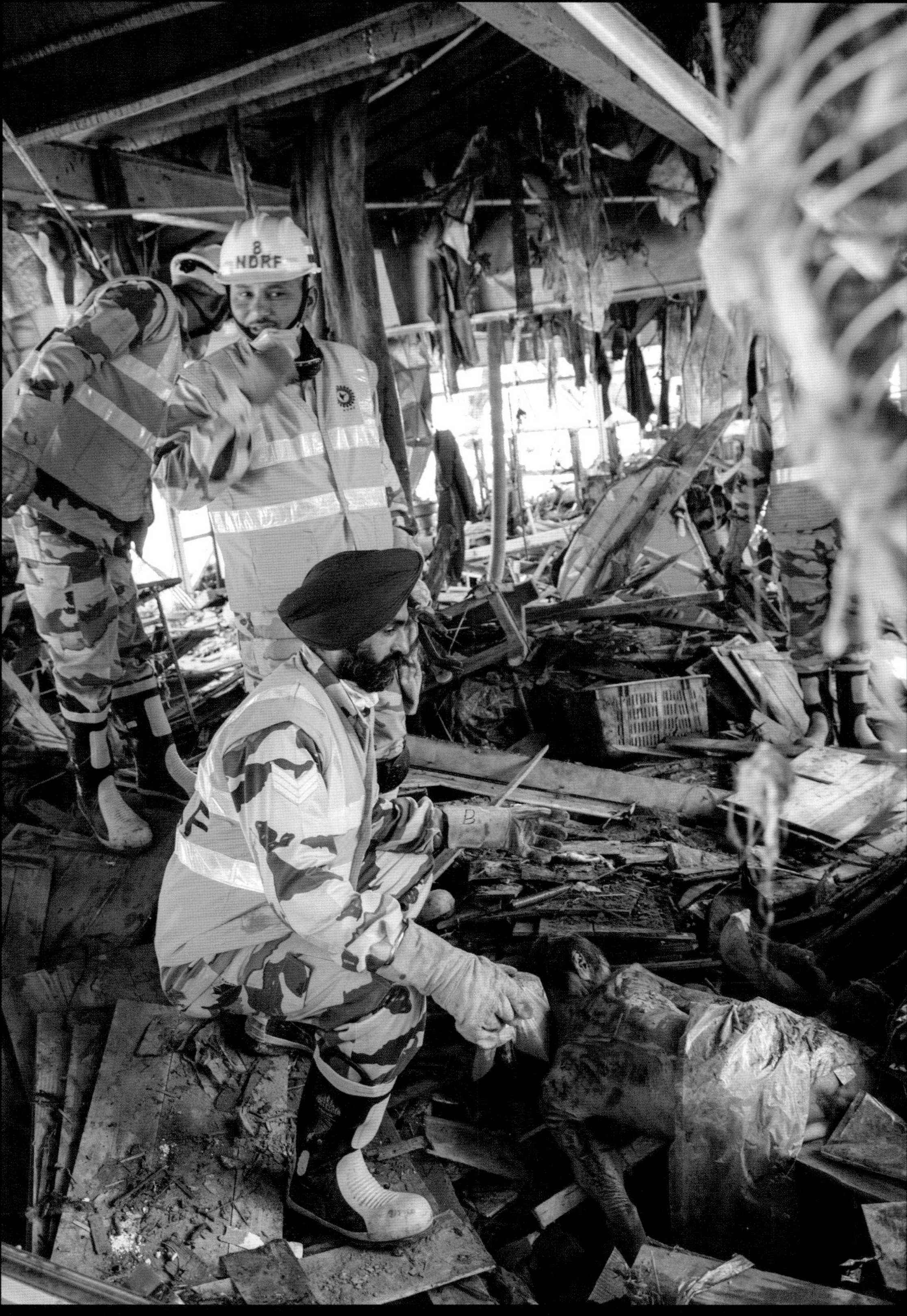
8
NDRF

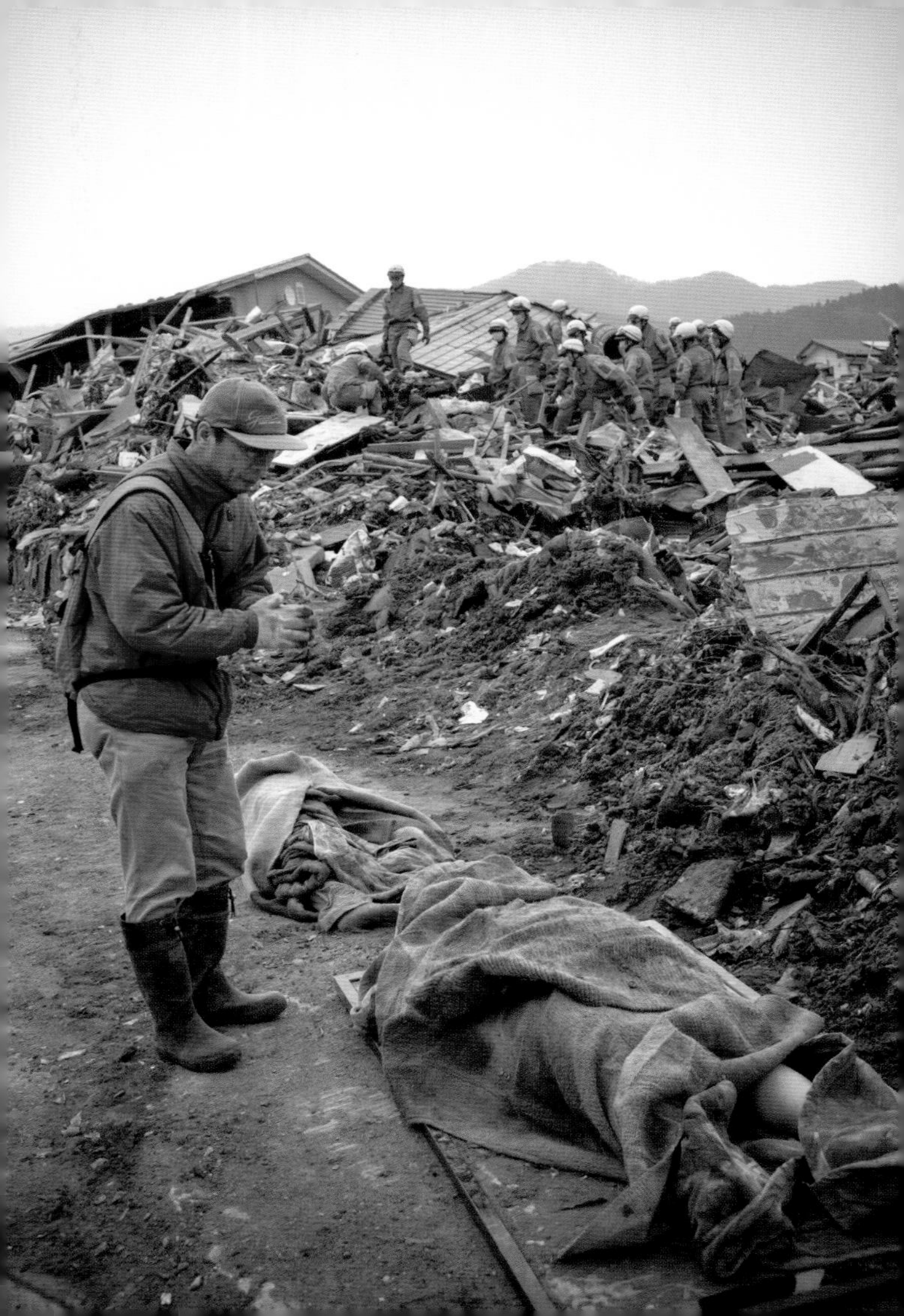

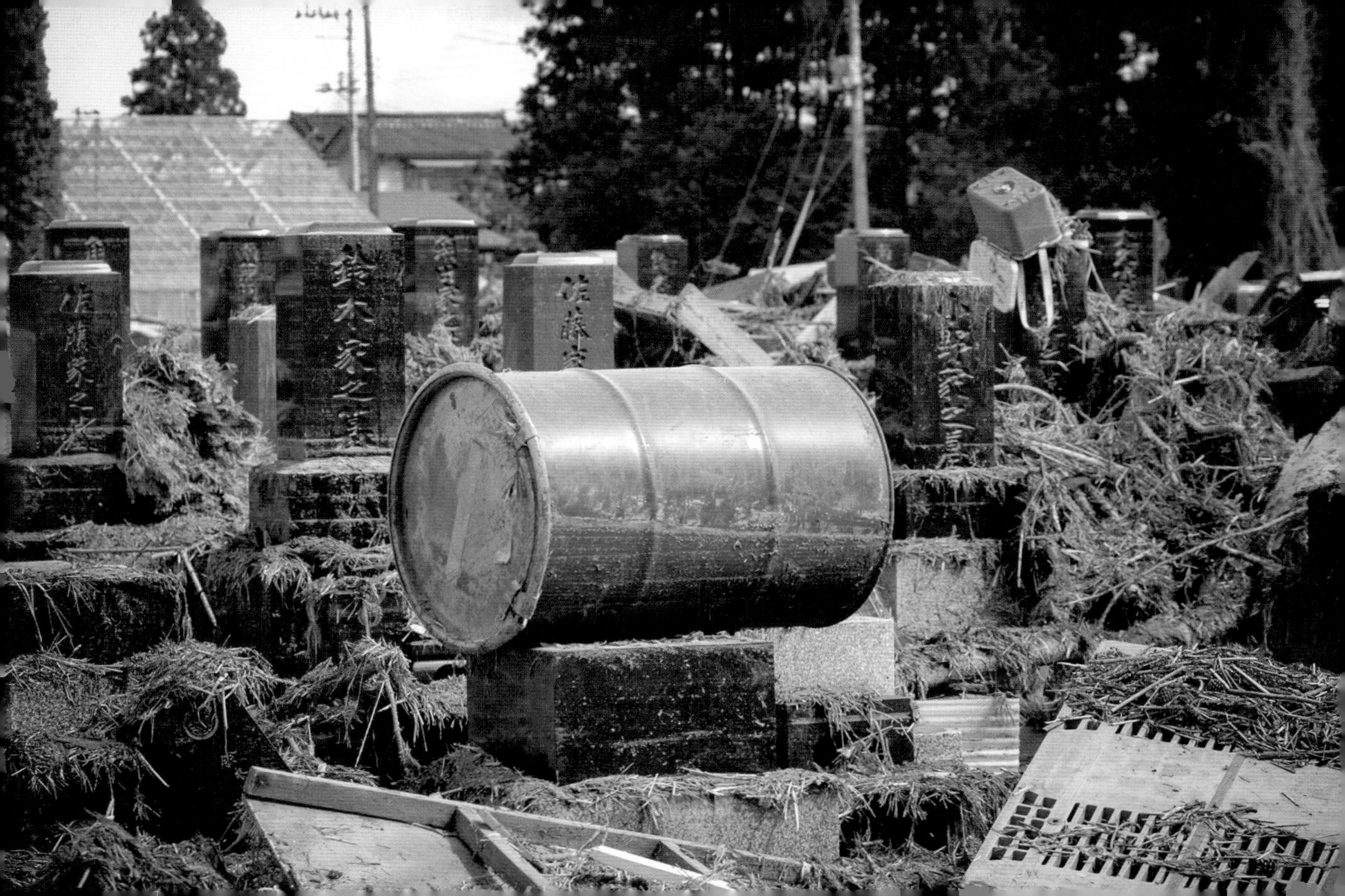
佐藤家之
鈴木家之墓
佐藤家

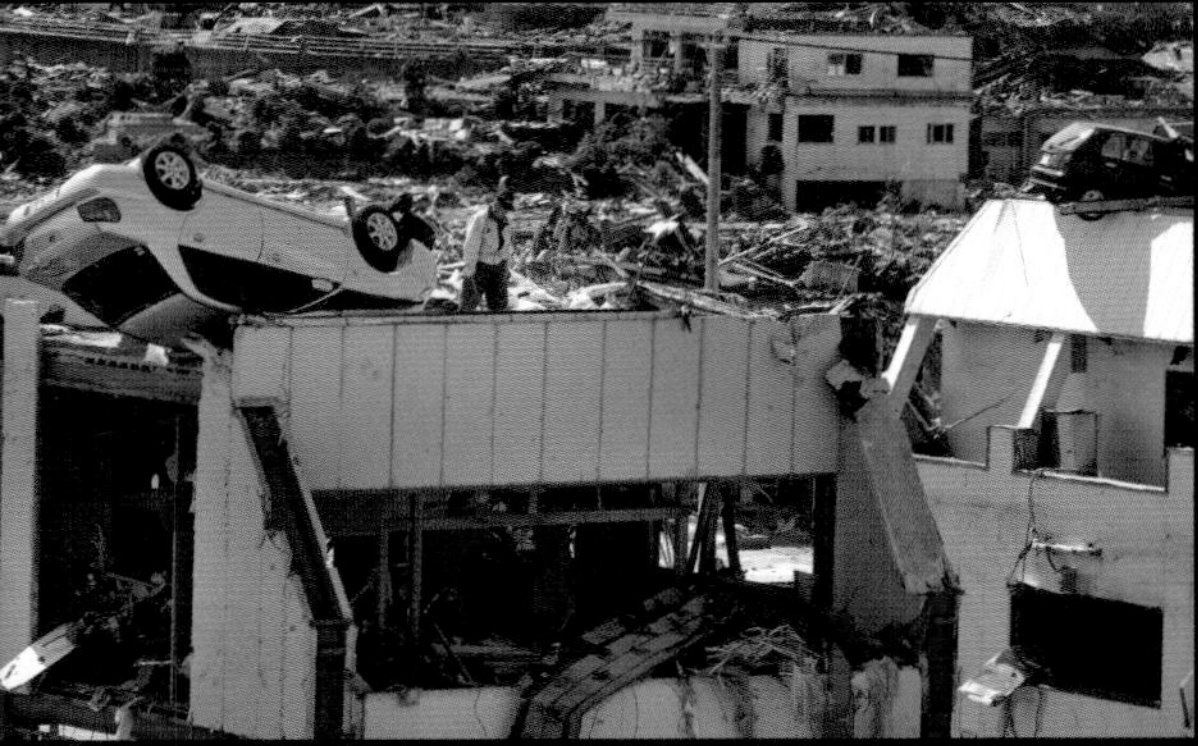

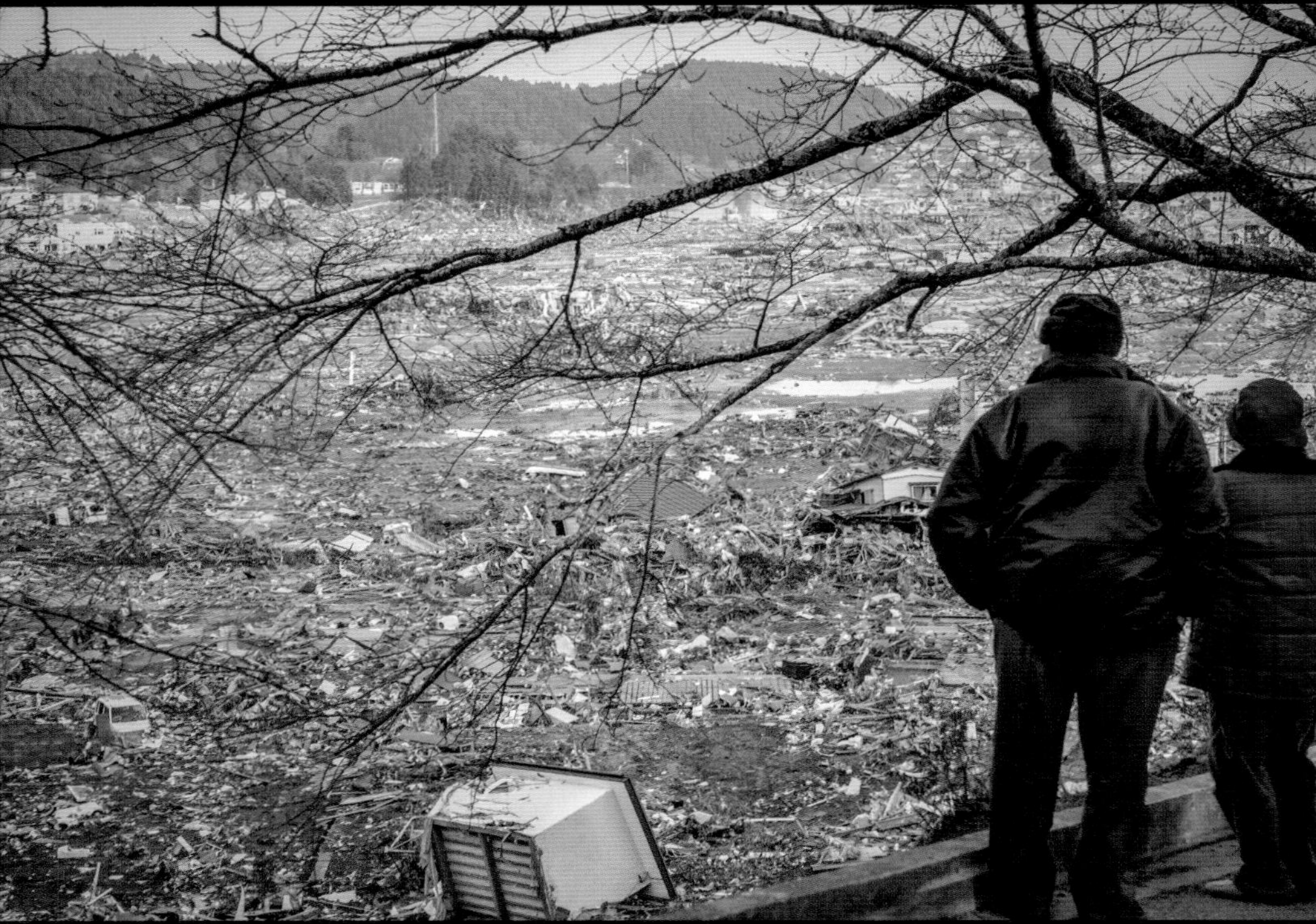

車が　家が　流された
思い出の品もぜんぶ流された
地域が丸ごと流れた
コミュニティというやつが
根こそぎ流れた

生活も　心のありようも
糸の切れた凧のようになった

いっそこのまま
どこまでも高く
飛んでゆきたい

何がつらいって

子や孫に会えんのが
何よりつらい

福島第一原発事故は、住民に内部被曝と外部被曝をもたらした。

人体への影響があるかもしれないという恐怖、家族や友人知人が散り散りになった寄る辺なさ、自主避難した人への内外からの風当たりや転校先でのいじめ、さらにはUターン生への地元でのいじめ、残ることを決めたわが町の将来像が見えない焦燥、愛娘愛息が福島出身と知られれば婚機がすべり落ちるかもしれない憂心……。

この境遇にいたっては、どのような道を選ぼうともその選択すべてに、傷がともなう。子は境遇を選べない。おそらく母親も。

では、いったい誰が、この禍難をもたらした……。

二〇一一年三月一一日、滋賀を発ち、日本海側を走り、翌朝に福島にたどり着いた。写真家としてカメラは持っていた。しかし、撮影に集中することはできない。

一人でも息のある人、救助につなげられる人を見つけたいと思い、捜索隊がまだ入っていない場所も、なるべく歩いた。

だが、私が見つけられたのは、すでに冷たくなった、息を終えてしまった、人たちだった。

一人一人に、愛する人がつけた名前があり、その日その瞬間までを生きた歴史がある人たち。地震と津波にのまれて、二万人近い人の人生の幕が一斉におろされた。歴史ある一人ひとりの命の幕が、二万回おろされた。

母は、私が身代わりになれたならよかったと泣いた。

父は、海に潜っていつまでもわが子を探した。

子は、返してと天地に叫んだ。

私は無力だった。

悲しい死を前に、海を前に、慟哭の前に、崩壊した町を前に、無力だった。

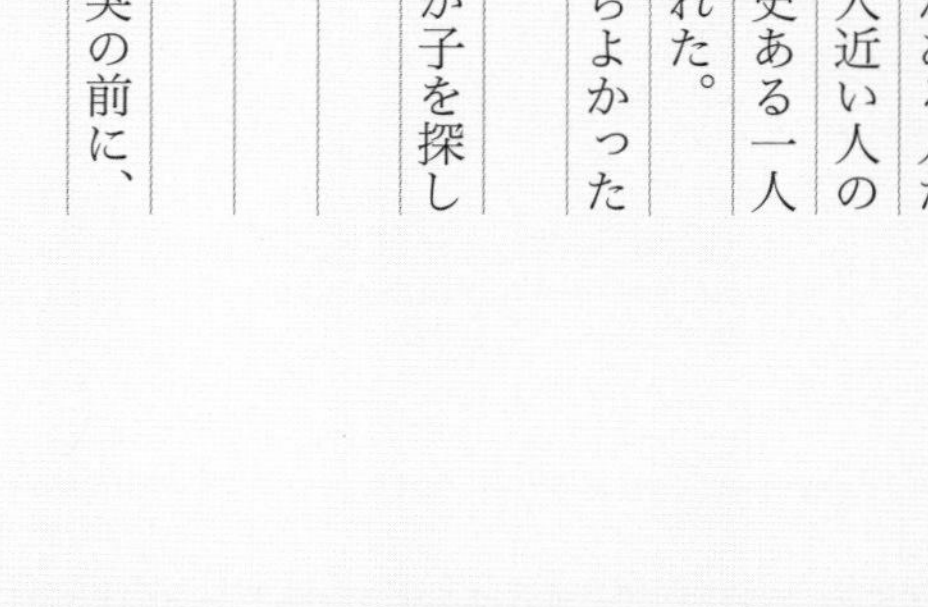

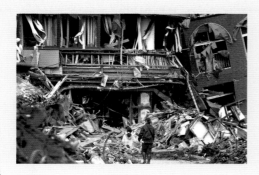

悲しくも
かく美しき

部屋の入り口には
「こうちょうしつ」と記した紙
おじいちゃんは　とっても立派で
そして　大切なひと

宿題や読書をするときも
うれしいときも辛いときも
祖父のベッドによく上がり込んだ

肺気腫を抱え息苦しそうな清さんの背中を
みずきちゃんが　本を脇に置いて　さする
清さんの表情が和らぐ
「病院か自宅か」医師の質問に
いつも「自宅」と答える清さん
みずきちゃんのいる　わが家が一番と

部屋の貼り紙は
「ほけんしつ」に代わっていた

肺気腫は進む
みずきちゃんの誘いにも
いっしょに歌えなくなっていく

清さんは　亡くなる数時間前
微笑むような表情を浮かべていた
背中をさするみずきちゃんに　笑みを返したような

息が止まった後も　きれいでやさしい顔だった

みずきちゃんは　冷たくなっていく
おじいちゃんの体を　拭いた

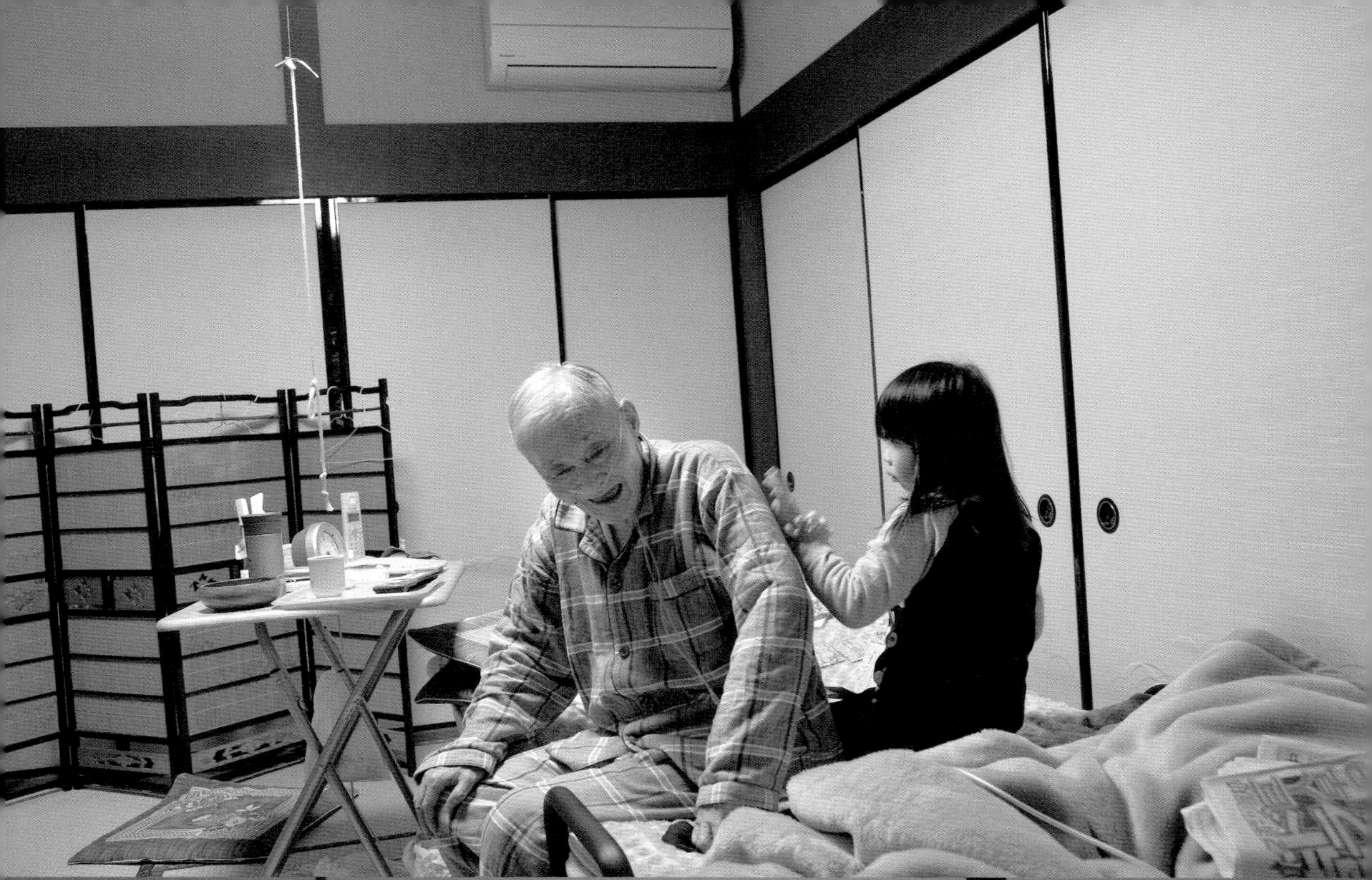

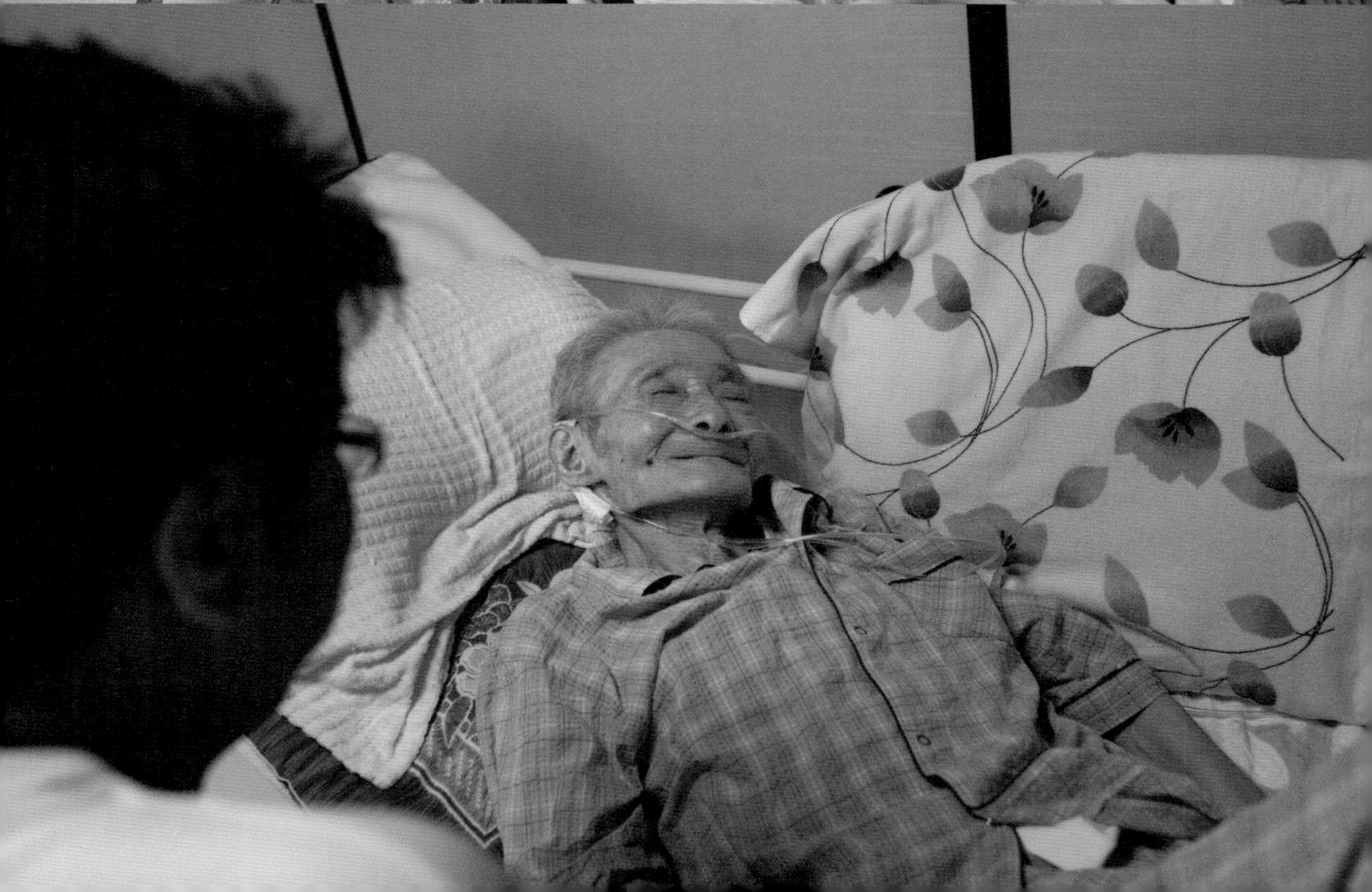

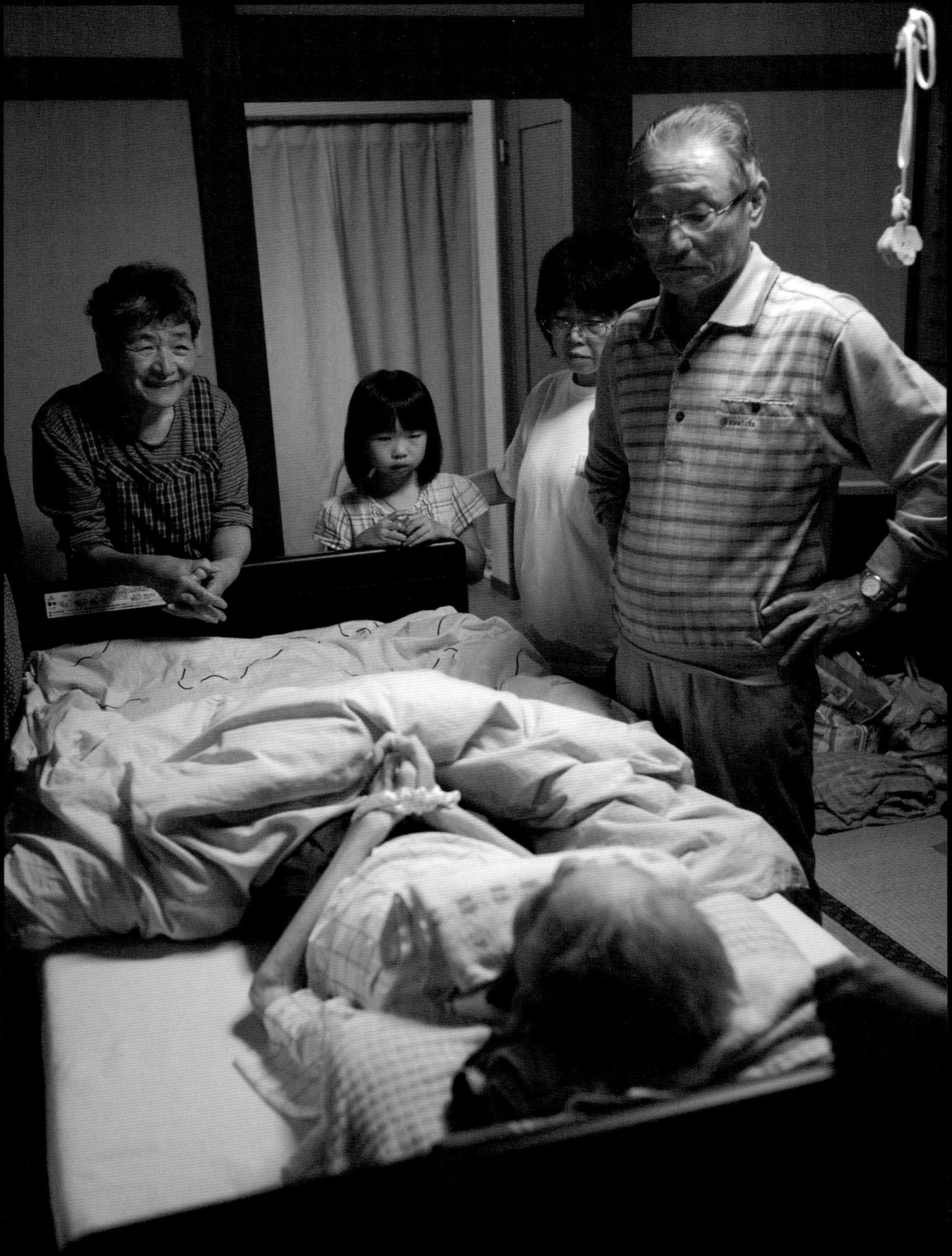

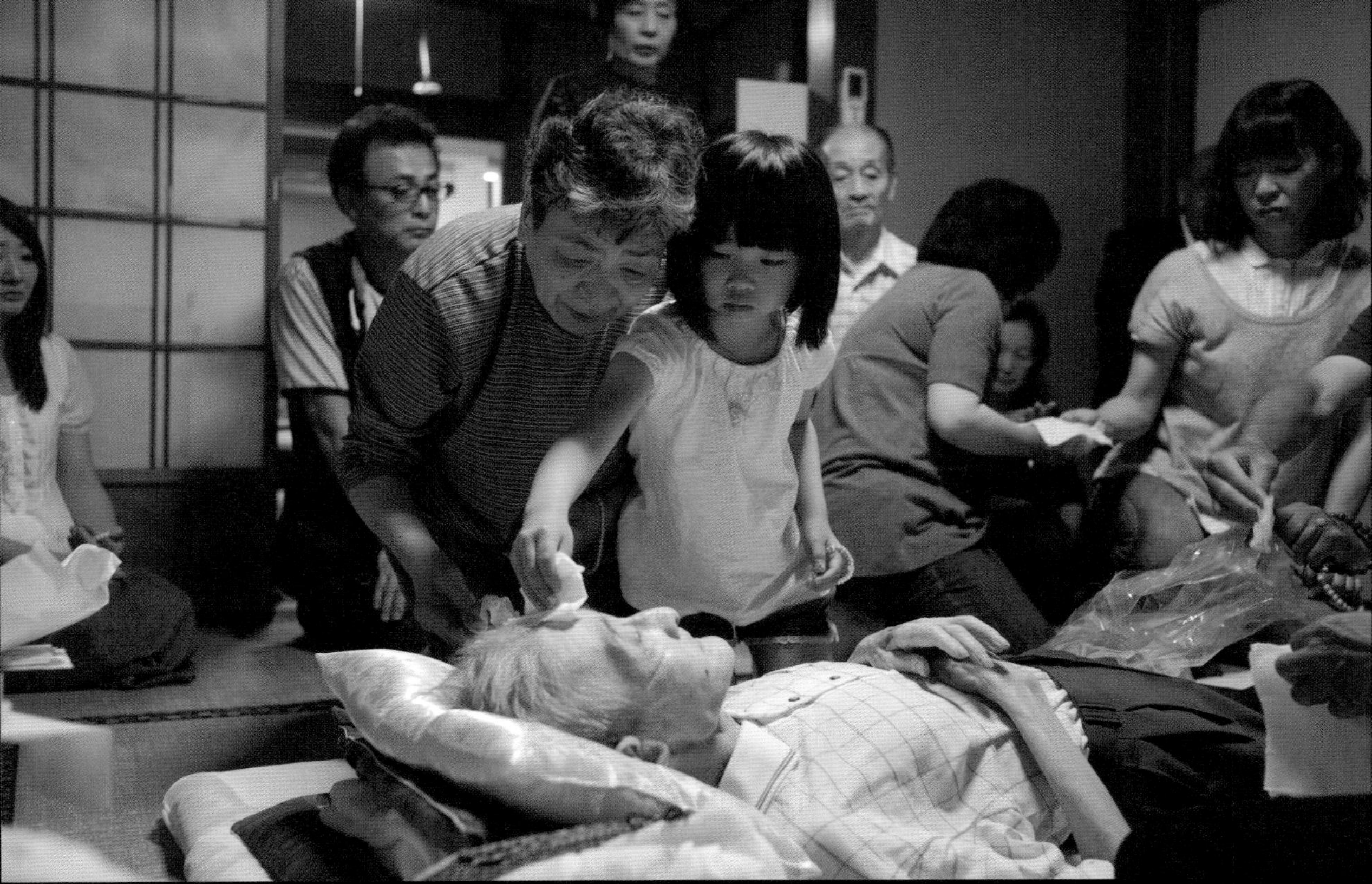

清さんがみずきちゃんと
いっしょに食べるおやつはいつも　アメ玉だっ
お葬式の翌日
みずきちゃんは清さんへの手紙を仏壇に置いた
どこにいるの　おしえてね
そらにいてても　げんきでしていてね

三年後の六月　祖母みち子さんを
アメちゃん買いに行こう　と誘った
みち子さんは驚いた
その日は　清さんの誕生日だった

年を重ねるにつれて
認知症も深まっていったナミさんは
それでも　山深い集落で一人暮らしを続けていた
さまざまな専門職の連携と
ご近所さんや家族たちの寄り添いがあった

老衰が進んで寝たきりになってから
一時娘さん宅に移ったが
やっぱり帰りたいと
人生の詰まった自宅に戻る

帰宅した五日後
家族が見守る中で　息が止まった
娘さんが手を握って呼びかけると
また息をしだした
ありがとう　もう　ええよ

その言葉に安心したかのように　間もなく
完全に息を　終えた

亡くなったナミさんの目から
少し涙がこぼれていた
あぁ　やっぱり
これで　よかったんやね
娘さんは　微笑みながら
涙をポロポロ　落とした

死と別れの辛さ　悲しさ
寂しさに加え　生き切った充足感
生き抜いてきた生命力　感謝の念
そしていのちのほとばしりのようなものが
あたたかく満ちていた

ナミさんの左手の薬指には
息子さんが二〇歳になる前に
手作りして贈った指輪が　はめてあった
息子さんは知らなかったそうだが
ナミさんは　ずっとつけていた

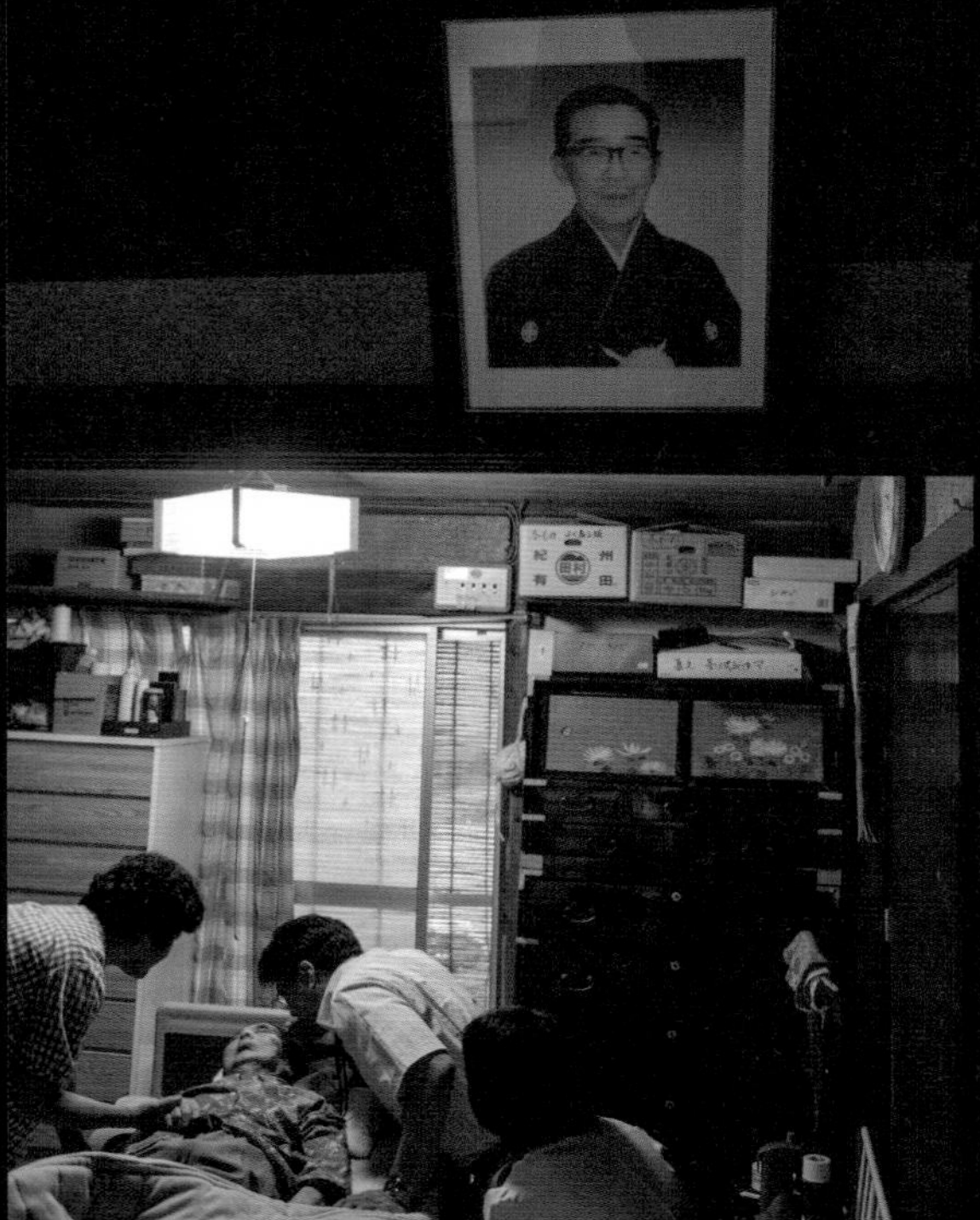

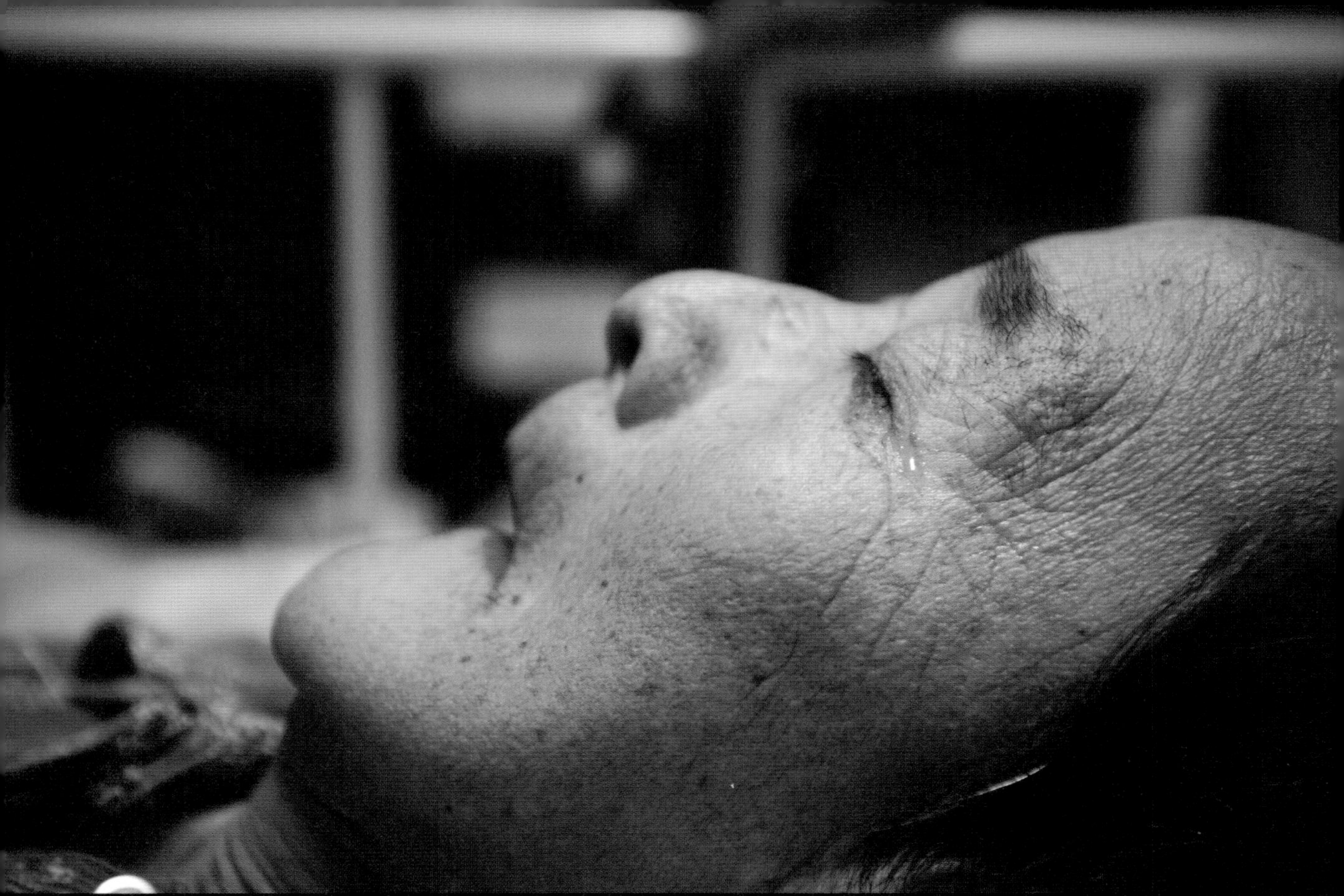

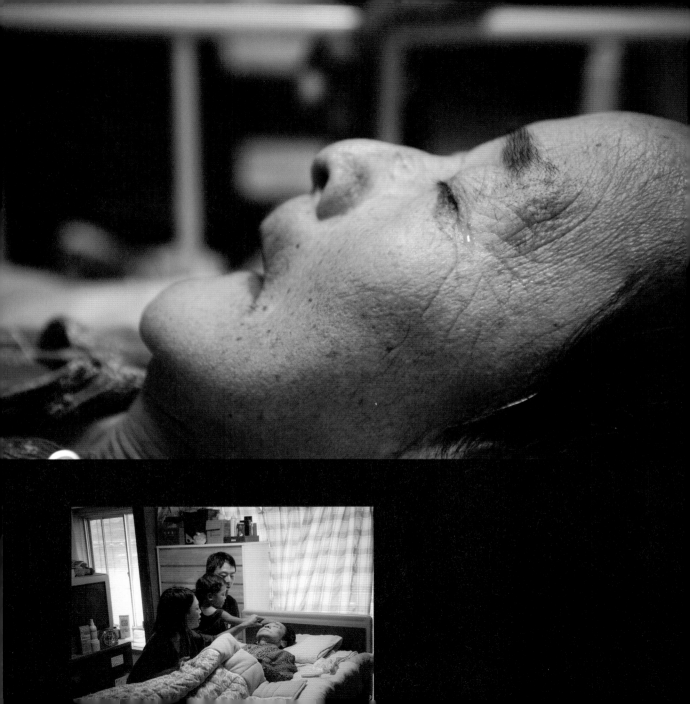

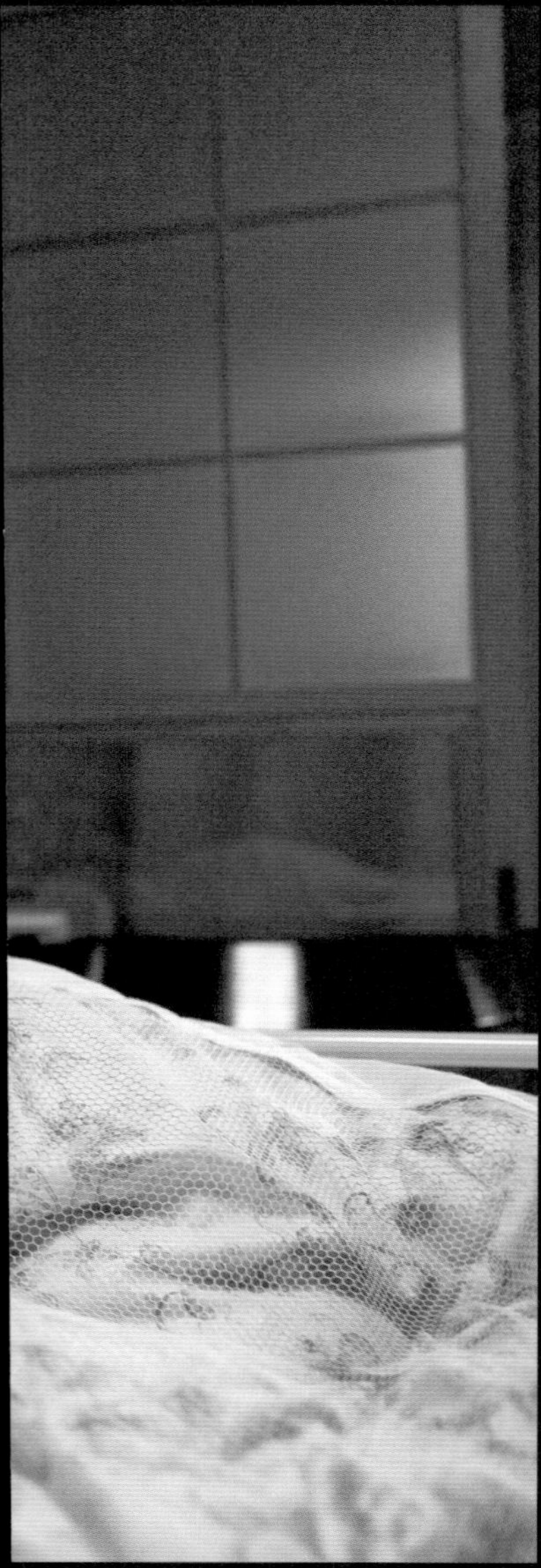

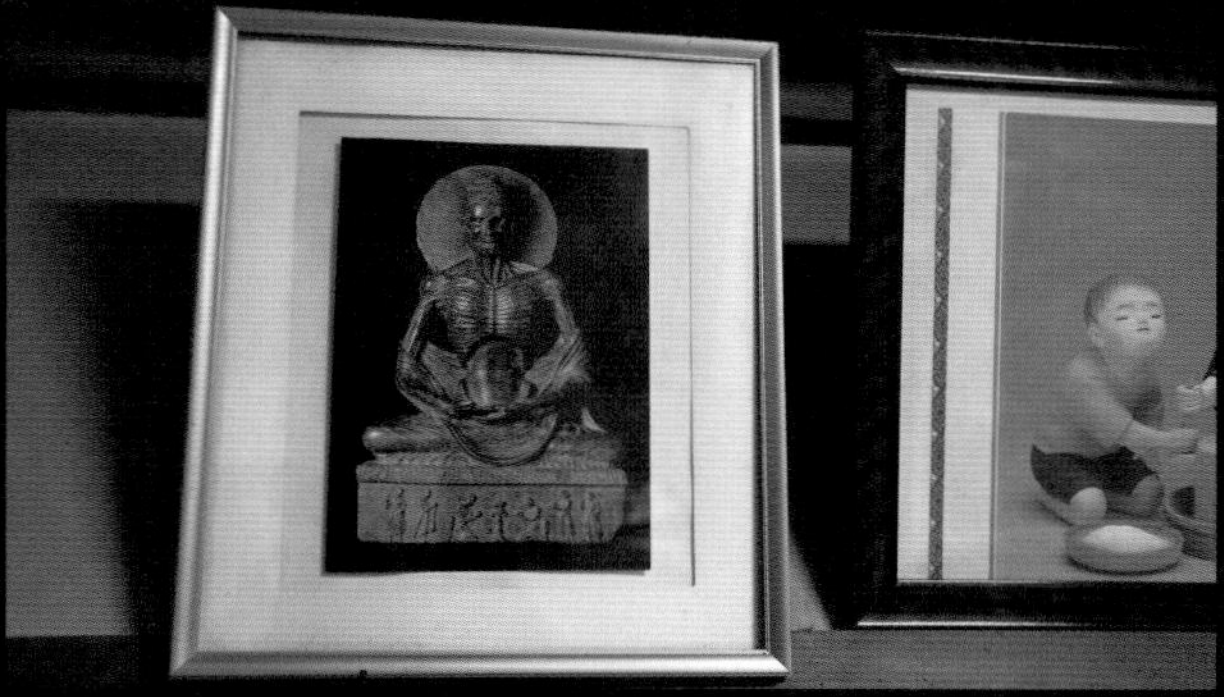

釈迦苦行像の写真と向き合う

和尚さん
このお釈迦さんそっくりになってきたなぁ
厳しい修行や柔道で鍛えたたくましい体は
今は骨と皮だけに
でも　朝男さんの表情は
おだやかだった

朝男さんは　長年
午前二時半に起きて
経をよんだ

胃がんが見つかった

連れ添ってきた伴侶
白血病を患った息子と嫁
日に日に大きくなる孫と
いっしょに暮らした

息子さんが病身をおして
つとめを果たす
朝男さんは　近くの寝室で
そのお経をききながら
静かにうなずいていた

夏の夕方　ありがとう　と手をあげた
その数時間後　亡くなった
家族で体を拭き　髪を剃り
法衣を着せて　泣いた

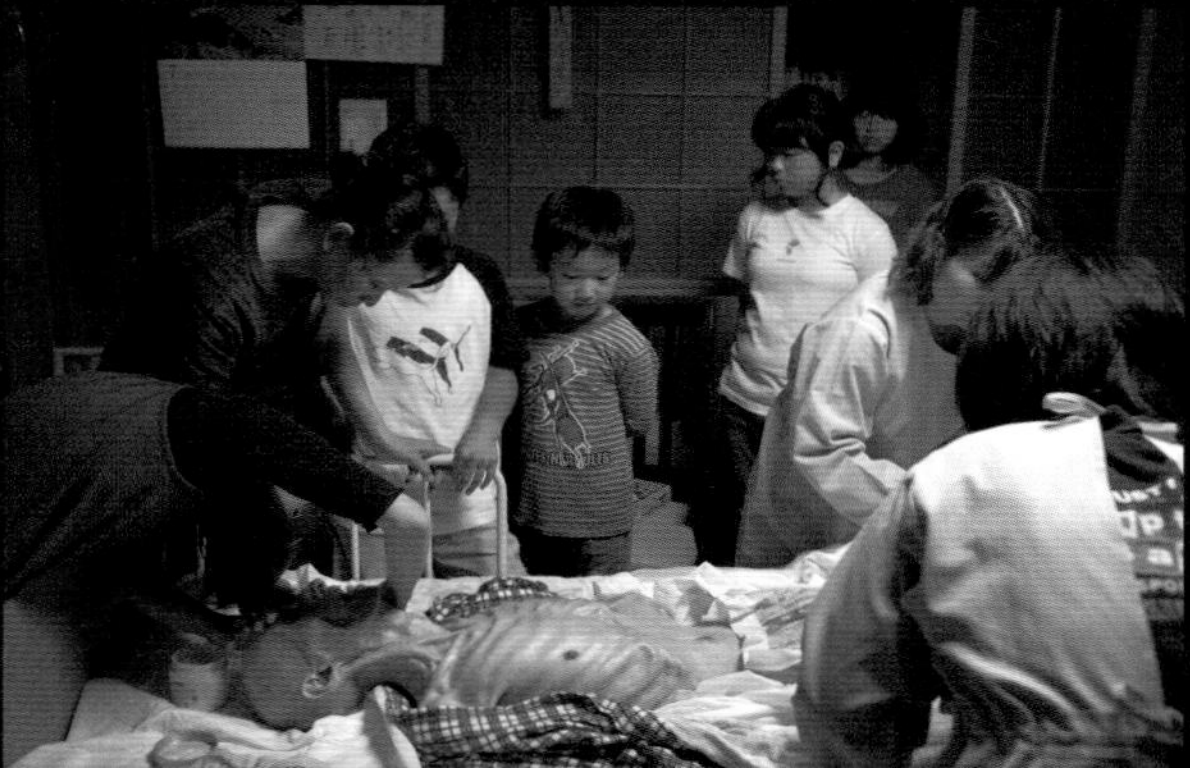

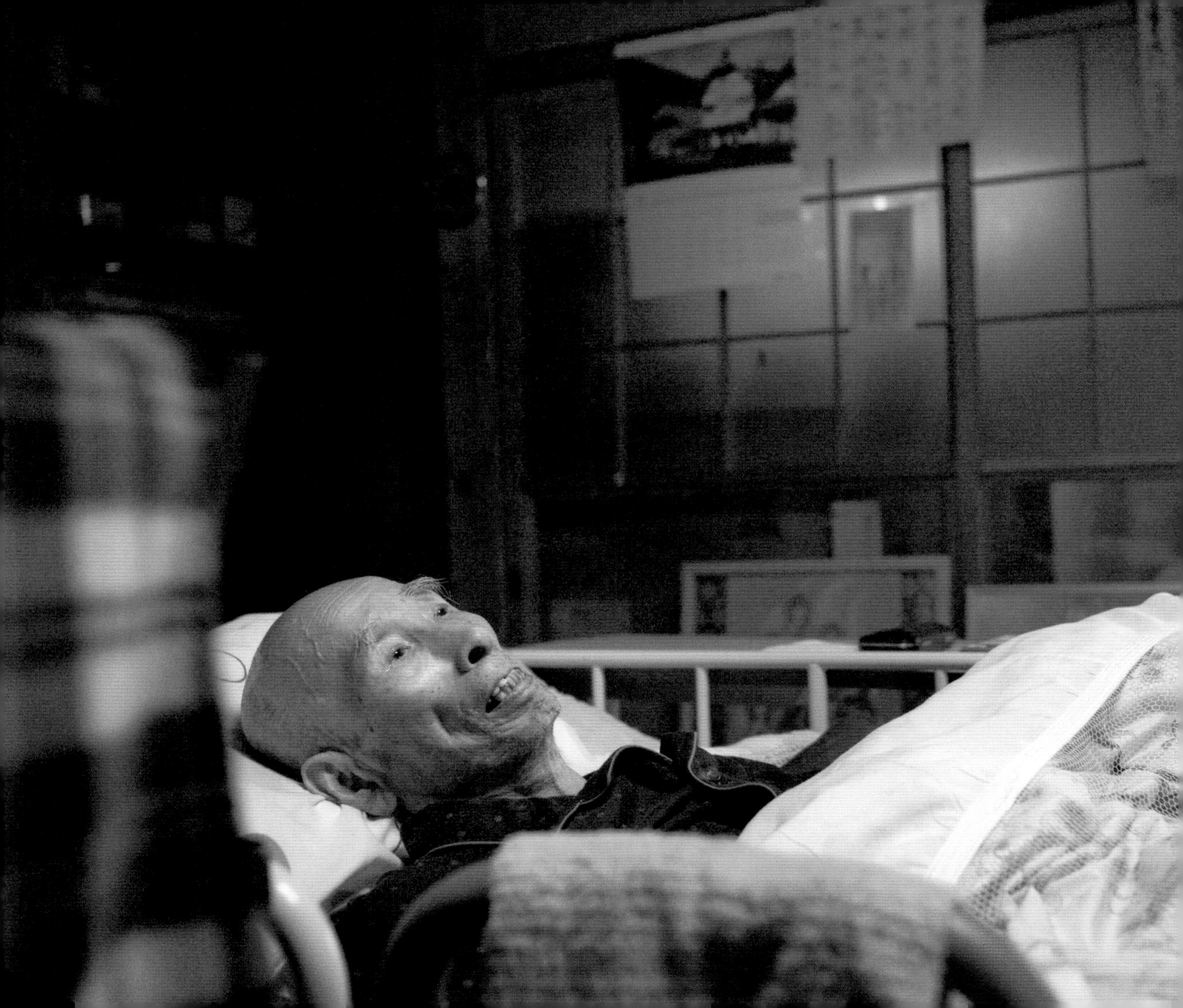

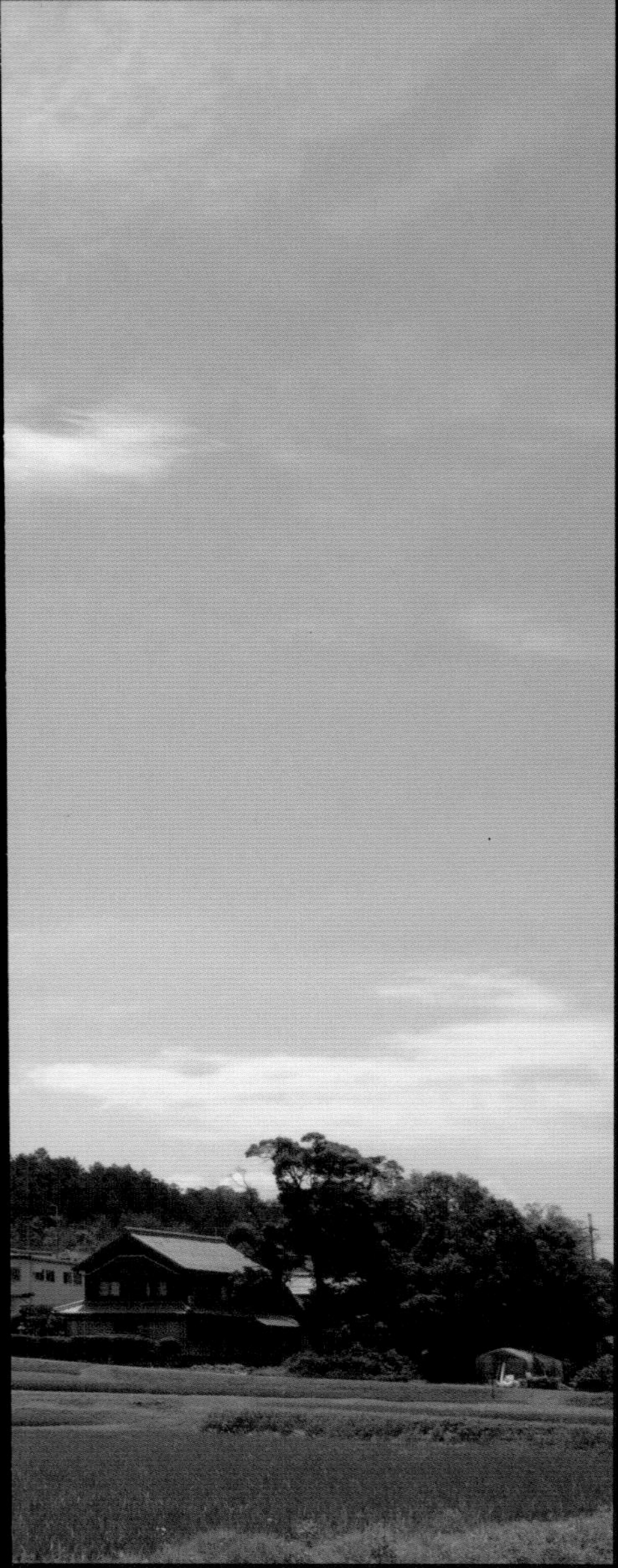

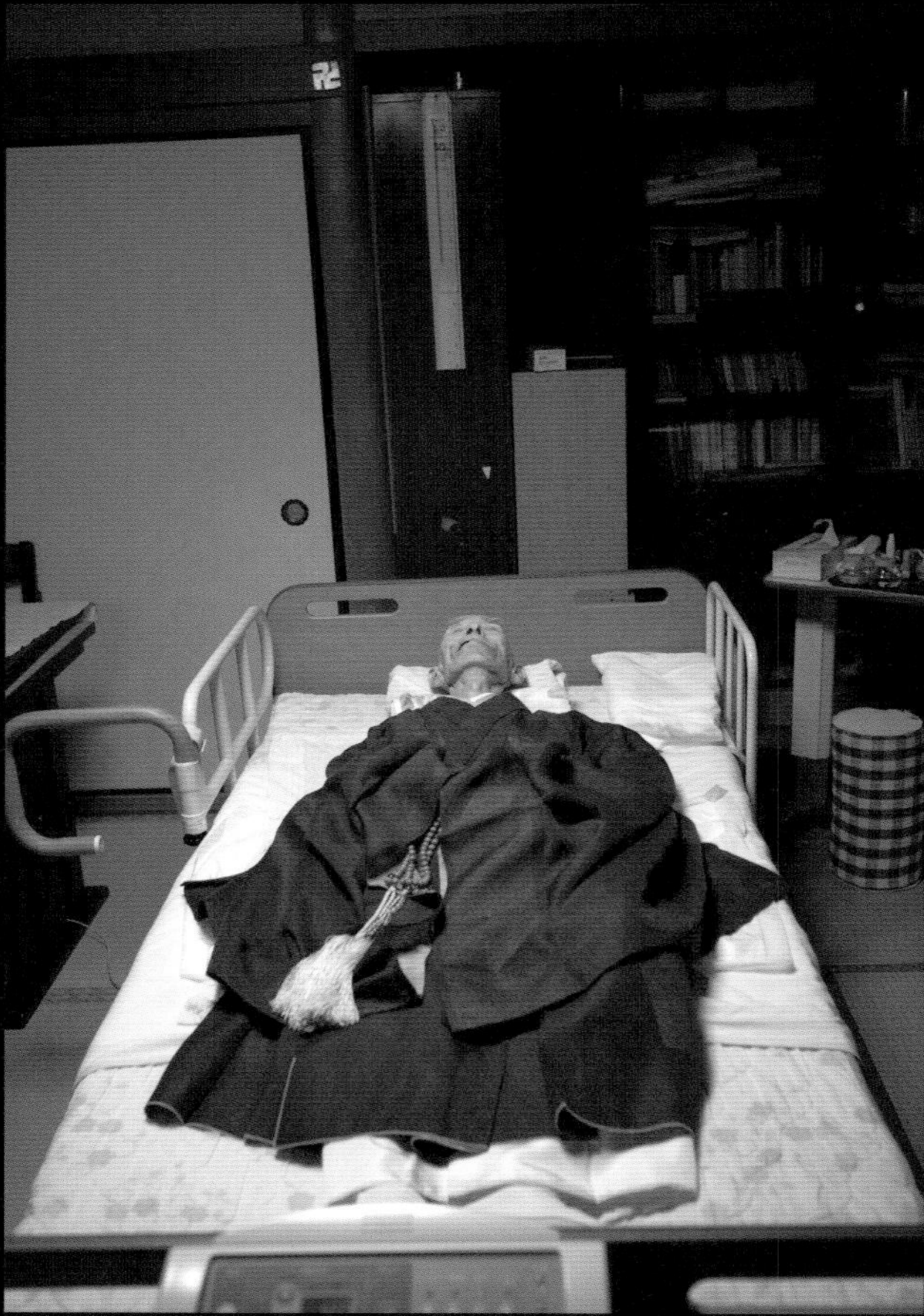

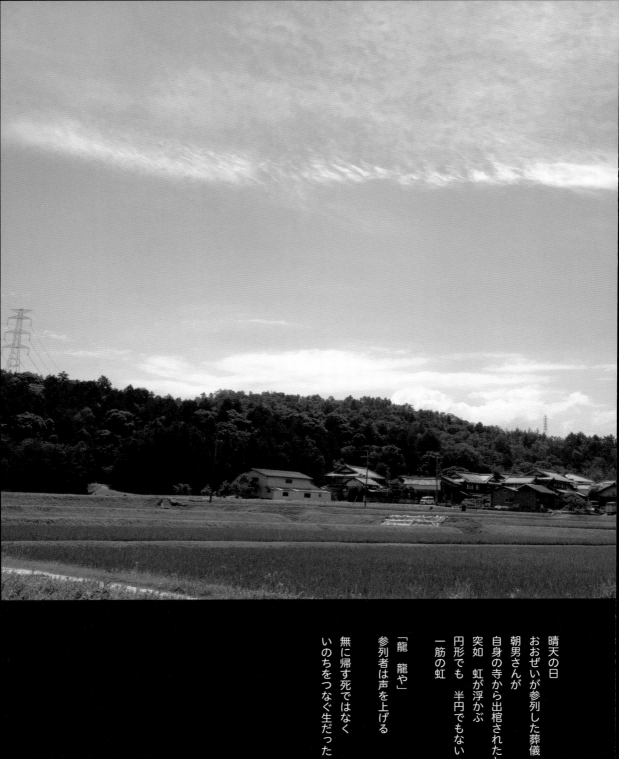

晴天の日
おおぜいが参列した葬儀
朝男さんが
自身の寺から出棺されたとき
突如　虹が浮かぶ
円形でも　半円でもない
一筋の虹

「龍　龍や」
参列者は声を上げる

無に帰す死ではなく
いのちをつなぐ生だった

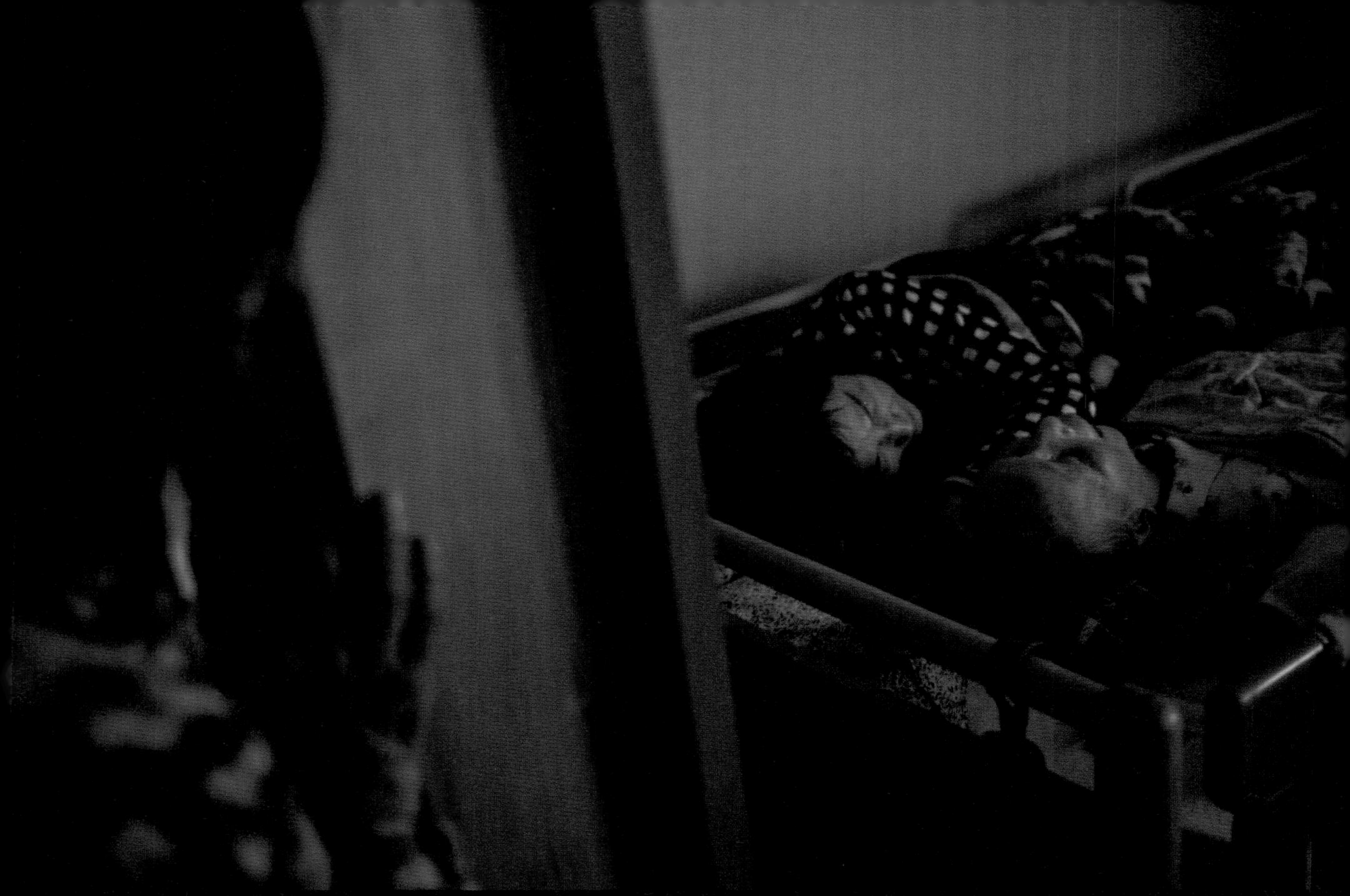

最後の晩
娘さんが添い寝をした
そのぬくもりをおそらく感じながら
清子さんは息を　終えた
ここは　ホームホスピス「楪《ゆずりは》」

脳こうそくで半身がまひする清子さんを
仕事や家事をしながら
家族は限界まで介護した
「楪」に来た当初は　疎外感を感じ
周囲とあつれきもあったよう
でも「楪」は小さな社会
ひとつの共同体
徐々に入居者や娘さんら家族との溝も
埋まっていくようだった

「『楪』という支えを得られて
社会のなかで改めて母の人柄を知り
母と向き合えるようになりました
この一年半は　夢のような時間でした」

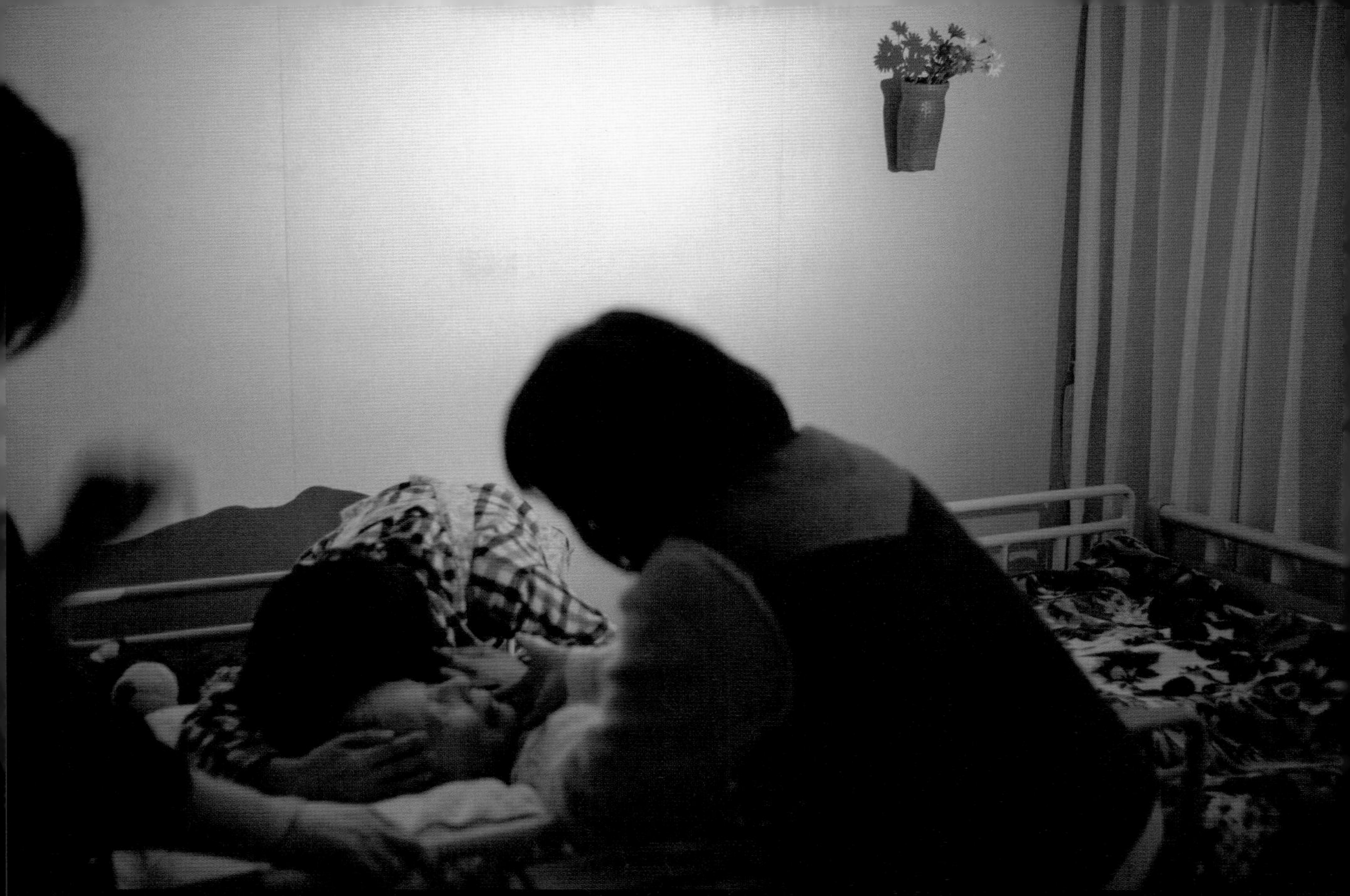

最後に分かるから　見ていてね
清子さんがいつも心がけていたのが
お肌の手入れ
欠かさずマッサージをしたり
クリームをぬったり
亡くなってから着る衣装も
自分で準備していた

おっしゃる通り
死してなお凛と美しい
今ごろは　死別して久しい夫や
「楪」で見送った喜代子さんたちに
再会しているだろうか
亡き清子さんの顔は
微笑んでいるように見える

「『楪』で　母の尊厳と自律を最後まで
守ってくれたおかげで
亡くなってもなお
不思議な満足感
幸福感に包まれています」

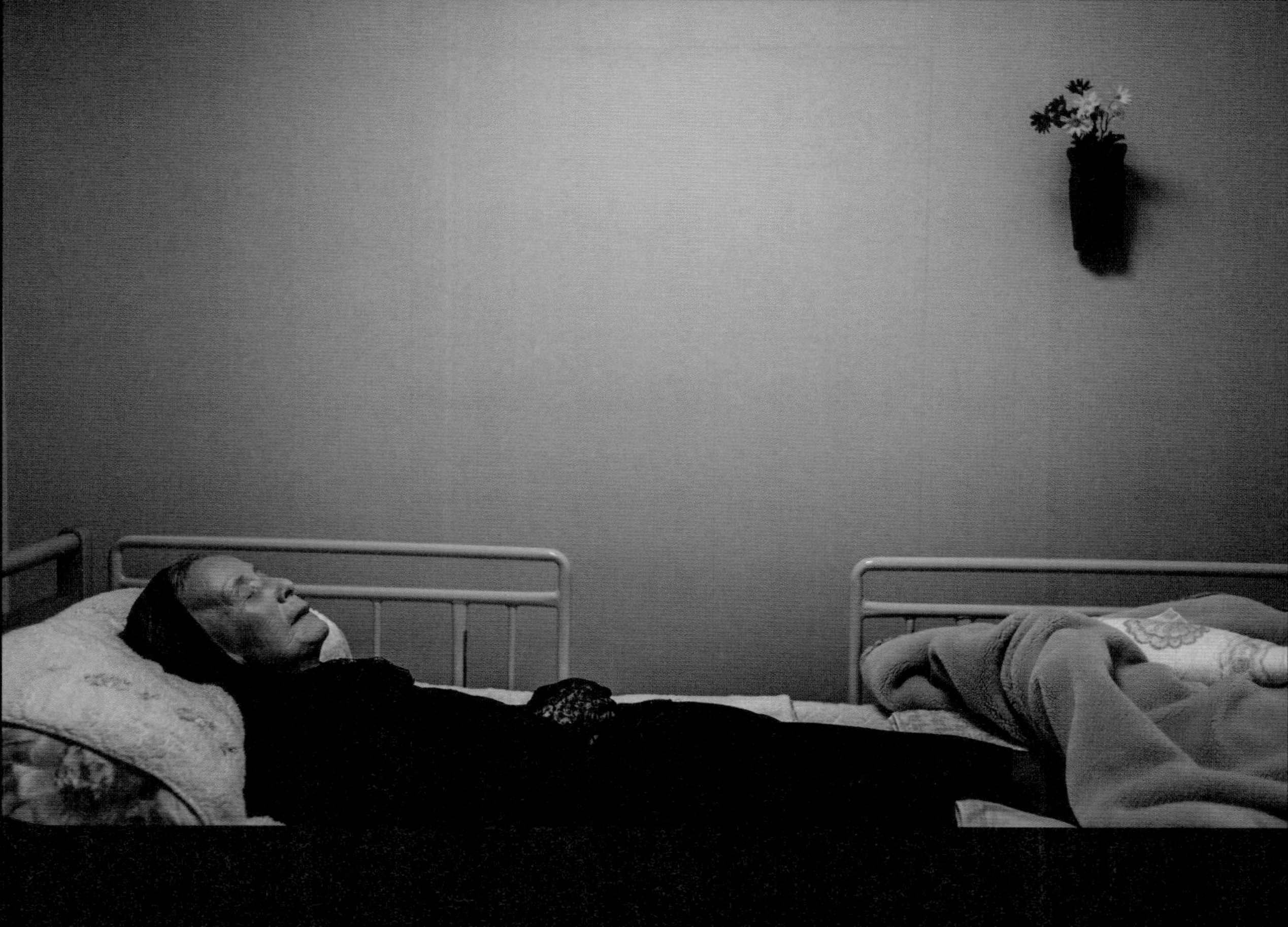

死を恐れる気持ちもあるけれど、命をまっとうした方々の顔をみると、美しい。時には、外に向かう生命力、あるいは内に引き込む生命力を感じることも。

「死んだだんなが迎えに来たわ」と言って、数日後に亡くなる人。

何年か振りに一日里帰りをしてきた妹の前で、息を引き取る人。

皆で見送ろうと大勢で囲むも、何日もその状態が続いて、もう少し先かなと、誰もがその部屋を留守にしたわずかな時間に事切れる人。

危篤ながら、長年訪問診療をしてきた医師が出張から戻って駆けつけるのを待ってから、旅立った人。

いずれも、大切な人を想う愛情や、場を整える意志が働いているようにも映る。ご本人が死ぬ時を選んでいるようだ。

かつて、いたずらや悪さをともにした悪友がいた。小学生のころの私は、授業中に立ち歩いて他の子の邪魔をし、人の物を自分の物にしようと奪い、女の子のスカートをめくり、習い事をさぼってはゲームセンターに入り浸り、家庭訪問に急ぐ担任の五〇ccバイクの荷台に無理やり乗っかる子どもだった。通知表にはいつも「落ち着きがない」と書かれた。

彼は家庭環境が複雑で、傷を抱えていたと思う。憎めないやつだった。

中学を卒業してからしばらく会わなかった彼に、夜の一〇時ごろ、人通りのない閉店後のスーパーの前でばったり出くわした。

「おぉ、元気？」「おう、元気やでぇ」

それから幾日も経たないうちに、知らせがきた。バイクでトラックにはねられ、即死した。

自分が彼に会ったときと前後して、ほかの同級生たちも彼に会ったり、探したりしていた。妙に納得した。あいつに自覚はなかっただろうけど、結果的に、別れを言いに来てくれたと。

ひつぎにおさまった、少し血のにじむ顔を見た。静かな寝顔だった。通夜の帰りに空を見上げたら、星がポツポツとこぼれ落ちそうに、小さく灯っていた。

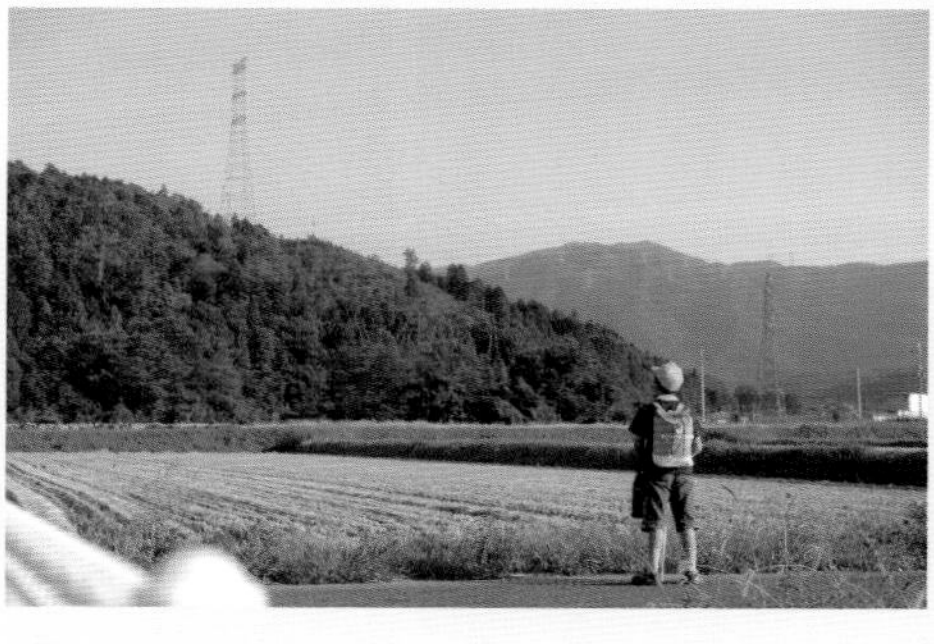

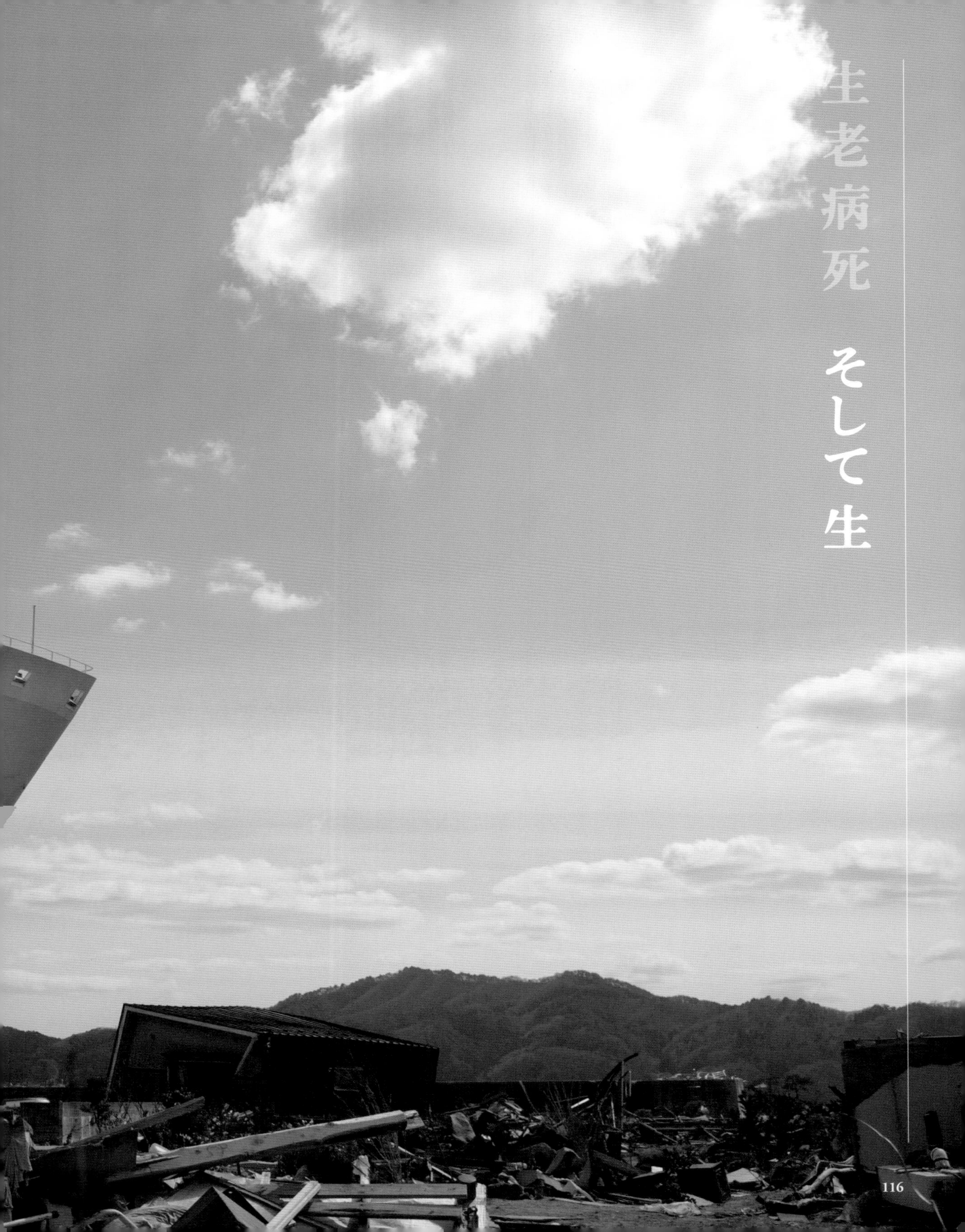
生老病死　そして生

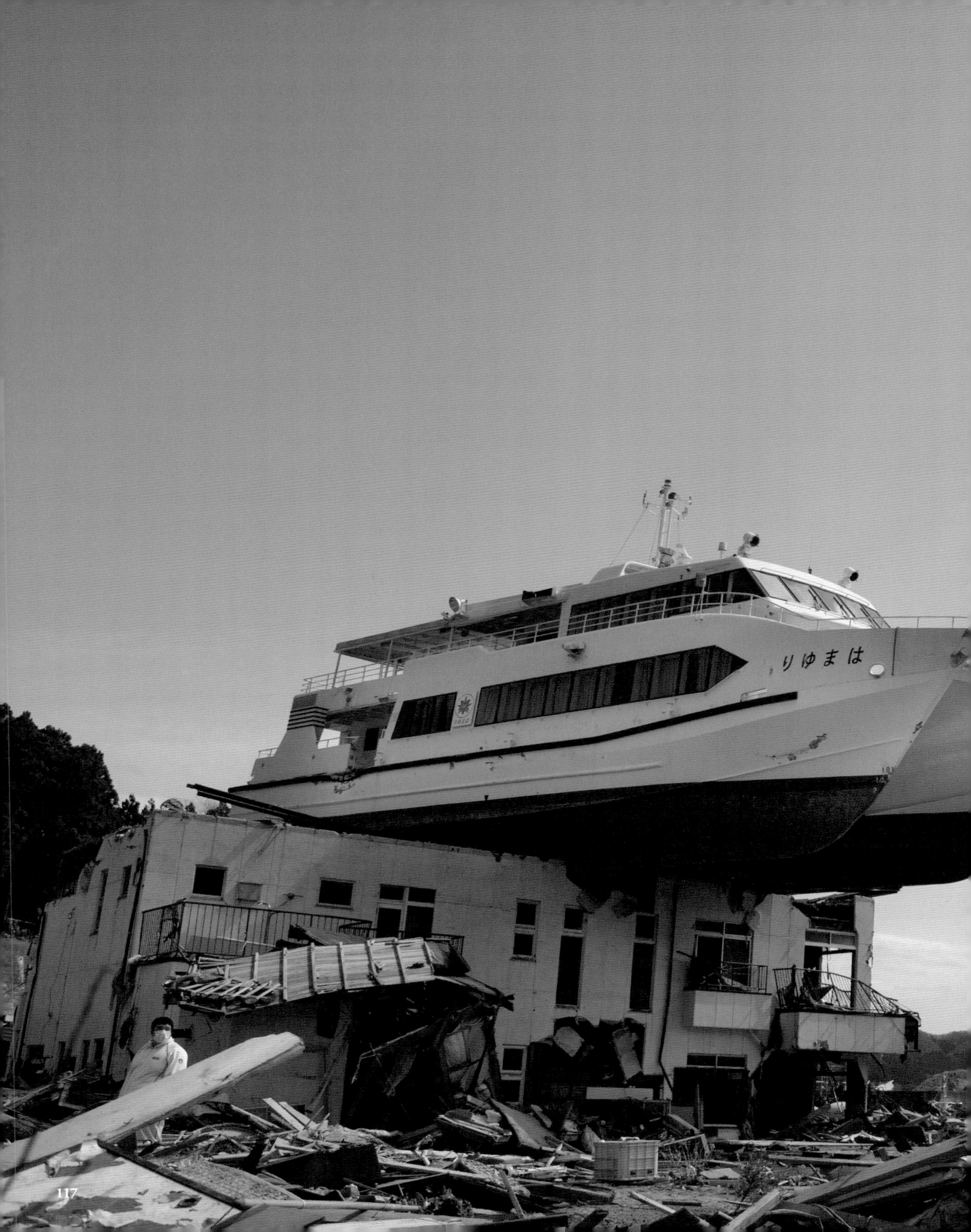
はまゆり

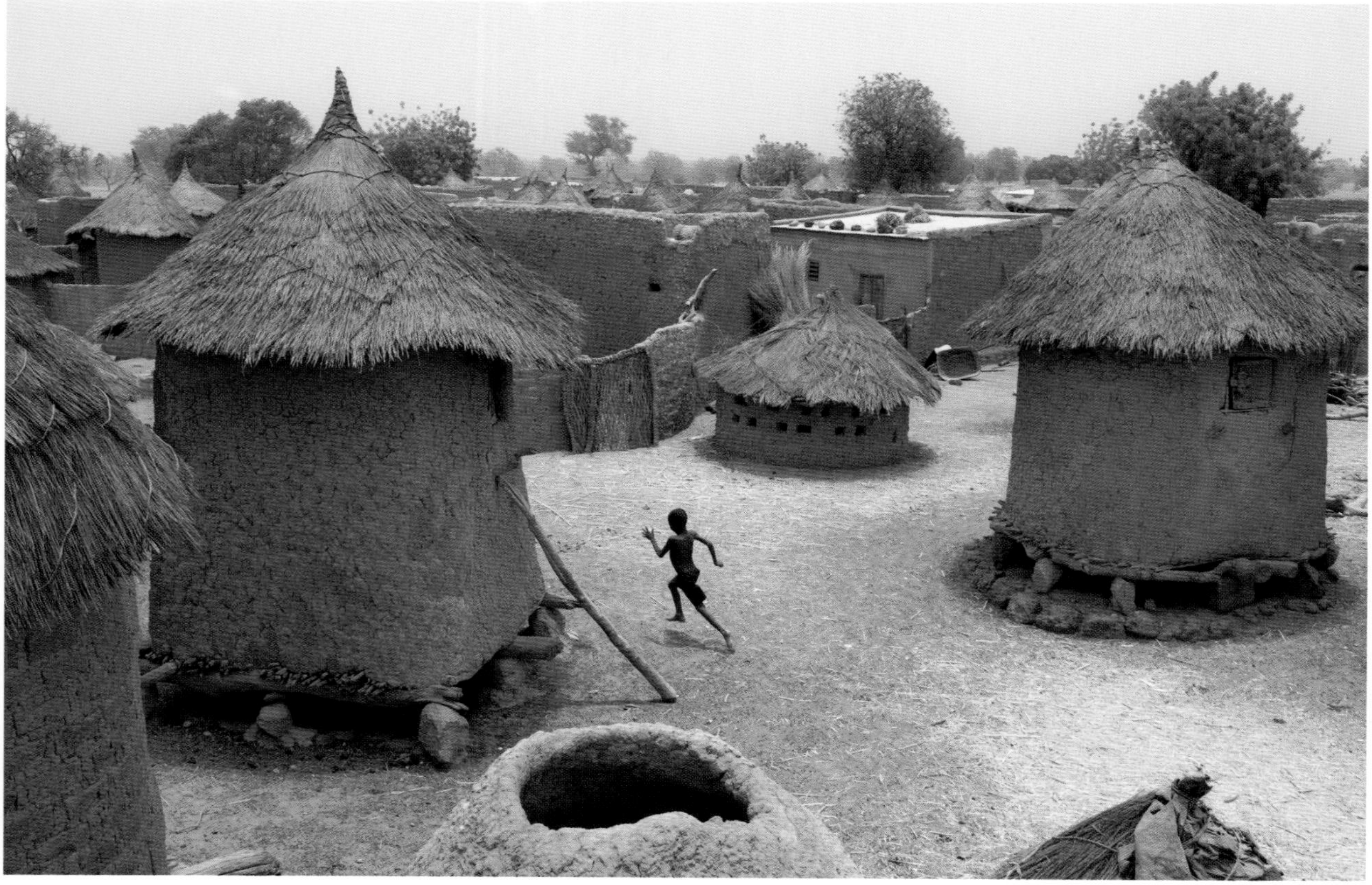

生きんとす強さにひかれて

静かな昼下がり
赤い土壁の家々の間を
少年が瞬く間に駆け抜けた

軒下の温度計は六〇度に届きそう
無料なのに学校には通えない
だって子どもは貴重な労働力
ブルキナファソでは　半数近くの子どもが
児童労働に駆り出される
隣国のカカオ農園に
出稼ぎに行かされる子も多い

ただ　資源があまりない分
大国の介入が少ないため
紛争はなかった

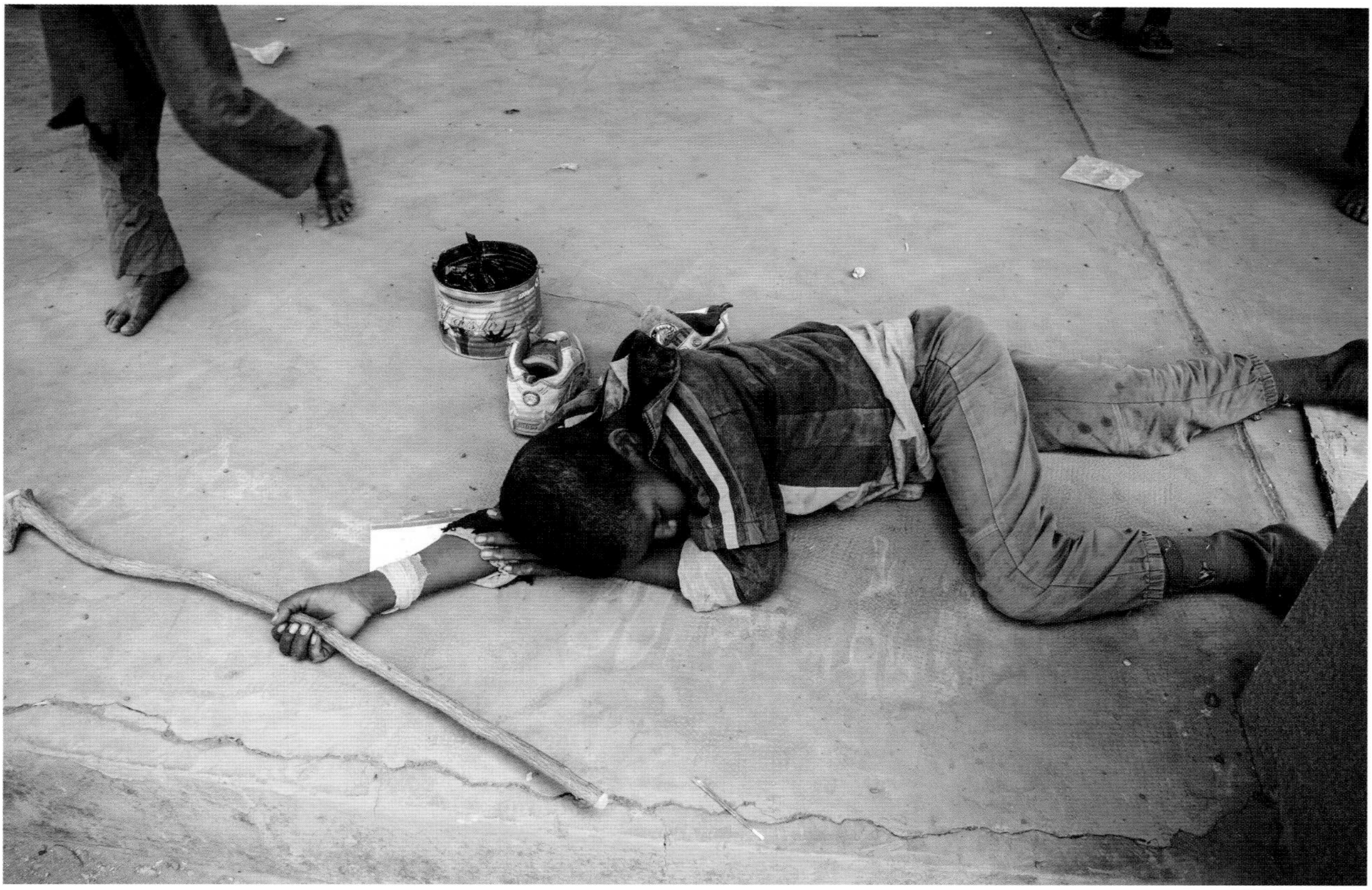

大人でも識字率は三割にとどかない
GDPや寿命なども含めて
国連がはじき出す「人間開発指数」なるもので
ブルキナファソは最下層にいる

エリートは職を求めて国外へ
路上生活を送る子どもの姿もめずらしくない

フランス語で「清廉潔白な人々」を意味する国名
その名の通り　貧しくとも純朴で温かかった
ムスリムやキリスト教徒
土着宗教の信徒も争いなく共存していたことは
希望の光　世界のお手本と言える

ただ今日　リビアやマリの内戦以降
内外の政情不安を突いて　この地にも
武装組織「イスラム国（IS）」が勢力を拡大し
テロが頻発するように……

燃え上がる前に戦火を消さねば……

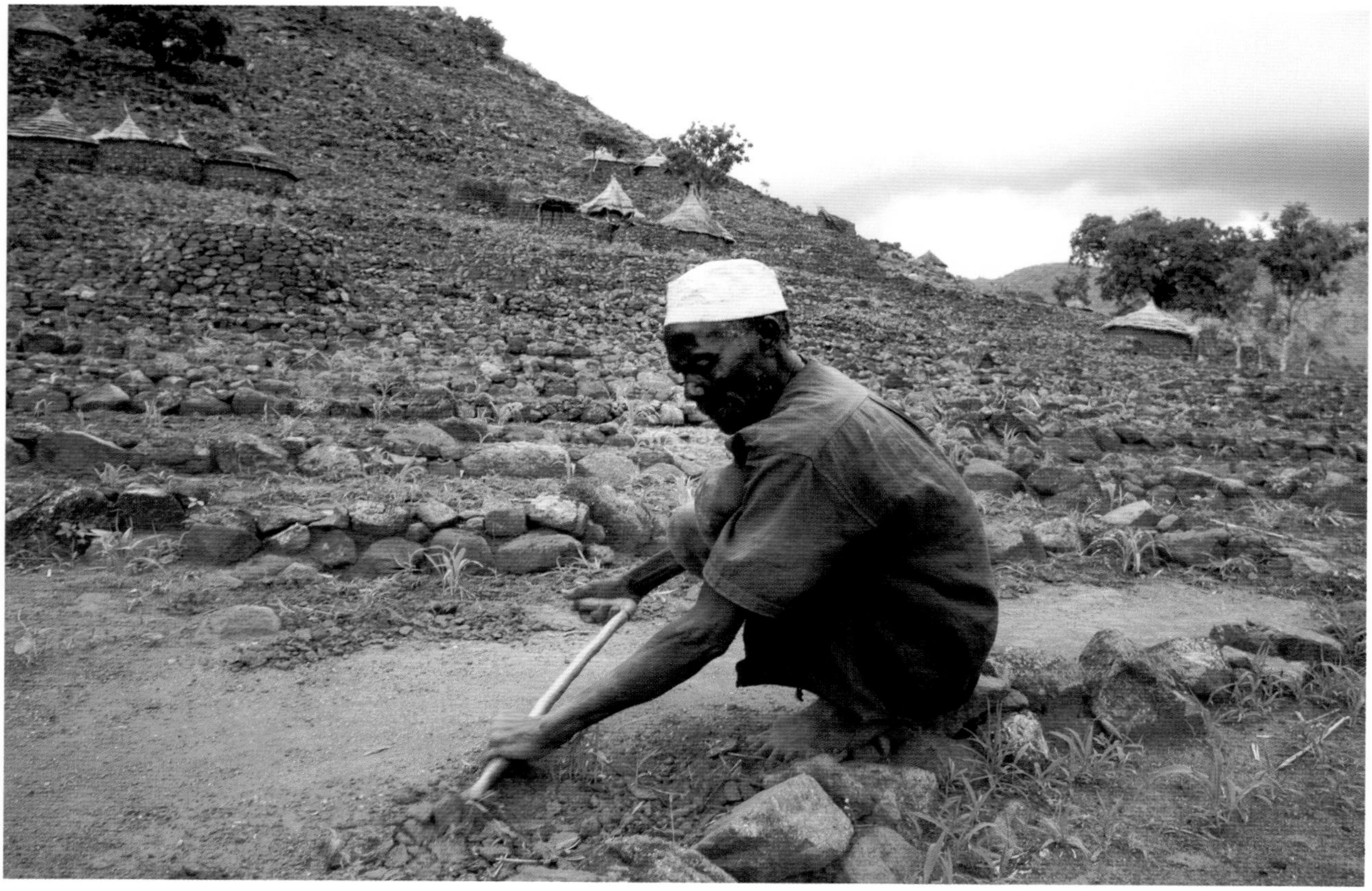

山の斜面で　こつこつと
ソルガムという穀物を育てる
収穫した粒を　石ですりつぶす
パンケーキのように引き伸ばして焼いたそれを
野菜スープに浸して口にすると　力が湧く

また明日も　山を登り降りしながら
井戸を探して　水を得るために

ようやく再開した学校に
通う子どもたちに　持たせるために

アフリカ最長ともいわれた
スーダン内戦のわざわいを
一歩でも遠ざけるために

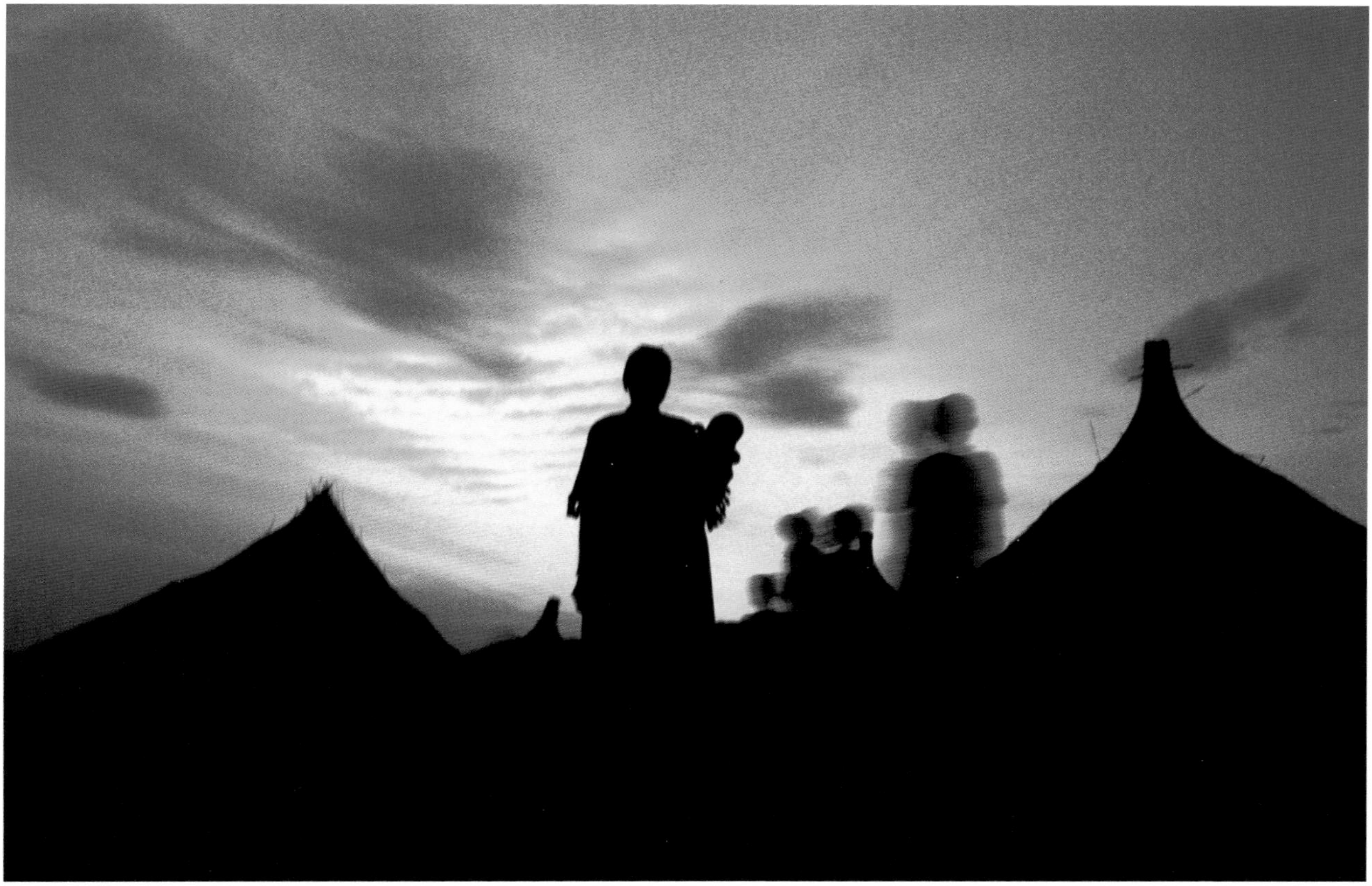

長い紛争の一舞台となった
スーダンのヌバ山地には
ガスも水道も電気も通らない
乾季には井戸の水も枯れる

ヌバの女性が頭に載せて運んでくれた
なけなしの水
四、五日に一度、洗面器一杯を分けてもらった
その水で体を洗い　洗濯をする
のどが乾けば
濁って底が見えない水に
ヨードチンキを垂らして飲む

水の有り難みを噛み締めながら空を見上げると
天文学的な遠さから　はるか昔の光が
燦然と無数に降っていた

ヌバの山は宇宙とつながっていた
全細胞で呼応し　震えた

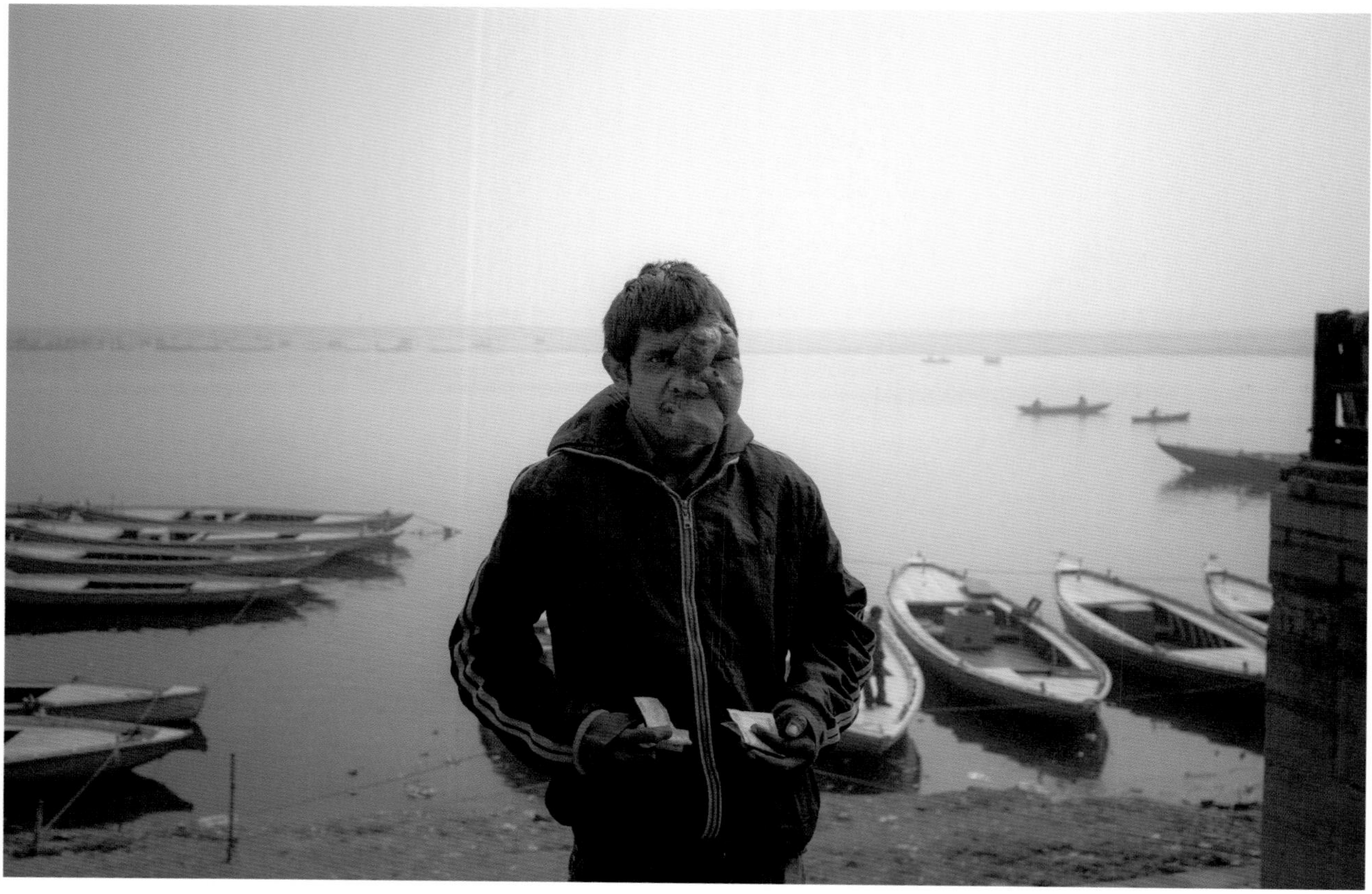

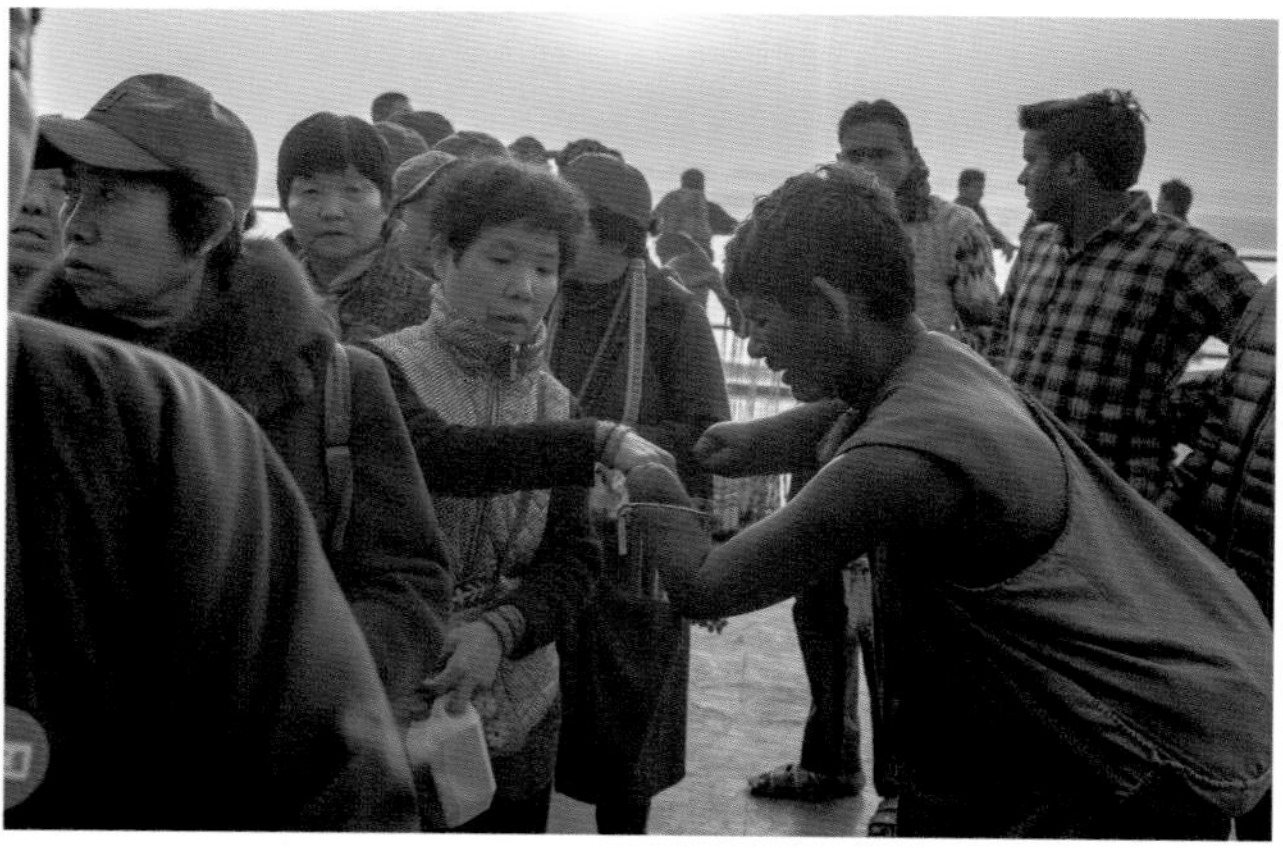

そんざいしないかのように
なにかをよけて通る人波
そのさけ目に　彼がいた

真正面からカメラを向け
顔を焼き付けた
彼も　わたしも　目をそらさない

お金を渡した
彼はうなずいた

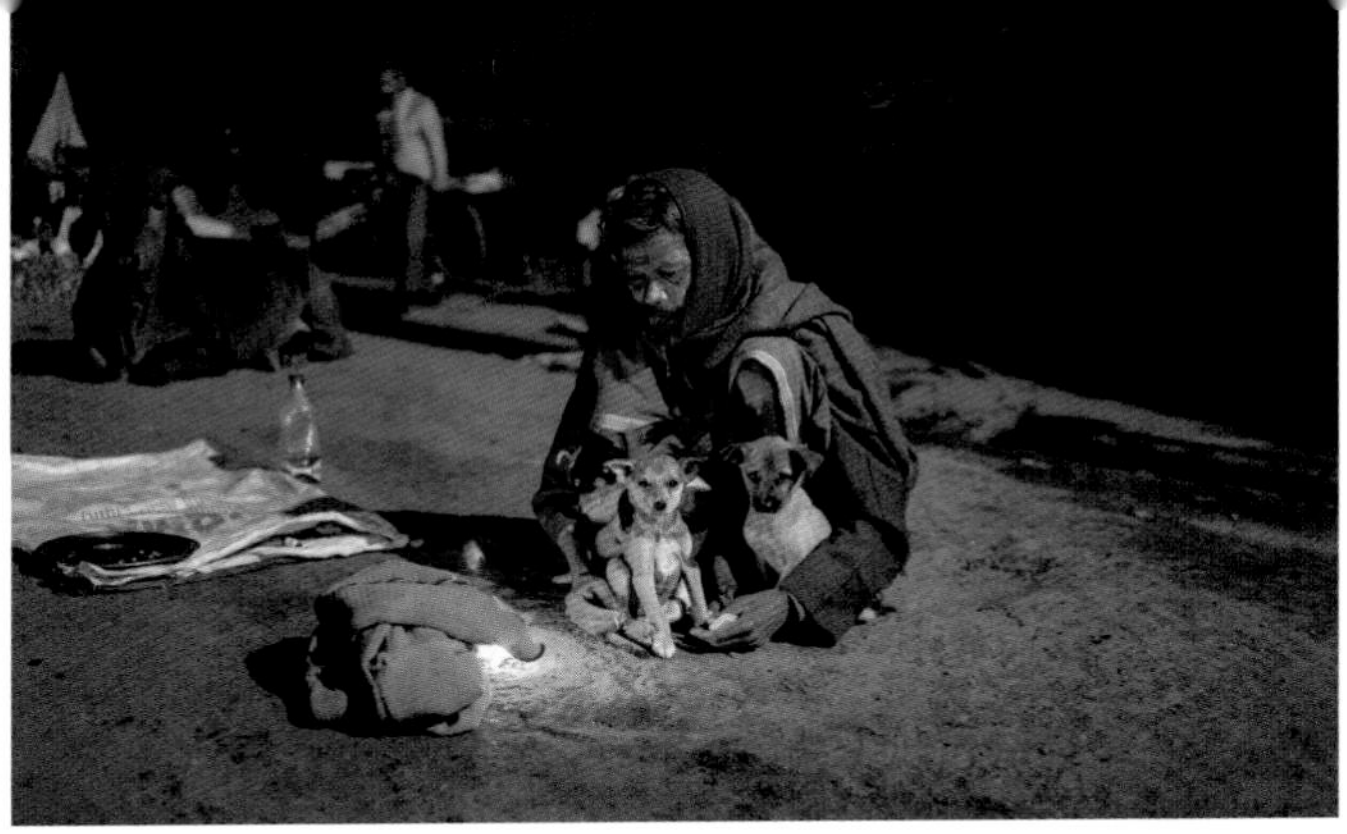

ヒンドゥー教徒が
各地からはるばるやってくる　聖地　ヴァラナシ
物乞う人も多い
生きるために　いつかこの地で死ぬために
心ひかれた

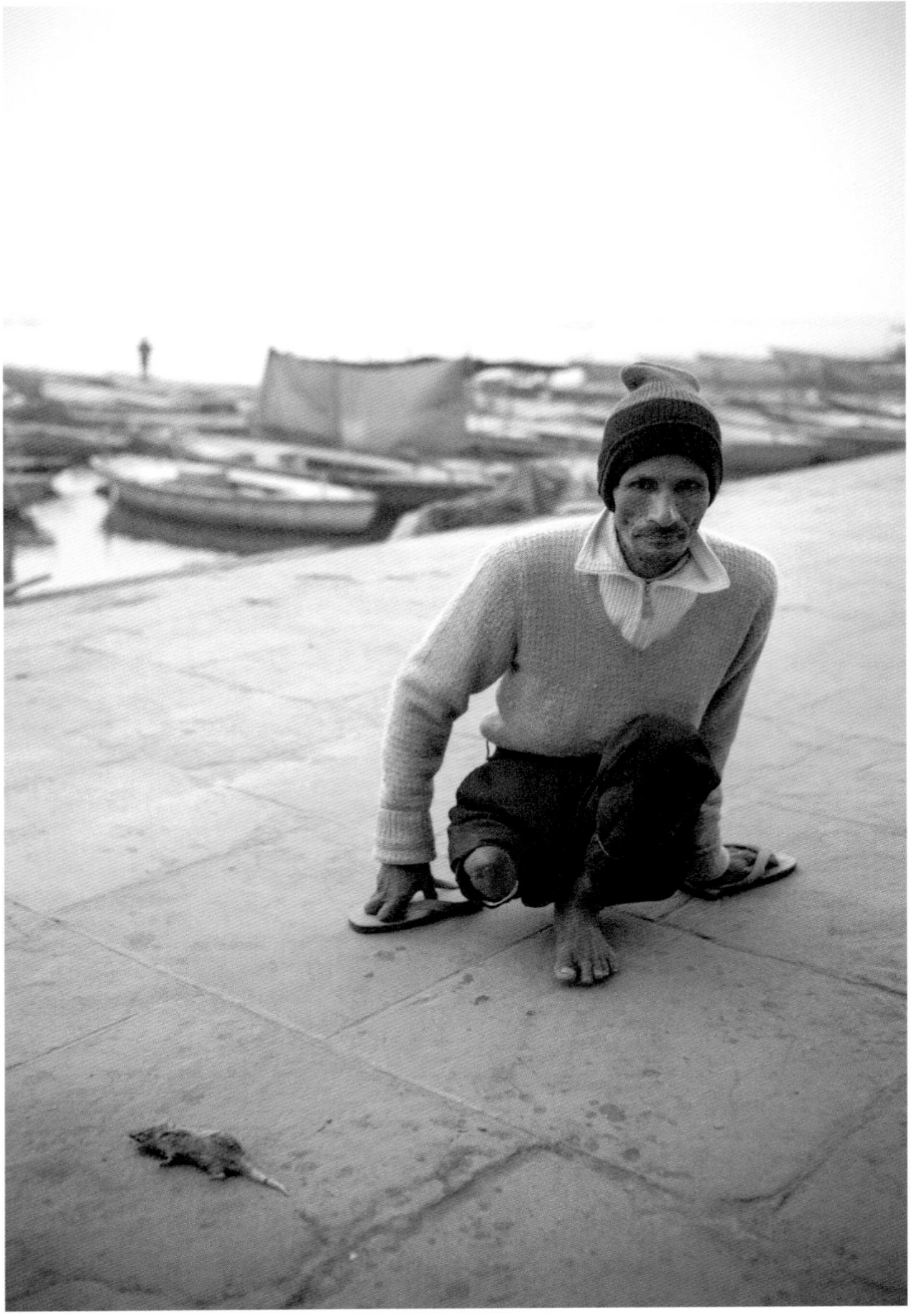

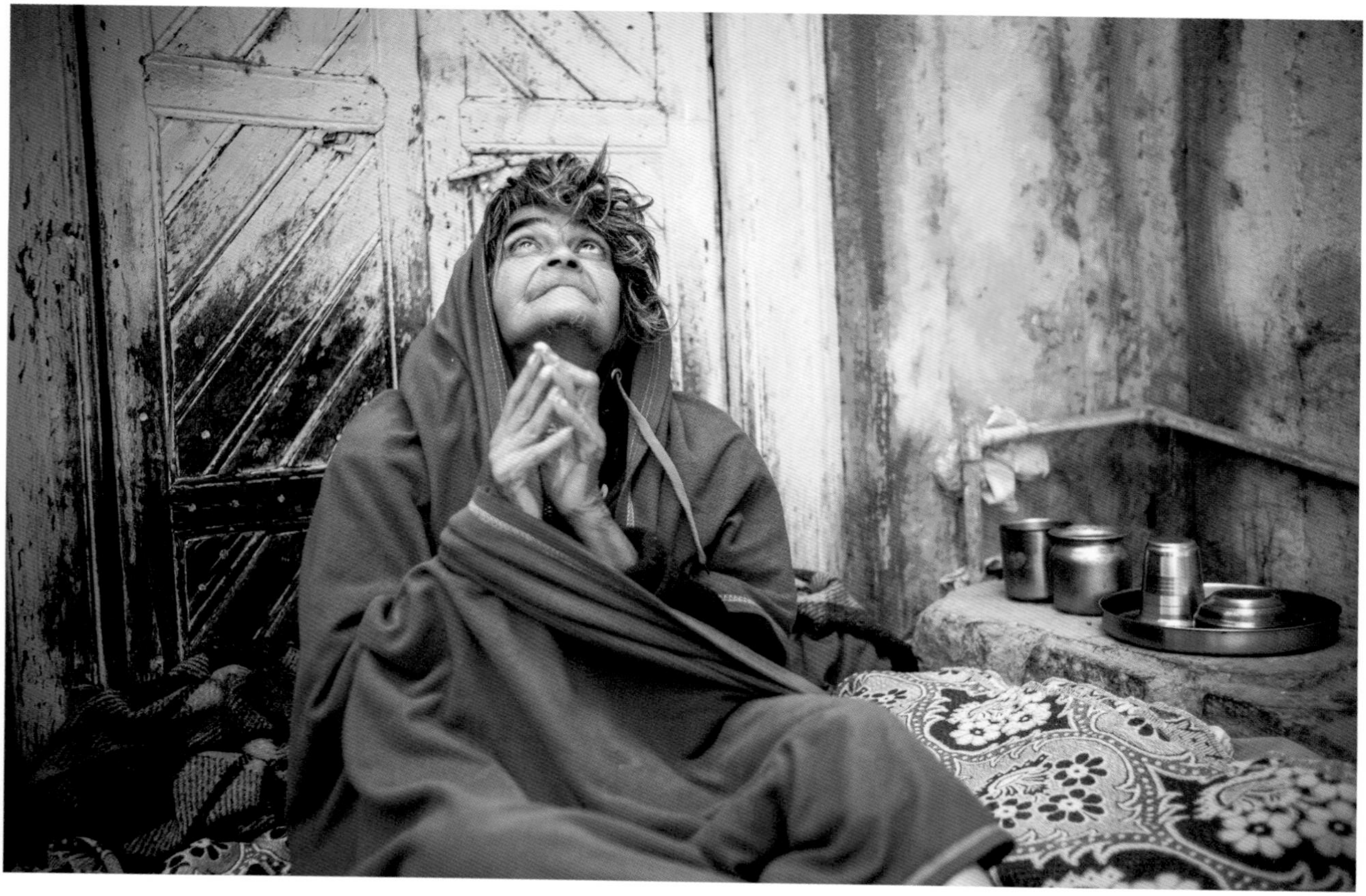

手を合わせ　つかの間
宙を見上げる
ほらそこに　視えている

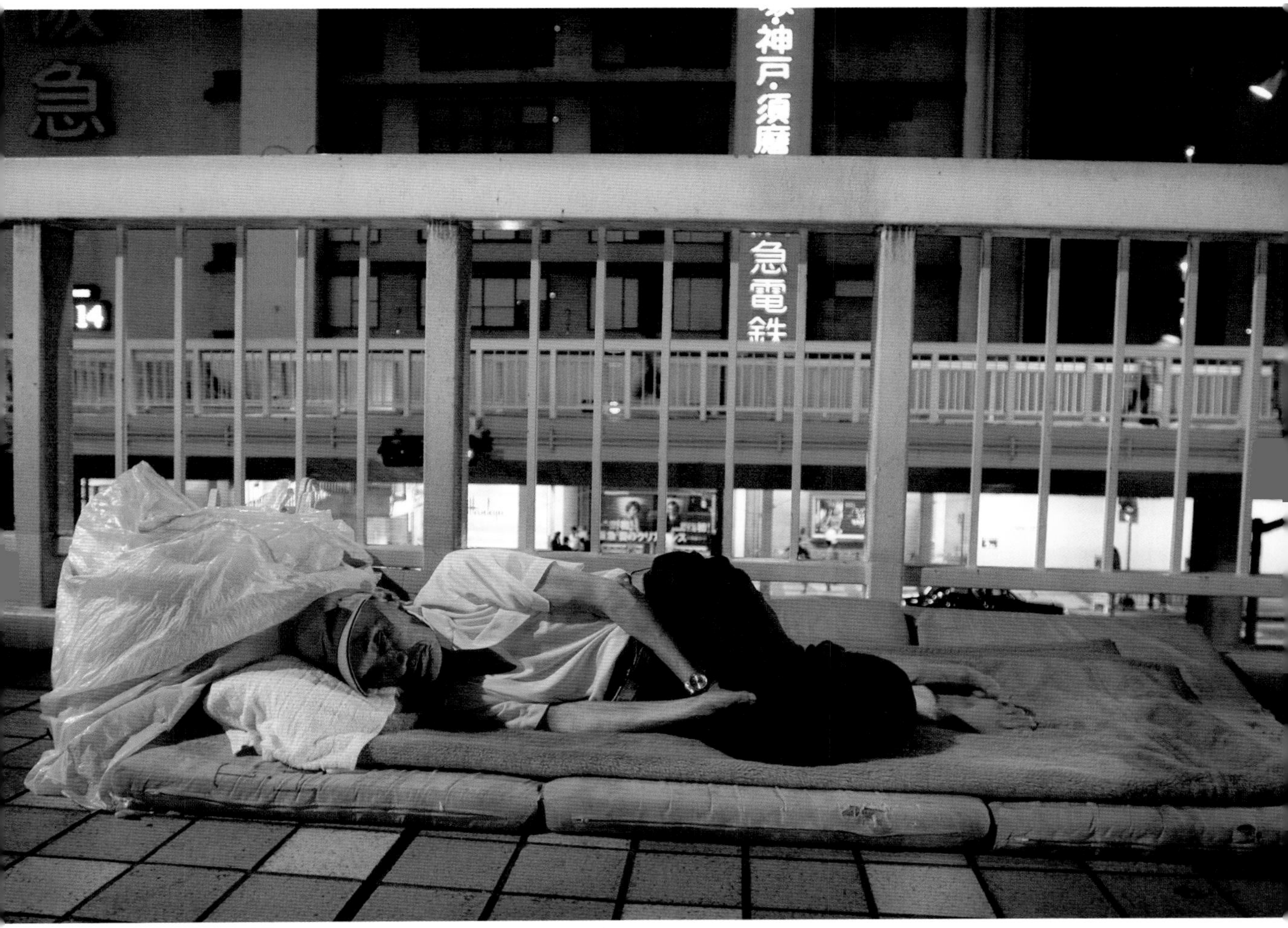

大切な私物ですから
持っていかないでください
おじさんのふとんに書かれてあった

ひとつふたつ
みっつよっつ
不運か何かが重なれば
だれもがたやすく家無くす

おじさんは人生の大先輩
とても　大切なひと

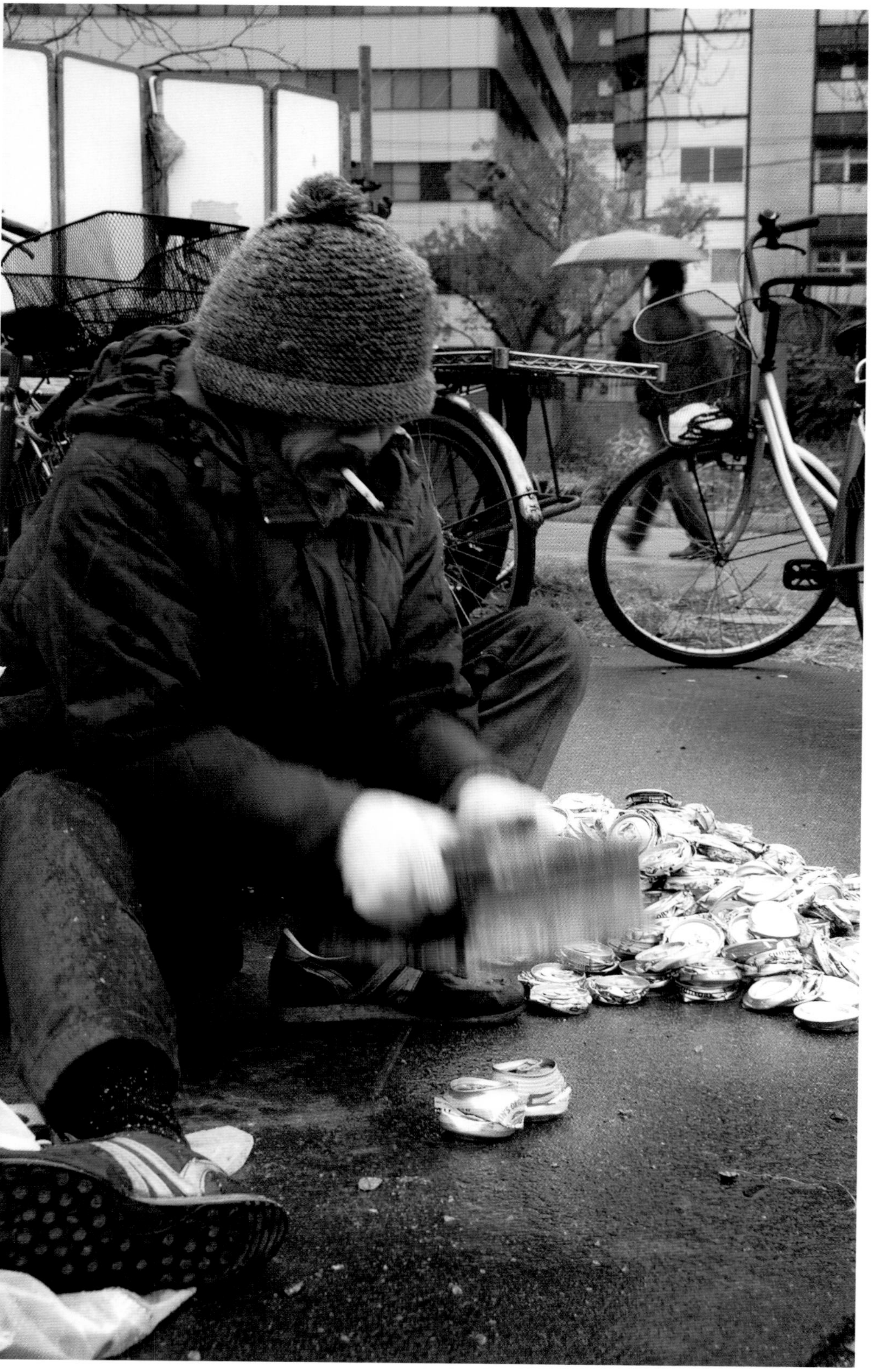

田中さんは　二月の朝四時から自転車を走らせた
道路の両脇に置かれているごみ袋に目を凝らし
時折アルミ缶を取り出しては　ていねいに閉じる
三時間ほど走るうちに雪が落ちてきた
住みかとしていた公園に戻って
ブロック片で缶をたたきつぶす

この日は三キロほど　四五〇円で売れた
時給にすると一〇〇円に満たない
ほんとはもっと生産的でまともな仕事がほしい……と田中さん
食いつなぐためには　ほかの路上生活者よりも早く起き
遠くまで足を運ぶしかない
月曜から金曜まで場所を変え　ときには土曜にも　働く

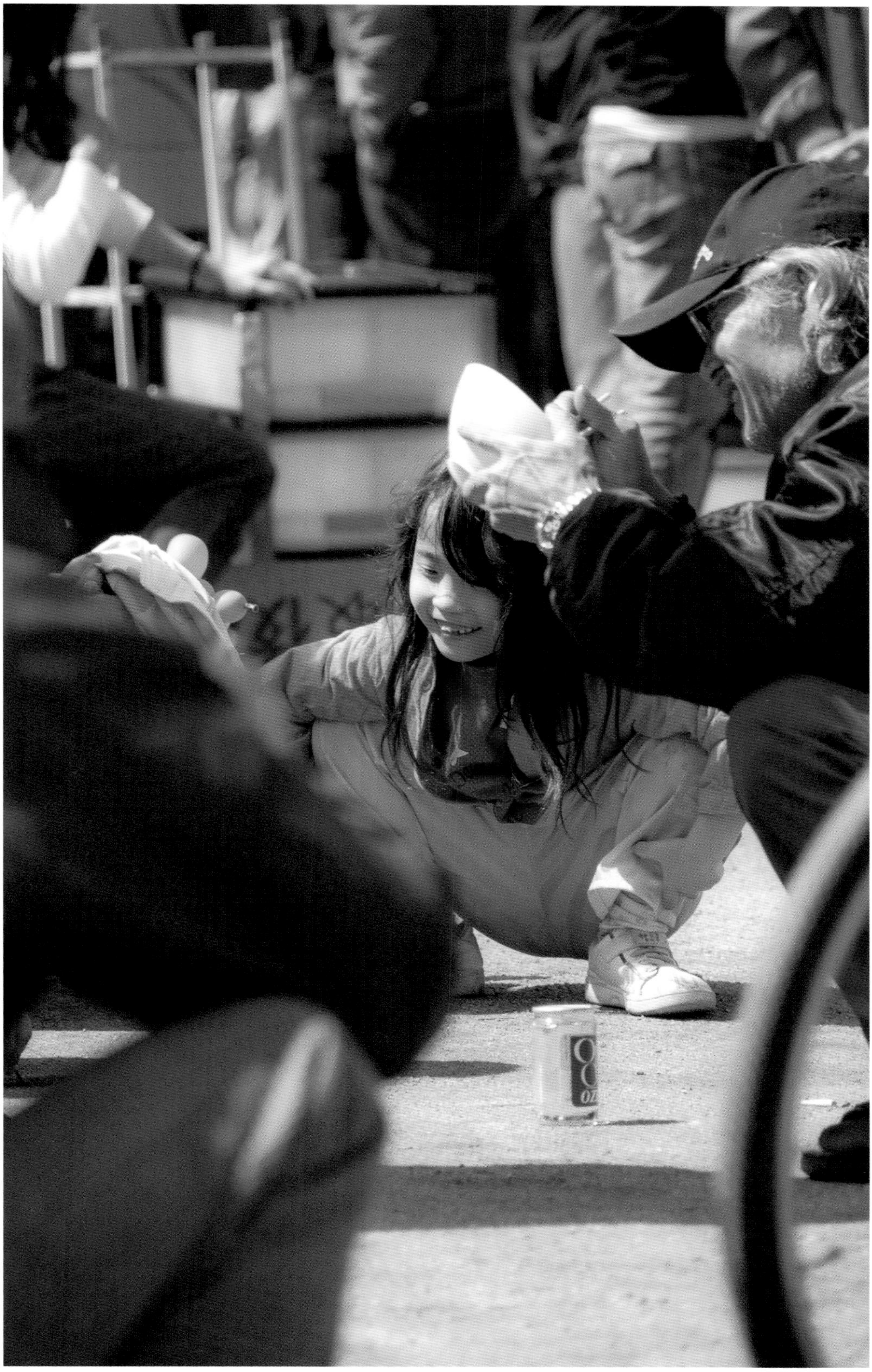

釜ヶ崎は日雇い労働者の町
好況だった一九八九年度には一九〇万人もの日雇い求人数をほこり
北海道から沖縄まで全国から屈強な労働者を吸い寄せた
不況になれば景気の調整弁として　真っ先に切り捨てられた
一泊千円の宿代も払えなくなり路上や公園で野宿する人が増えた
かつては大阪市内だけで一万人規模の野宿者がいた

うち餓死や凍死、病死など
路上で亡くなる人が年間二〇〇人いた
マザー・テレサが嘆き
「国境なき医師団」までもが救援活動に走った釜ヶ崎
日本の屋台骨を支え　捨てられた男たちの輪のなかに
天使がいた

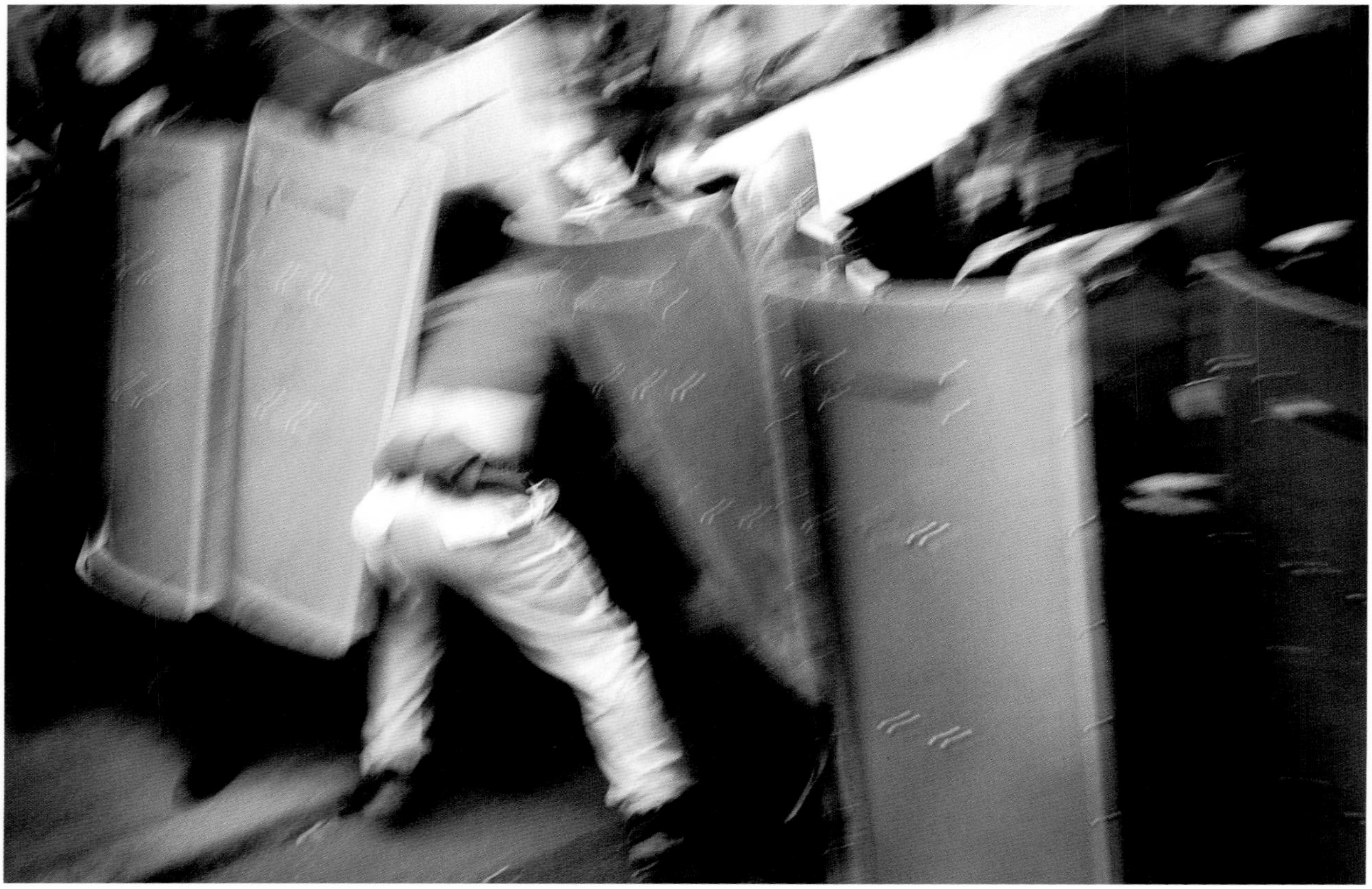

この日本で機動隊になぐられ
路上にばたばたと倒れ込む
おっちゃんがいる

勝ち目のない相手に立ち向かってゆく
日雇労働や野宿のおっちゃんたち

なぜ?

ためこんで　のみこんで　しのんできた
がまんが
自分のすべてを壊してしまう前に
解き放ち　ぶつけようとした

同じ人間なのに
人間あつかいしない警察に　役人に
道ゆく人に
わたしに

国内の路上生活者の数は多い時代には三万人、今日でも路上とネットカフェ等にそれぞれ五千人いるといわれる。

野宿にいたった原因はおおまかには、「仕事が減った」が三割、「倒産・失業」が三割、「病気・けが・高齢で仕事ができなくなった」が二割……。努力不足や怠け者などという個人の資質ではなく、一人では動かしがたい経済情勢の厳しさや社会保障の乏しさ、労働環境の過酷さが、個を追いやっているといえる。

釜ヶ崎は、貧困と格差が凝縮された日本の縮図であり、この国の未来の姿でもある。国の経済状況によって真っ先に使い捨てにされがちな日雇い派遣労働の不安定さと貧しさ、過酷で劣悪な労働環境、手配師・派遣業者によるピンハネ、路上生活における差別・排除・いたずら・襲撃・傷害殺人の危険、餓死や凍死、病死など路上死の頻発、抜きん出て短い寿命、無縁仏の多さ……。

世界の紛争地や経済困窮地域の前線で人道支援活動や医療活動を重ねる国境なき医師団が、釜ヶ崎の窮状を受けて、異例の支援活動を行うこともあった。

二〇〇八年六月、警察による労働者への暴行事件がきっかけで、一六年ぶりに、労働者と野宿者の町、釜ヶ崎で「暴動」が起きた。

体を張って日本の経済成長を支えてきた労働者に対する非人間的なあつかいに、体を張って抗った。過去の暴動とはちがって、放火や略奪もない、れっきとした抗議活動だった。

しかし、大した「ニュース」にはならない。社会による黙殺だった。

格差と不安定さを増すばかりのこの社会において、日雇い労働者と路上生活者の黙殺はやがて、自分自身にはね返ってくる。

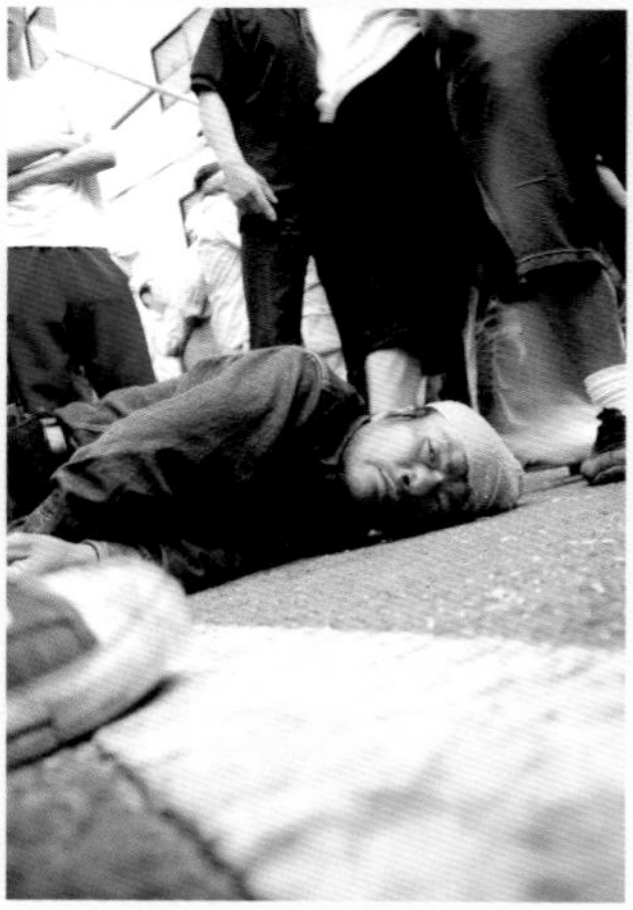

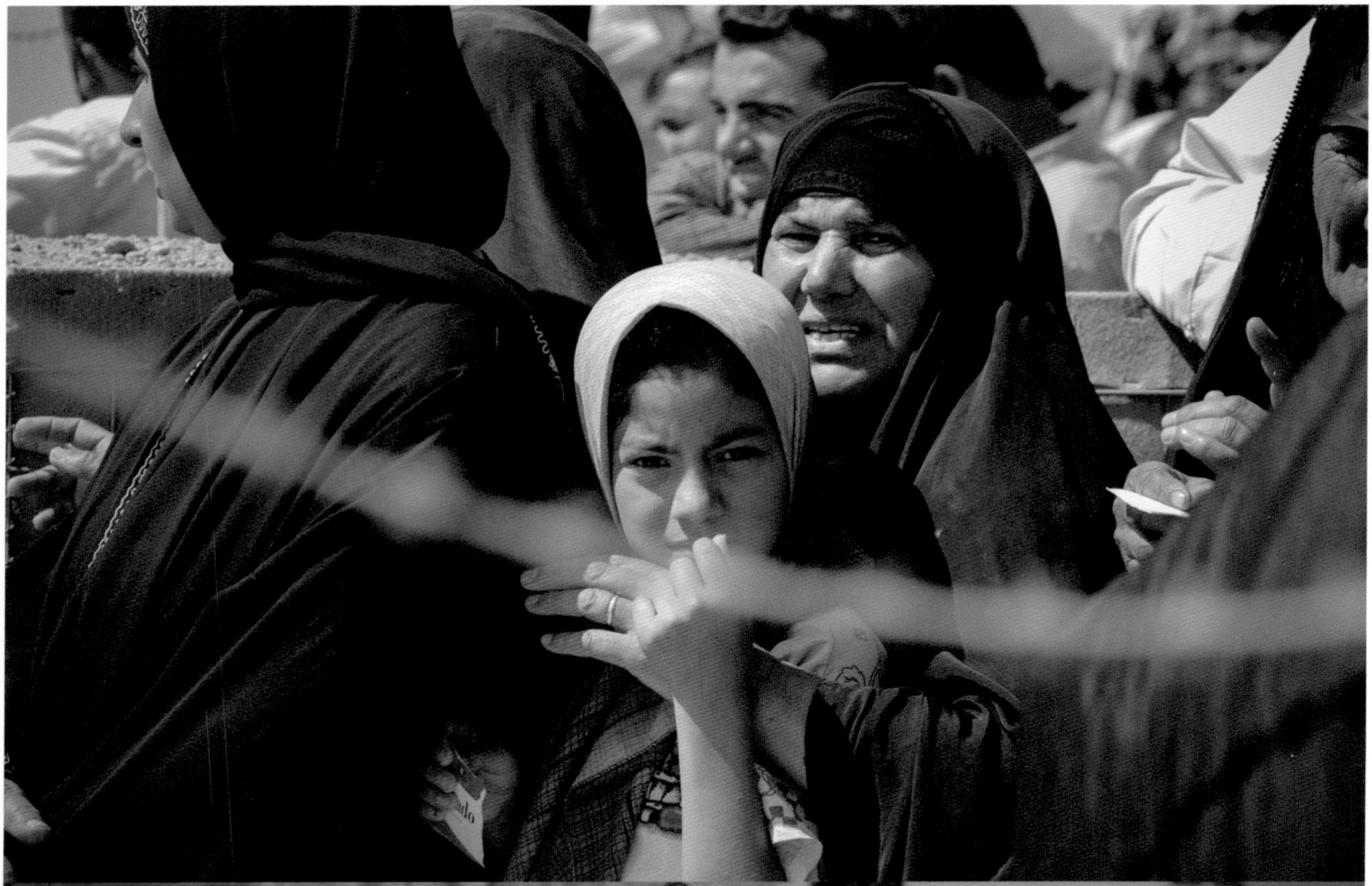

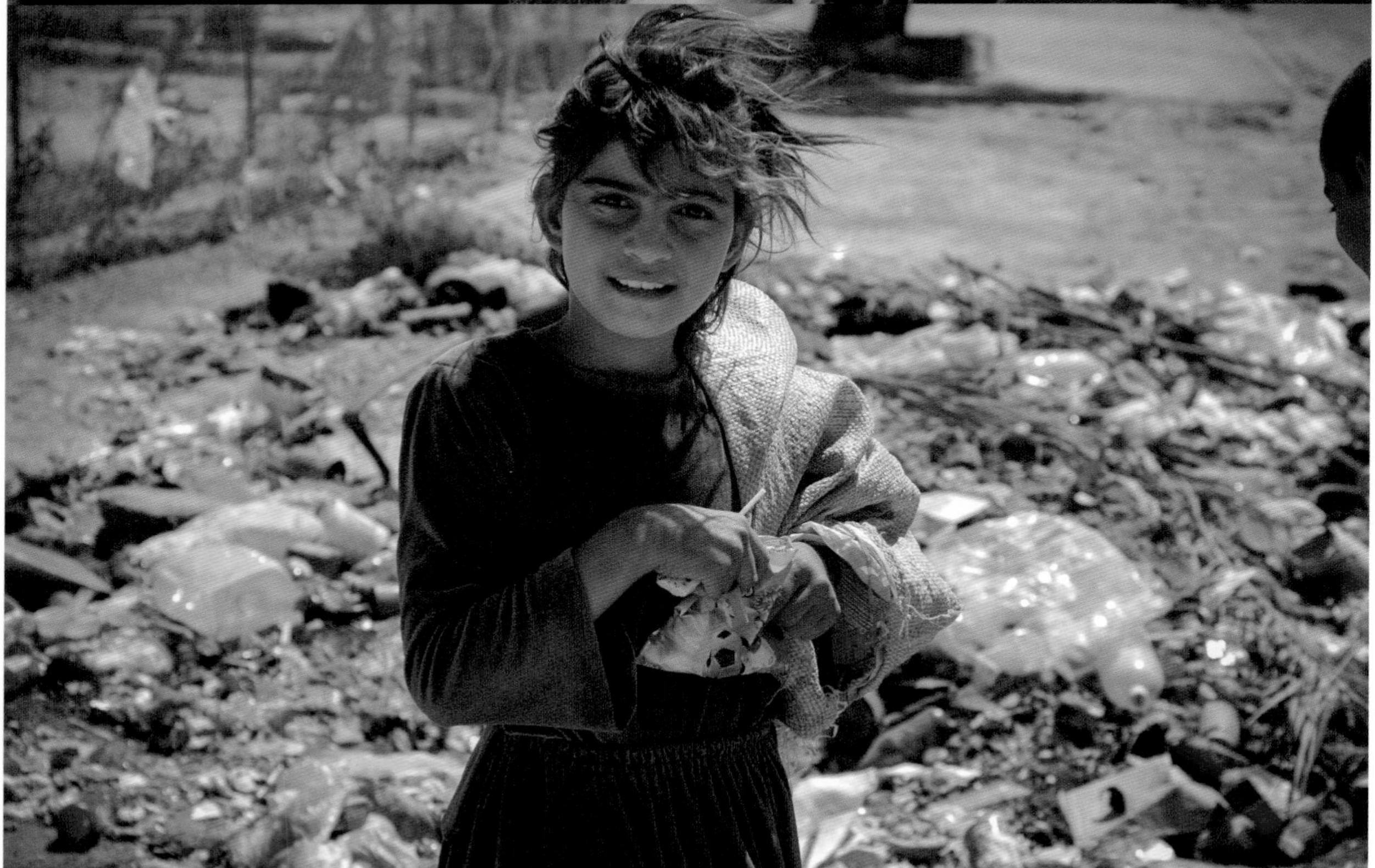

戦禍に生きる

イラク戦争で
米軍により市民多数が拘束された
アブグレイブ刑務所では
父との面会をじっとまつ少女が
こちらをながめていた
鎖の向こうから

近くの路上には兄といっしょにゴミをあさる女の子がいた
まだ食べられるものを見つけたら　においをかいで　口にする
肩に下げたふくろには　空き缶を入れる
なかなか集まらないが　何か所も回って
一キロためることができれば　七五円で売れる
あなたは　何をしに　ここへ
まなざしが胸に刺さる

マラリアで母を亡くし
父は自爆攻撃の犠牲になった八歳
耳と口の自由がきかない七歳
父が事故で死に　母が病死した五歳
HIV感染で親を失った少女たち
紛争　エイズ　貧困　食料不足　病で
身近な人たちが亡くなってゆく日々……
ウガンダの「孤児の村」
子どもたちは自身も常に死と隣り合わせだった
抱えきれないほど　いっせいに
孤児たちが笑みいっぱいに
胸に腕に飛び込んできた
そして時折　あどけない顔をこわばらせて
心の扉に鍵をかけた

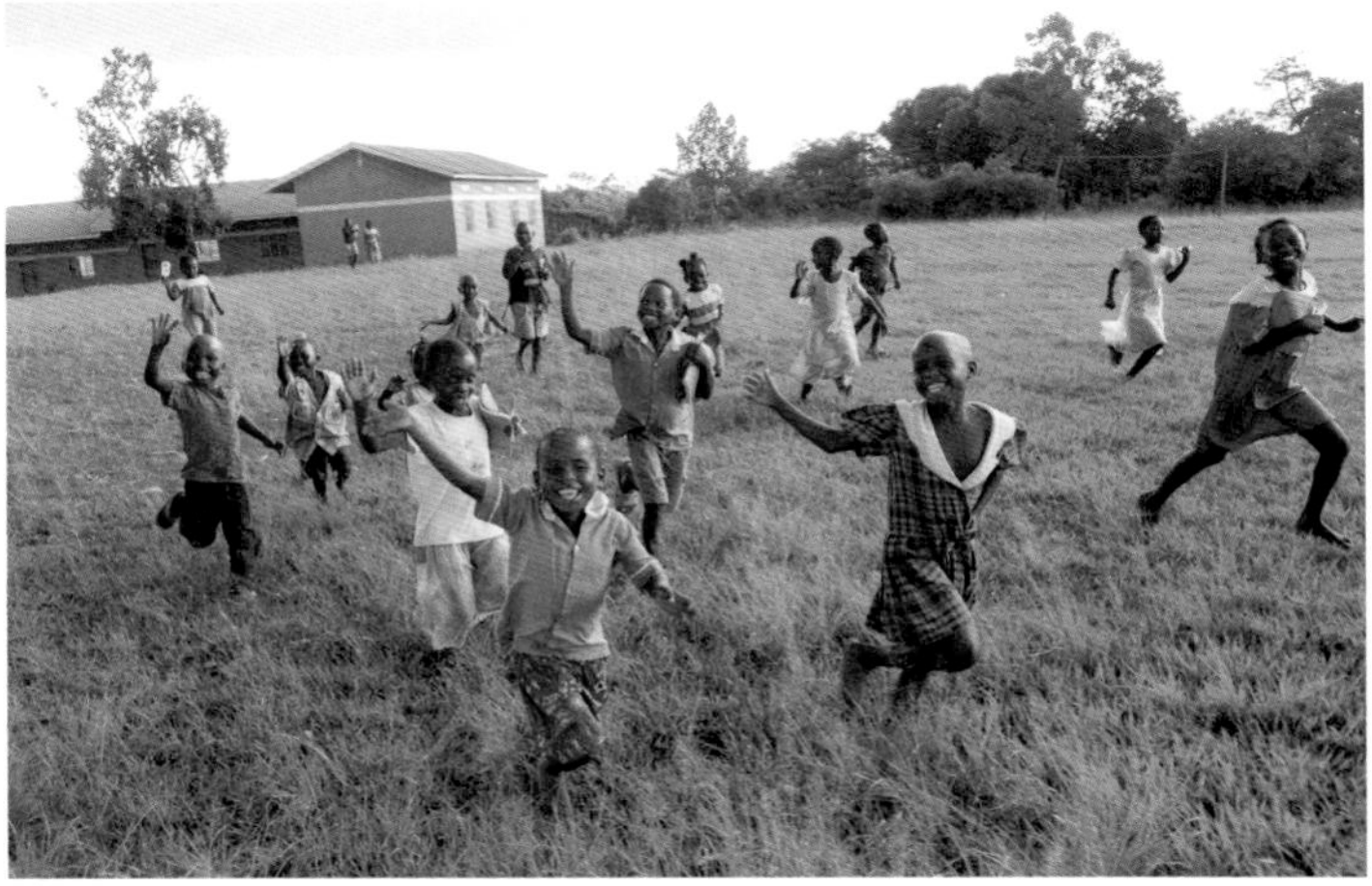

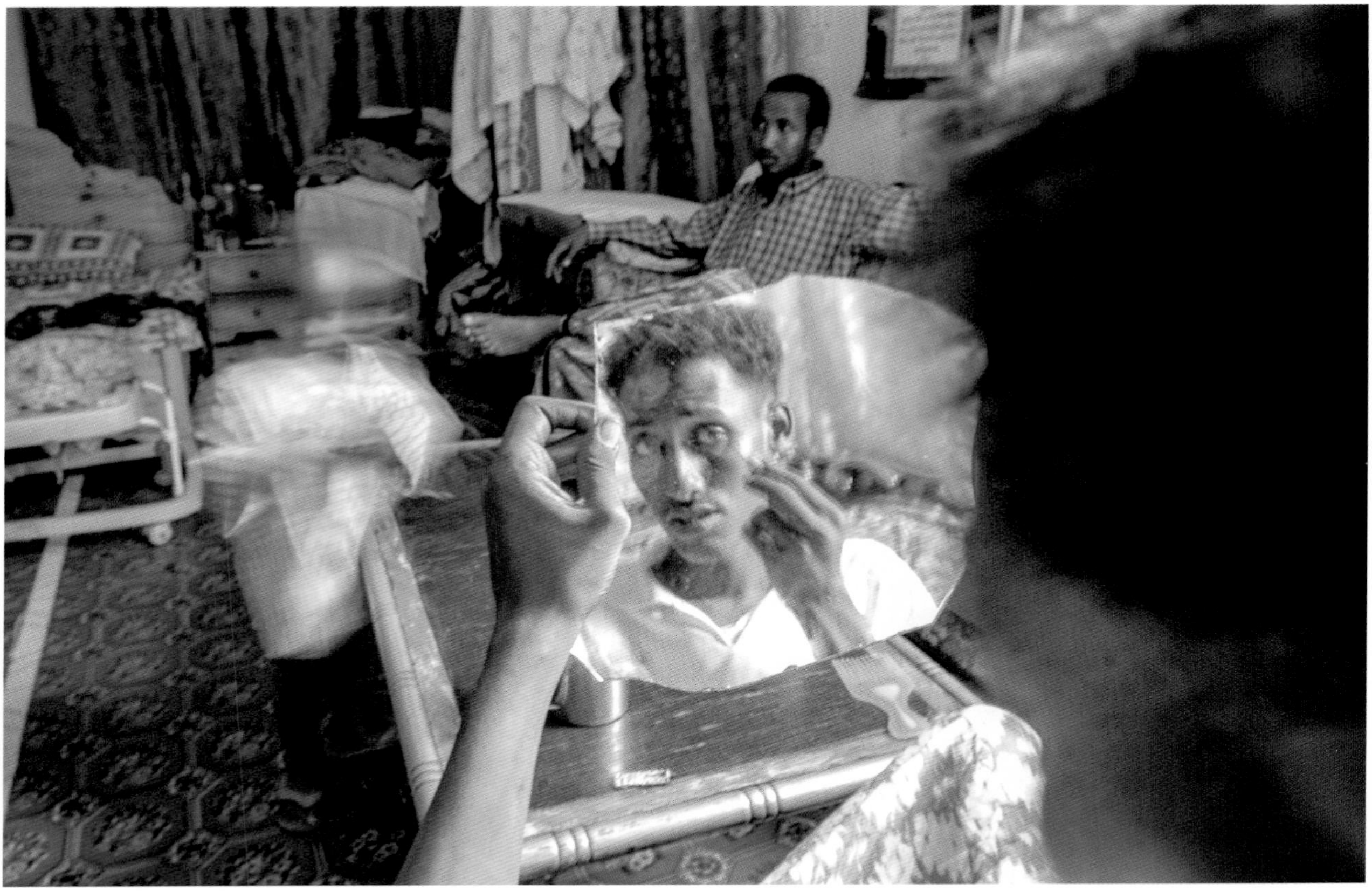

「覚えているだけで　七人殺した」
一八歳のジャマール君は元少年兵
同じく民兵だった兄二人は殺された

ユニセフによると
子ども兵の入隊平均年齢は一二歳
首都モガディシオだけで
何万もの子どもが銃を手に兵士となった

戦火で崩れかけた家々が並ぶ
建設中の建物などなかった
仕事がない
家族の生活を支えるために民兵になり
銃を手にする子どもが絶えない

イラクにはアブグレイブ刑務所があった。米軍による拷問虐待の画像が流出し、悪名を世界にとどろかせた。

ようやく〝解放〟されたイラク市民たちに話を聞いた。

刑務所ではほぼ毎日、暗く汚れた部屋へ連行された。男性は電気ショックをくらわされ、軍犬をけしかけられた。女性にはレイプ、子どもにも性的虐待……次々に明るみになった。あまりの不名誉に、刑務所内外で自殺者が続出した。

米兵に拘束された大半が一般市民だった。これを機に少なくない市民が反米に転じた。

「アメリカに復讐してやる」。

〝出所〟後に拳を振り上げる市民の姿があった。米軍に報復を誓い、武装勢力に加担する者もいた。米軍の所業は、市民の怒りに火をつけ、反米勢力を結果的に急増させている。

ソマリアにはアルカイダ系の組織も跋扈する。アルカイダはアフガニスタンで対ソ連戦のためにアメリカが肩入れして育てた勢力、と知られている。アルカイダをルーツに持つイスラム国（ＩＳ）にしても、米軍は対シリア政府戦のために、数カ月訓練をするなど支援し、育てもいた。

ソマリアの首都モガディシオの通りには「はるな保育園」「修立」と書かれた、半分ひしゃげたような通園バスが、車外にあふれるほどにソマリアの人を詰め込んで、真っ黒な煙を吐いていた。「車でも電化製品でも、日本製は世界一」と口をそろえる。

家族を養うために銃を手にした民兵は言う。

「いったん戦争になると、平和だけは何年かけても取り戻せない。銃や兵を持ち込むのではなく、今ここに氾濫する銃を強制的に捨てさせ、武装勢力を解体させる。日本や国連に求めるのは、そんな圧力だ。……殺し合いはもう、やめたい」

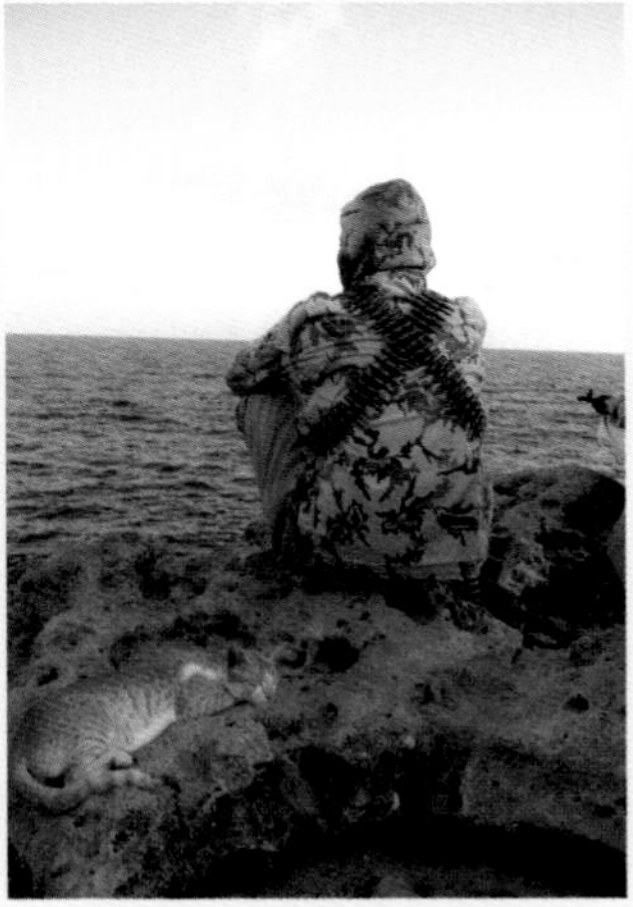

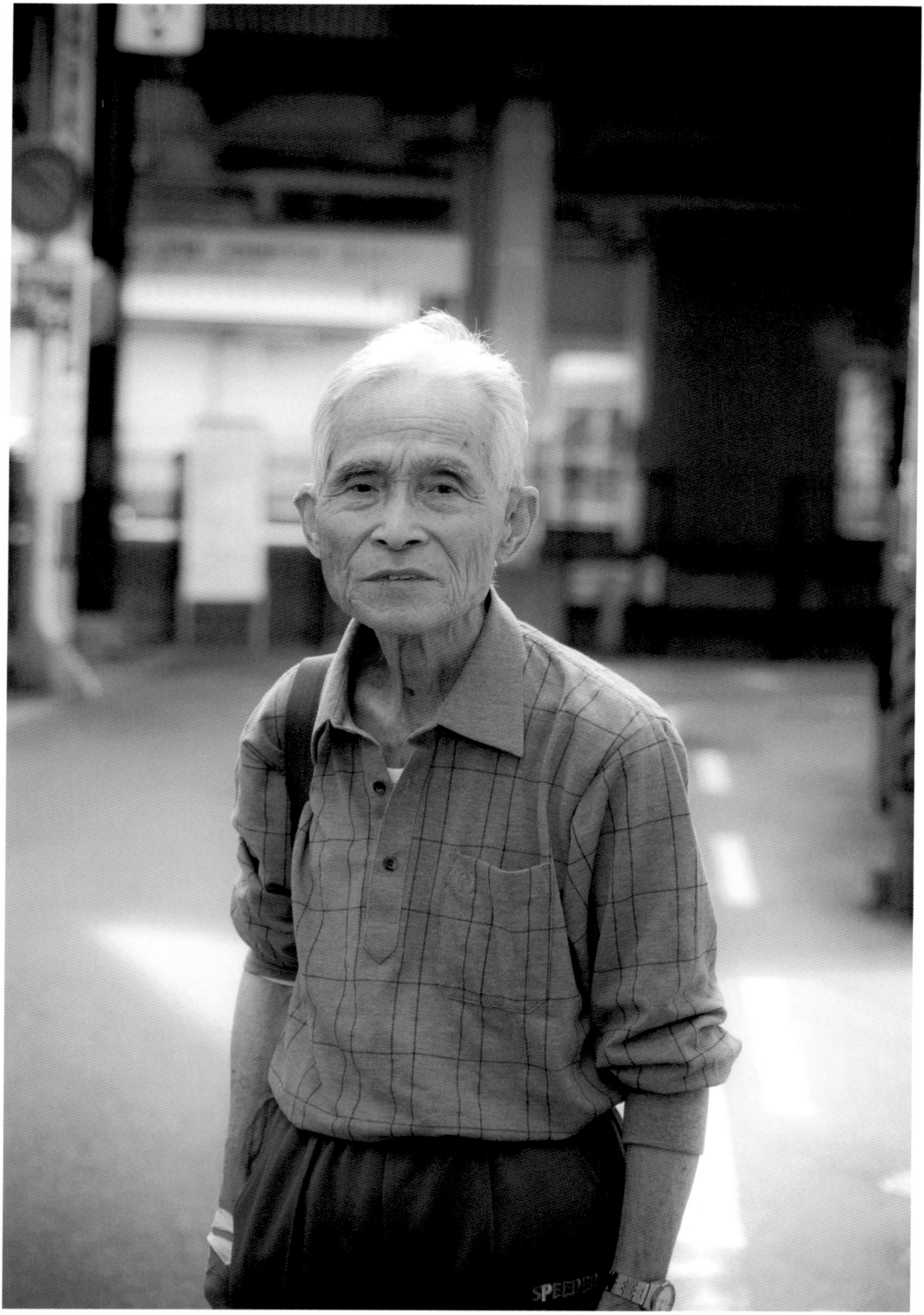

戦地からの声

一さんは　初年兵として中国にわたった一週間後
生きている捕虜を銃剣で突き刺すよう命令された
「骨に当たらなかったから　腹をすうっと
豆腐を箸で刺すようなやわらかさだった」

銃弾一発で何人貫通するのか　「実験」した
「たいてい三人目で止まっていた」

村の女性を仲間七、八人で輪姦した
「口封じとして、女性はたいてい最後に殺された」

それから沖縄へ

「中国人と同じく　沖縄の人も　本土の人間に劣る
そんな差別感情があったと思います」
沖縄はいわば日本の植民地だった
戦闘が長引き　戦況が悪くなるほど
敵と戦う軍の論理が
住民の命よりも優先されていった

国の体制を守るという敗戦構想を
少しでも有利に導くための時間稼ぎとして
沖縄戦は住民を巻き込んで長期化されたのだった

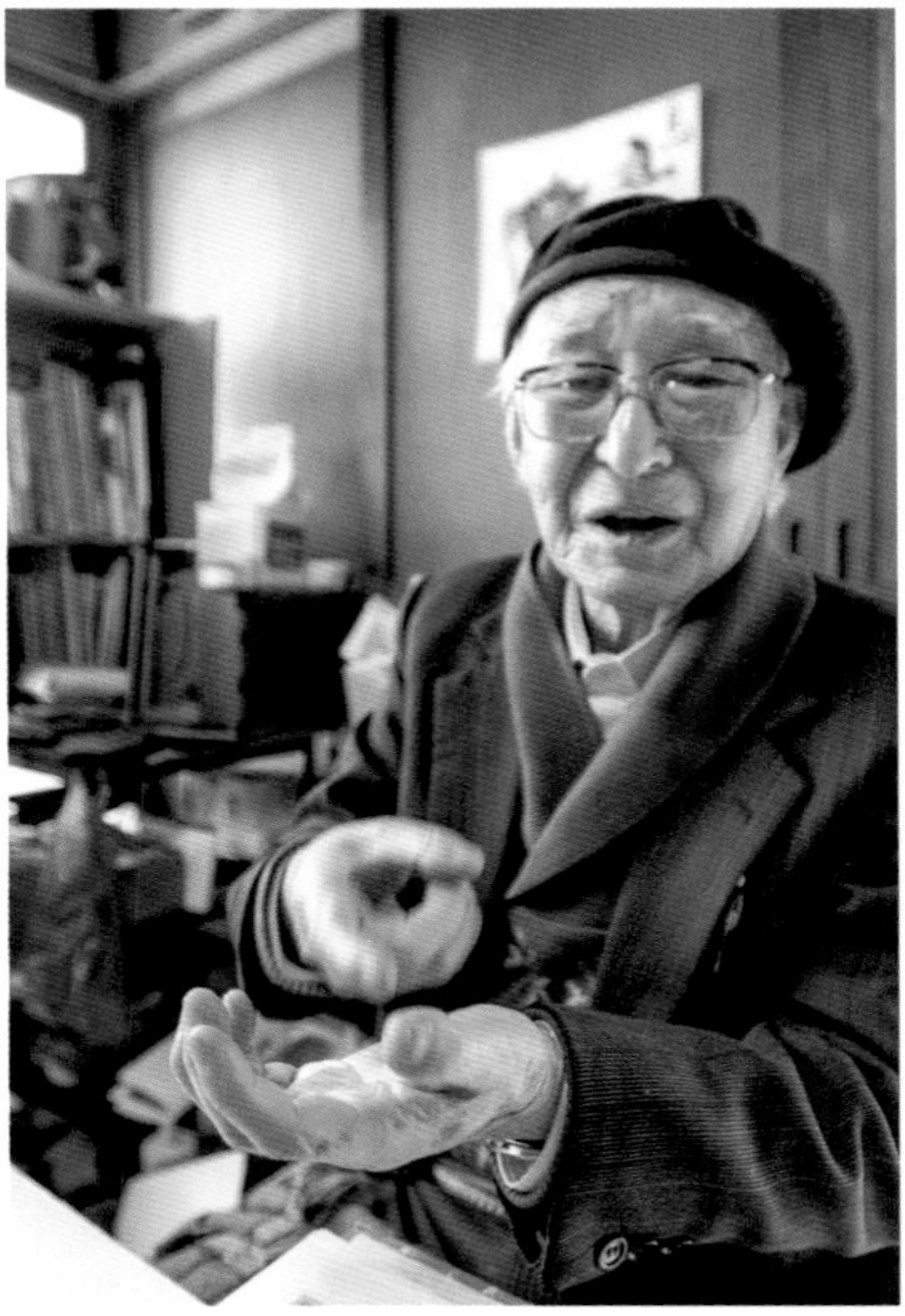

中国戦線にて　上官命令で　弘康さんは　自身の手で
捕虜の首を切り落とした
目隠しされて後ろ手にしばられた彼が
切られまいと顔を振り回していたところに　エイって　日本刀を振り下ろした
「反動で正座していた足がぴんと伸びて
首から四メートル血を吹き飛ばしながら　穴に落ちていったの」
逃げ遅れた女性は　大勢の兵隊に犯されたという

それからフィリピンに転戦した
とにかく食べ物がない　みんな飢え死にか　マラリアとかで病死した
「あまりに飢えたもんだから　死んだばかりの兵隊の肉　食ったね
銃剣の先に肉を刺して　火であぶって……
今まで食ったどんな肉よりも　うまかったねぇ」
焦点が　はるか彼方にあるような目を　ゆっくり閉じた
「人間が追い詰められた最後には　鬼にも仏にもなるの」

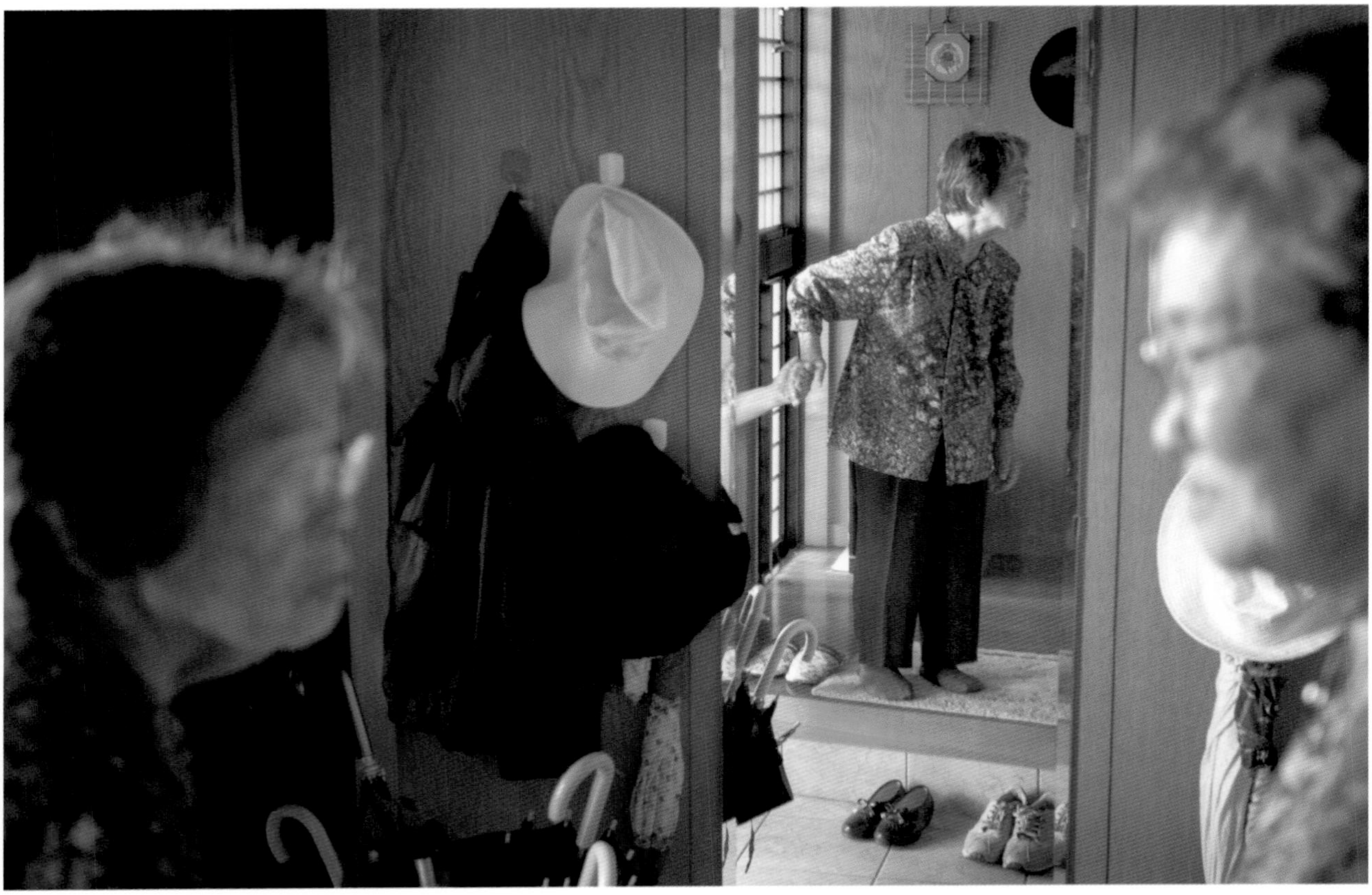

幼なじみの二人は　沖縄本島南部の
女子青年団員として動員された
米軍の圧倒的な火力を前に　二人とも
日本兵から手りゅう弾を二つずつ手渡された
一つは敵に投げ　もう一つは自爆用だと言われて
「米軍が迫って逃げ切れないから
家族一〇人で集団自決しよう」

手りゅう弾が破裂する瞬間
初子さんは顔を砂にうずめた
「生き残ってしまったぁ
やっぱり　死にたくなかったんだね」
でも初子さんの家族七人が死んだ

千代さんは家族親戚八四人のなかで　六五人が死んだ
今は子どもが五人　孫が一二人いるという
「わたしがあのとき死んでいたら
この子　この孫たちはみんないないさぁ
……亡き友たちに孫は　元からいないさぁ」

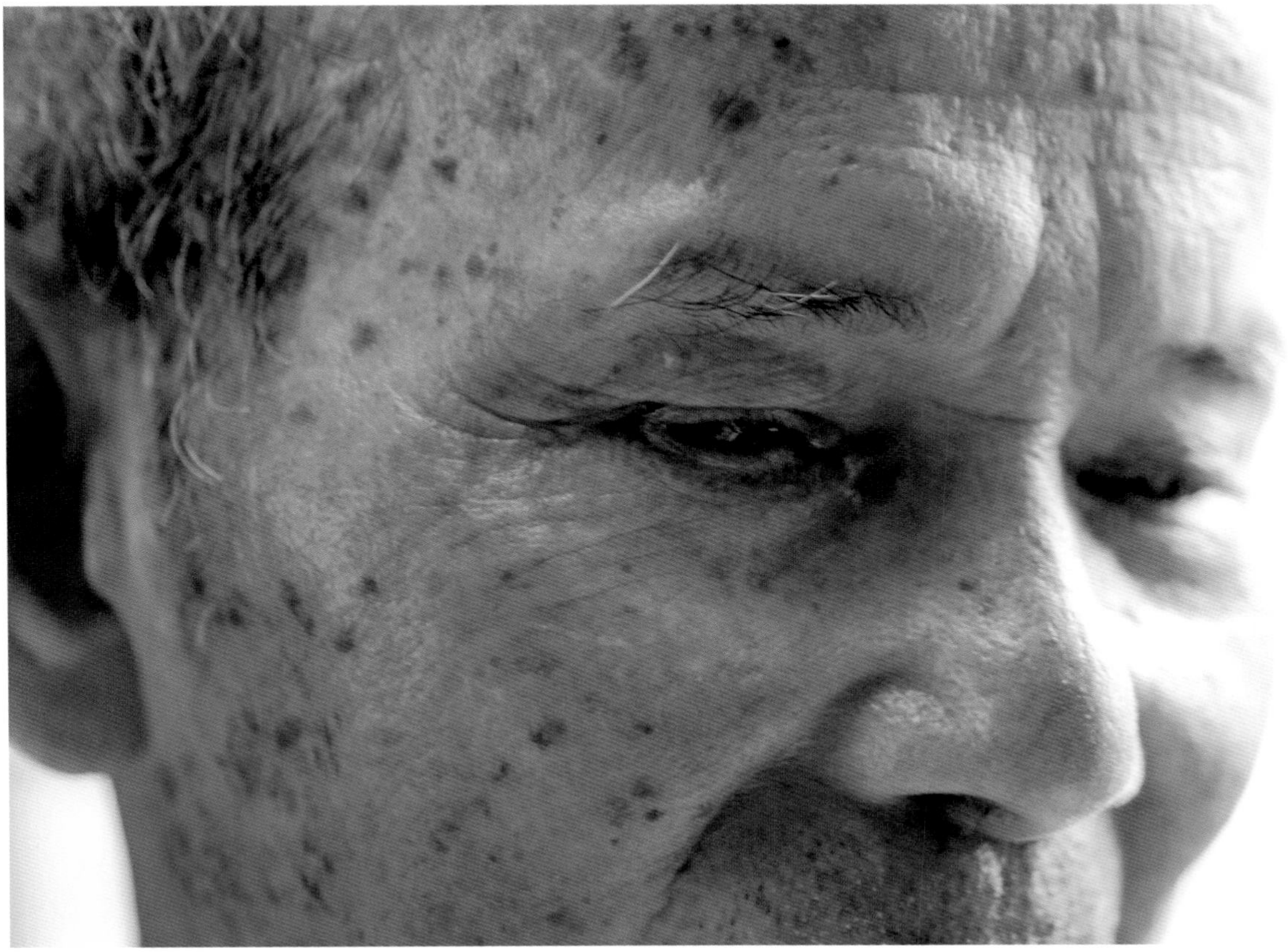

沖縄本島から西数十キロメートル、
面積一五平方キロメートルの
小さな島で
少なくとも　三二九人もの住民が集団自決した
軍から渡った手りゅう弾が不発だった場合
鎌や棒や石　それからカミソリで　死なせ合った

「米兵に殺されるくらいならと思ってね」

重栄さんは母の帯を使った
いやがる弟と妹の首を絞めて……
二人とも小学生だった
母の首にも帯をかけ　石を打ち下ろしたという

米軍に斬り込みに行って死のうと
島内を歩いたら
笑いながら食事する日本兵を見かけた

早まってしまった……

「この話はやめましょう　眠れなくなる」

沖縄　県外　米国　英国
台湾　韓国　北朝鮮

二四万を超える犠牲者の名が刻まれる平和の礎
独立王国だった琉球が　薩摩藩の侵攻
日本政府の廃藩置県などを経て日本の一部に
沖縄戦で捨て石にされた後　米国の統治下におかれ
日本に〝復帰〟後も　米軍基地の大半が置かれ
沖縄県民の民意は無視され続ける
日本人に意識があろうとなかろうと
私たちは沖縄を植民地扱いしている

戦争をしないために　戦争を研究するのはかまわない
ならば少なくともそれ以上に
平和を守り広げるために　平和を研究せねばならない
戦争を起こさないために
また今ある戦争を止めるために
戦争と平和を研究せねばならない

自衛隊がまだ一発も撃ってない　今のうちに
世界各地の人々が
固唾を呑んで見守っている　今のうちに

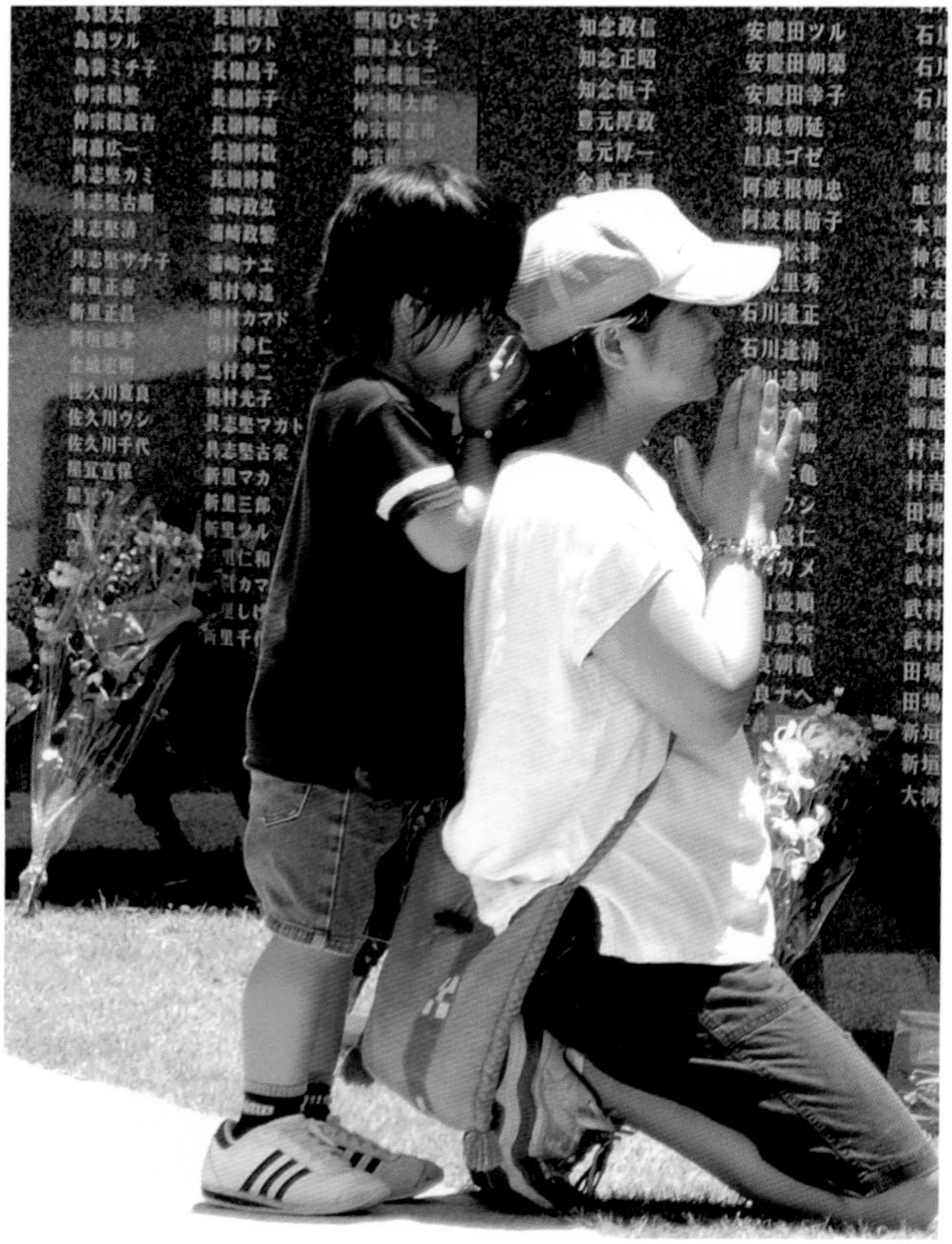

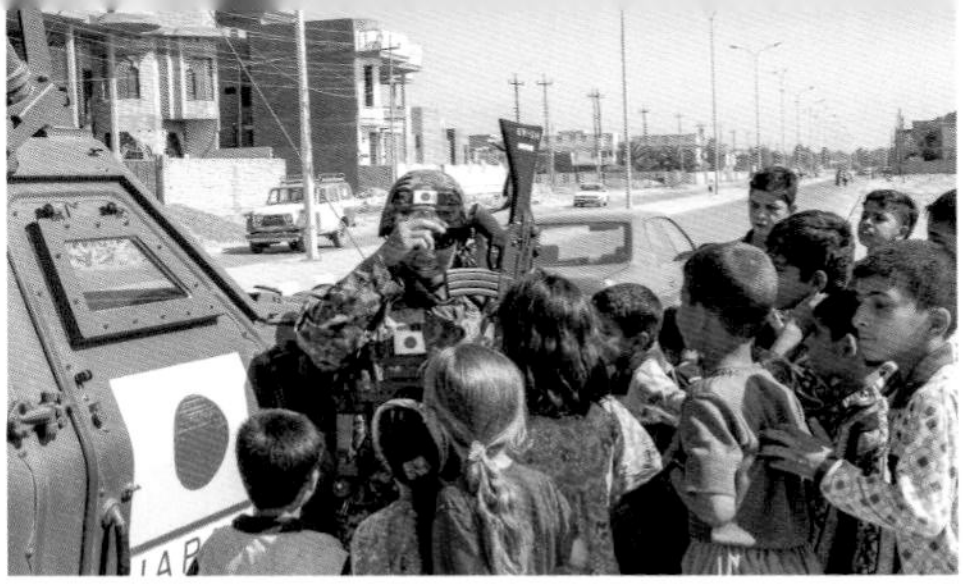

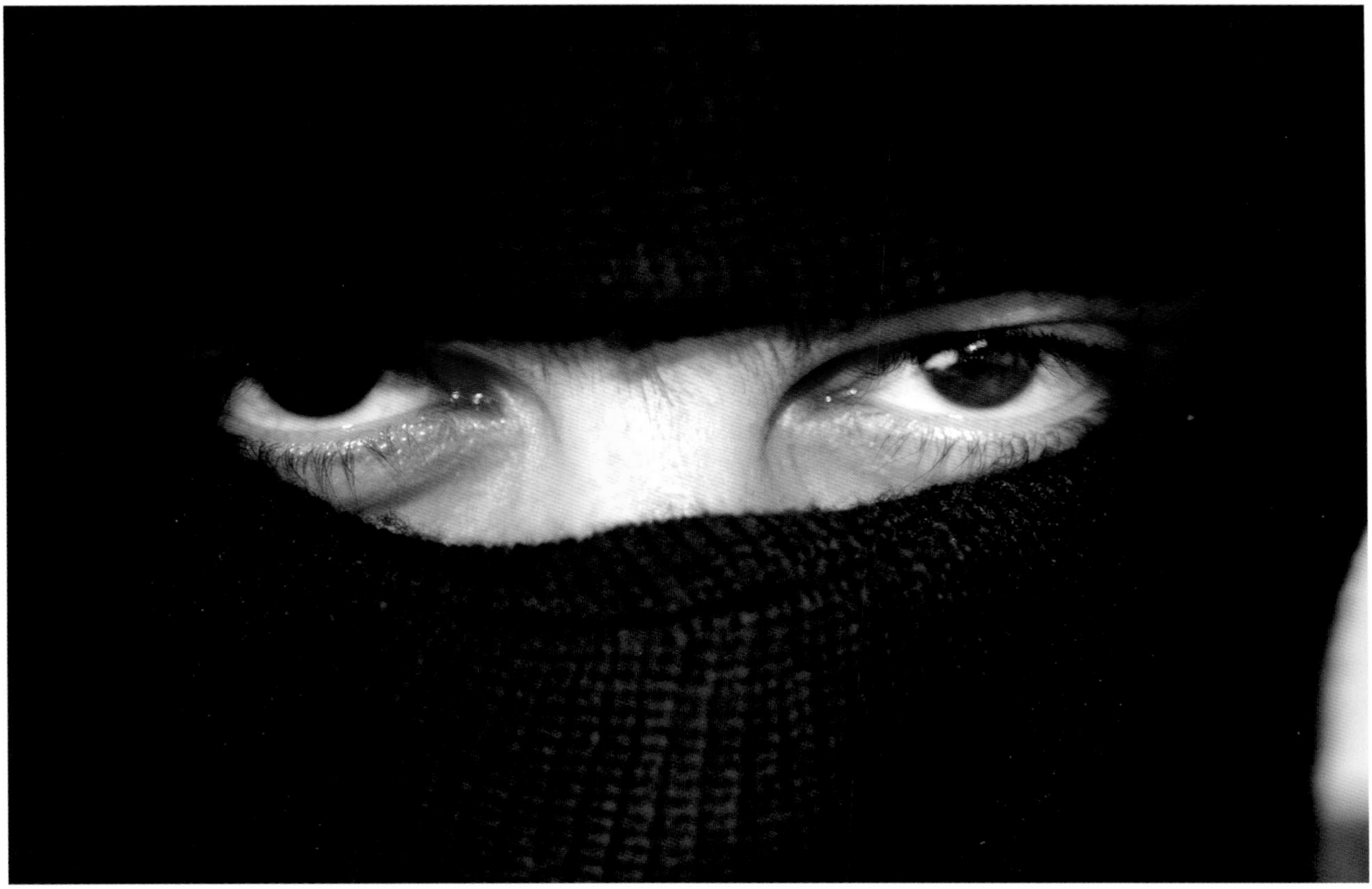

米軍をターゲットに
六〇回を超える作戦を
実行してきた
ムジャヒディン組織の一人は
アブ・ファハッドと名乗り　語った

「日本の軍隊がイラクへ来た
つまり占領軍であり
敵とみなす

かつて大国アメリカに玉砕攻撃で戦い
その後は世界トップの技術立国
経済大国になった日本の人々は
われわれの憧れだった
だが今は　アメリカの犬だと分かった

占領軍によって　罪なき者が陵辱され
女や子どもまで殺されている
だからわたしは銃を取る
米国の姿勢が反米勢力を生むのだ
今後は　日本人も
われわれの標的となる
お前も気をつけろ」

実際この時期
日本人ジャーナリストたちが殺害されている

初つぼみのときには深紅　開花するとオレンジ
それから黄色がかった黄金色に　さらに日差しを浴びて
花びらの先からだんだん薄桃色に　また紅に
やがて名残を惜しむ間もなく　散り落ちてしまう

思春期の少女のように
表情を変える　はかなげなこのバラは
アンネ・フランクの形見とよばれる

母も　姉も　恋した少年も　そしてアンネさんも　収容所で死んだ
フランク家で生き延びたのは父オットーさんのみ

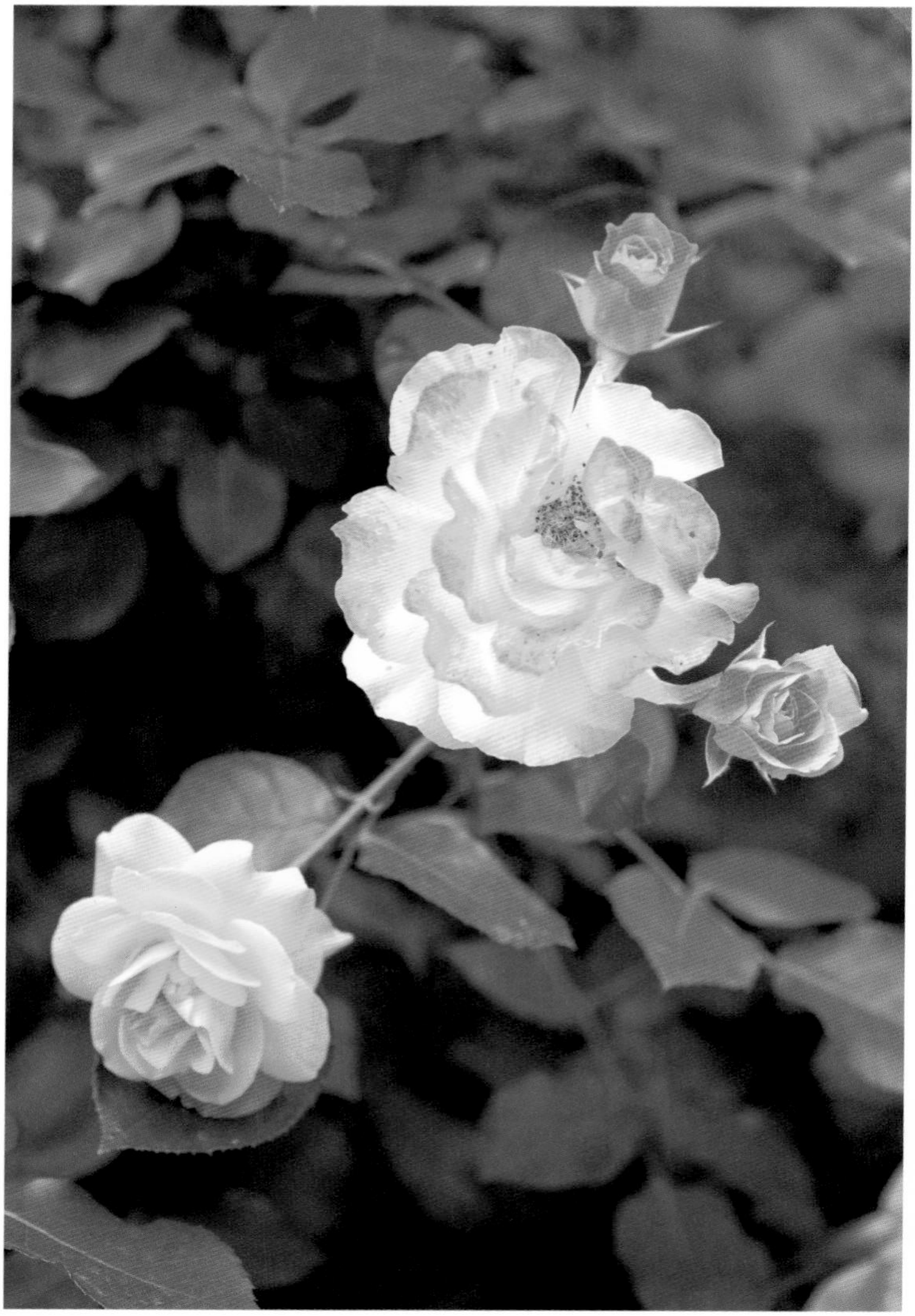

四〇余年前東京の高井戸中学校に　アンネの形見が贈られた
当時の生徒たちが　平和を願って
自分たちの手で育てたい　とオットーさんにたのんだ
とにかく手入れが大変　何度も絶えそうになりながら
三株から　今日では二〇〇株にまで増やした

生徒は　アンネさんら戦争犠牲者の上に
自分たちの平和が築かれていることを学んだ
日々の世話を怠れば枯れてしまう　アンネのバラのように
平和を守るためには　日々の努力が必要だと知った
彼女のバラは　高井戸中から日本の各地に広がっている

為政者は国の強さを競い合う。米中ロも北朝鮮も　イスラエルも　そして日本も。しかし強い国が、国民の無事や安寧をもたらすとは、まったくもって、限らない。

戦争の犠牲が最たる例。日本のアジア侵略と完膚なきまでの敗戦も。また、アメリカやイギリス、フランス、ベルギーなどで起きた「テロ攻撃」は、植民地化と搾取と紛争誘発と難民移民差別が原因といえる。経済競争でも格差、貧困、公害による犠牲者が後を絶たない。

ここで、はっきりさせておきたい。国と国民は、時に相入れない。国が強さを求めるほど、国民との対立を生む。民という漢字は、奴隷が目をつぶされた様から、できていることを自覚したい。

国は、国家強化に役立つ人間をつくるために教育制度を整える。強い経済や軍事力に貢献できる人間を求めている。税金をできるだけ多く国民から取ろうと強いる。国民は違う。学び表現し自由に生きるための教育を、求めている。他国の民を殺害したり飢え死にさせたりせずに、この地球でともに生きながら、働きがいと生きがいを感じる仕事を、求めている。税金が必要だとしても、逆進ではなく累進的な徴収方法と、誰もが安心して暮らせるための使い道を、求めている。

本来的に、国と国民の目的は一致しがたいのだ。国益と国民益は相反しやすいのだ。だからこそ主権在民を守り、国をしばる憲法を、民はようやく得た。

ところが今の自由民主党の憲法「改変」草案を見ると、強さを求め暴走しやすい国を制するのが憲法であるのに、その逆をゆく。国民の人権よりも国と為政者の欲が優先する。公のために私を捨てよ、国のために個を捨てよ、国に役立つ民のみ最低限の存在を認めてやるよ、という姿勢が浮き彫りだ。

憲法を変えるのではなく、守り、世界に広げたい。ほかの国々の戦争を仲介し、止める。結果的にその姿勢が国と民を守る。戦争を美化する者はフェイクである。国の扇動で他国民と憎しみ合うのでなく、互いの為政者を監視しながら、国境を超えて国民同士が手を取り合いたい。世を和に導く、本物の積極的平和主義を私たちの手で。

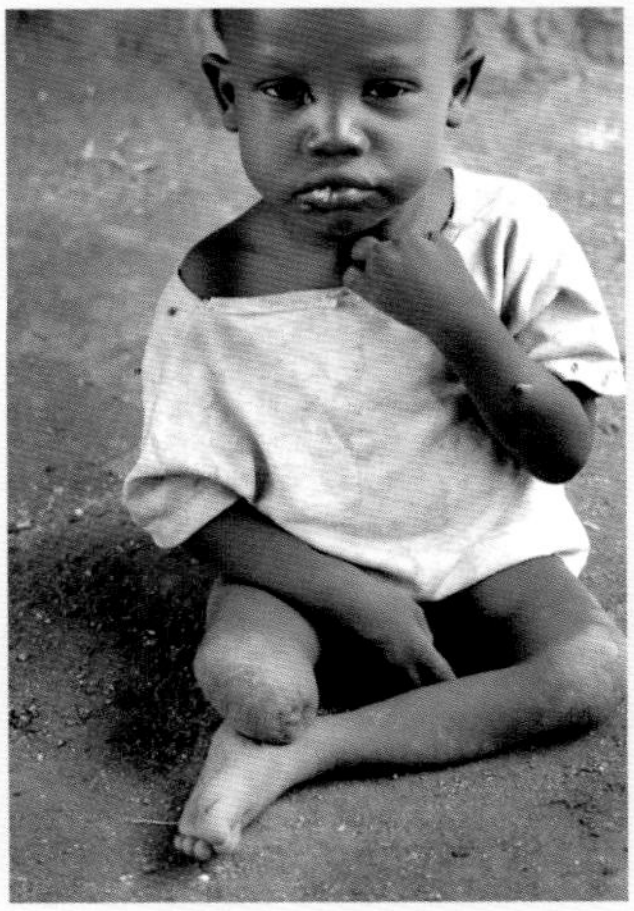

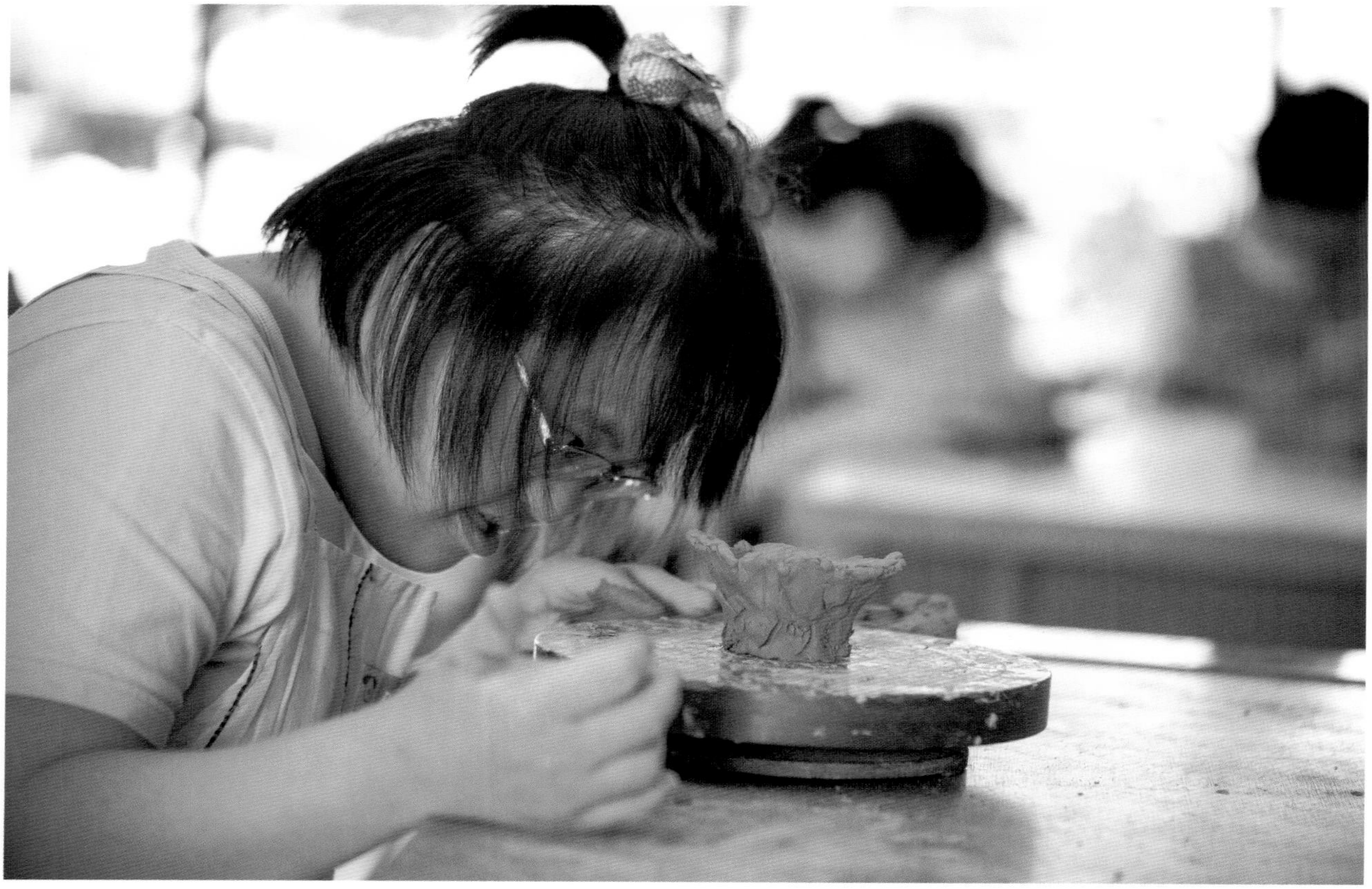

みんなで丸ごと生きている

たとえば　染色体異常と呼ばれる　体質
数々の難関をくぐり抜け　産まれ出で　生きる
幾千もの　とげの先にまで
一本一本深い息づかいを感じさせ、
その集合体のもつ存在感が
見る者を圧倒する　陶土

一頭の動物のなかに
無数の有機物が共生し　うごめく　絵画
どこまでも細かく　緻密で
規則正しいリズムのなかに
時に荒れ狂う心情まで写し込む　切り絵
内に宿すすさまじいまでのほとばしりが
噴き出し　ぶちまかれ　作品を生み落とす

表現者として　負ける

あるいは　先天的に　後天的に
寝たきりで動かない人の
内にたぎるエネルギーは
きっと　さらに　ものすごい

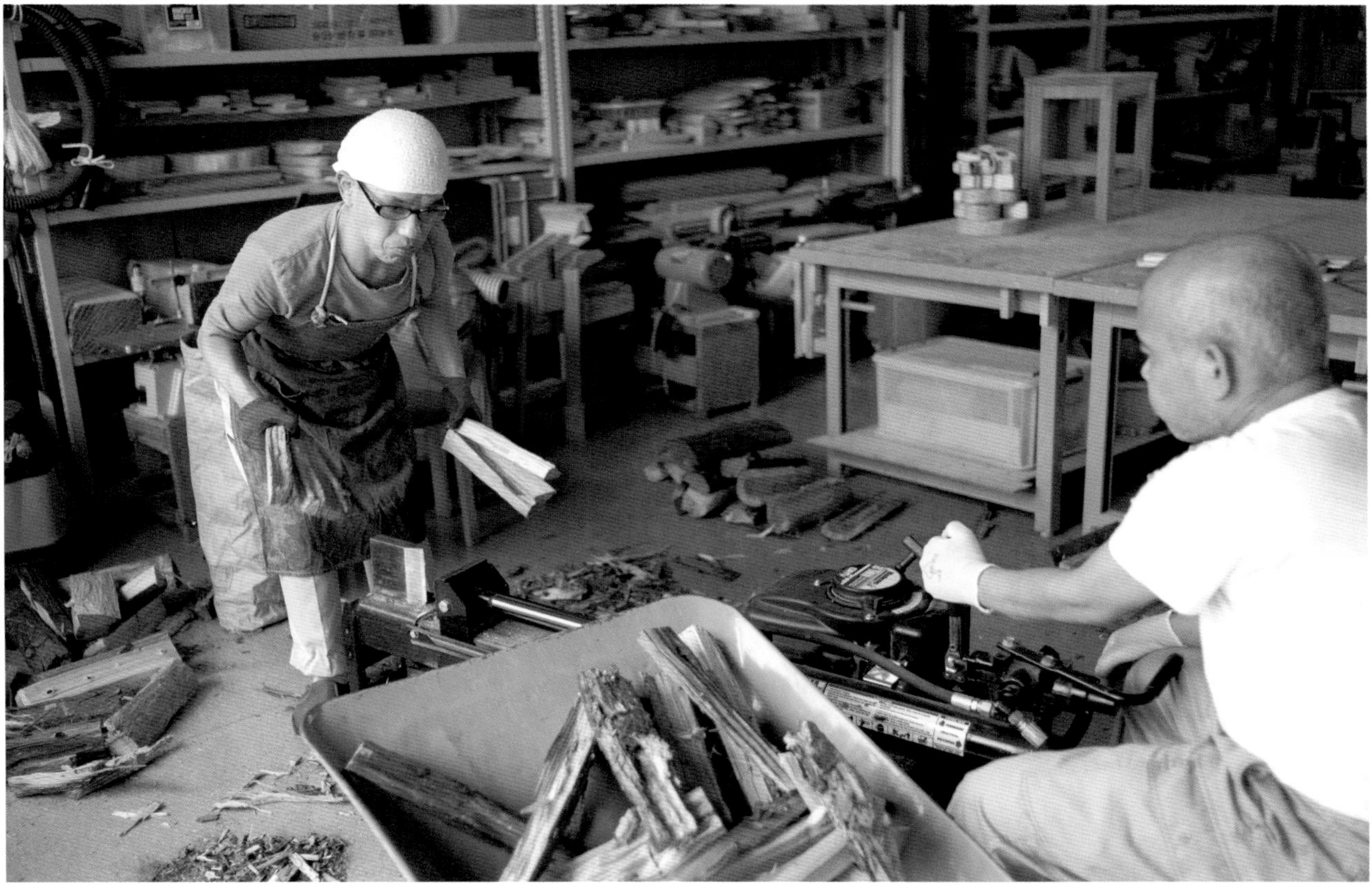

大きかったり　小さかったり
細かったり　太かったり
どんな薪でも　だいじょうぶ

地道に　着実に　積み上がってゆく
そんなでこぼこな薪を
買ってくれる人たちがいる

自分らしさを殺さないと
生きていけない社会では
やさしい心は壊れてゆく

生産量や経済性を求められる世の中では
誠実な心はすり潰される

ここなら　だいじょうぶ

人はもっとやさしくて
社会はもっとおもしろい

そう言って
いっしょに歩いてくれる人たちがいる

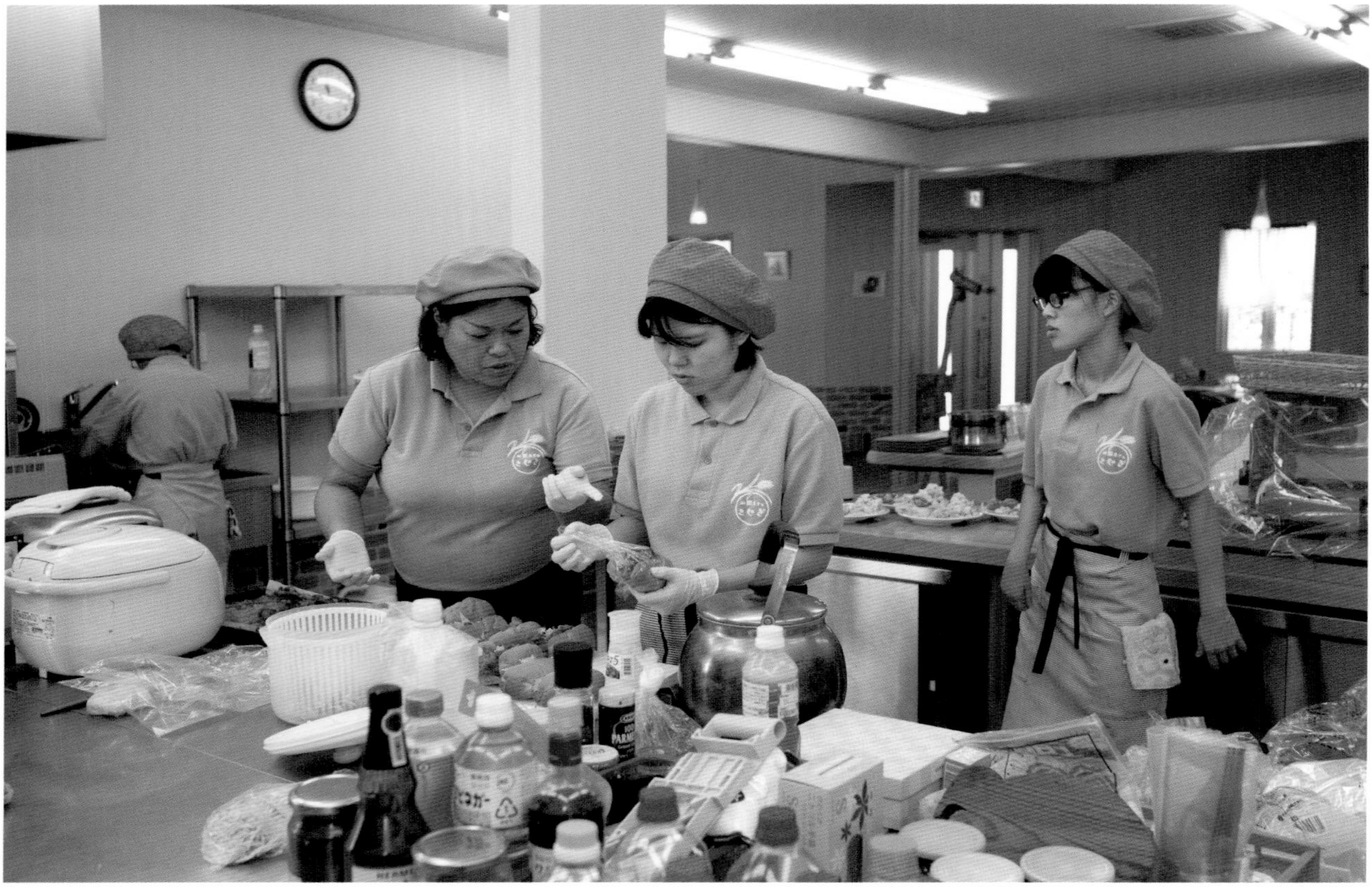

この町では
フード〈F〉エネルギー〈E〉ケア〈C〉の
自給率をあげる　地域づくりが進む

たとえば全国に広めた　菜の花エコプロジェクト

転作田に菜の花を植え
菜種油は家庭や学校給食で使い
油かすは肥料や飼料に
廃食油は回収し　せっけんや軽油代替燃料に

障害者と業者が連携する
薪炭林の再生と雇用づくり
古紙回収やサンバを通じた
地元ブラジル人らへの支援と交流
都市農村交流や里山保全活動
自然エネルギーの発電設備を市民が共同所有し
収益を出資者に地域商品券で還元
チャレンジドたちが働くこのカフェの屋根にも
市民出資の太陽光パネルがのる

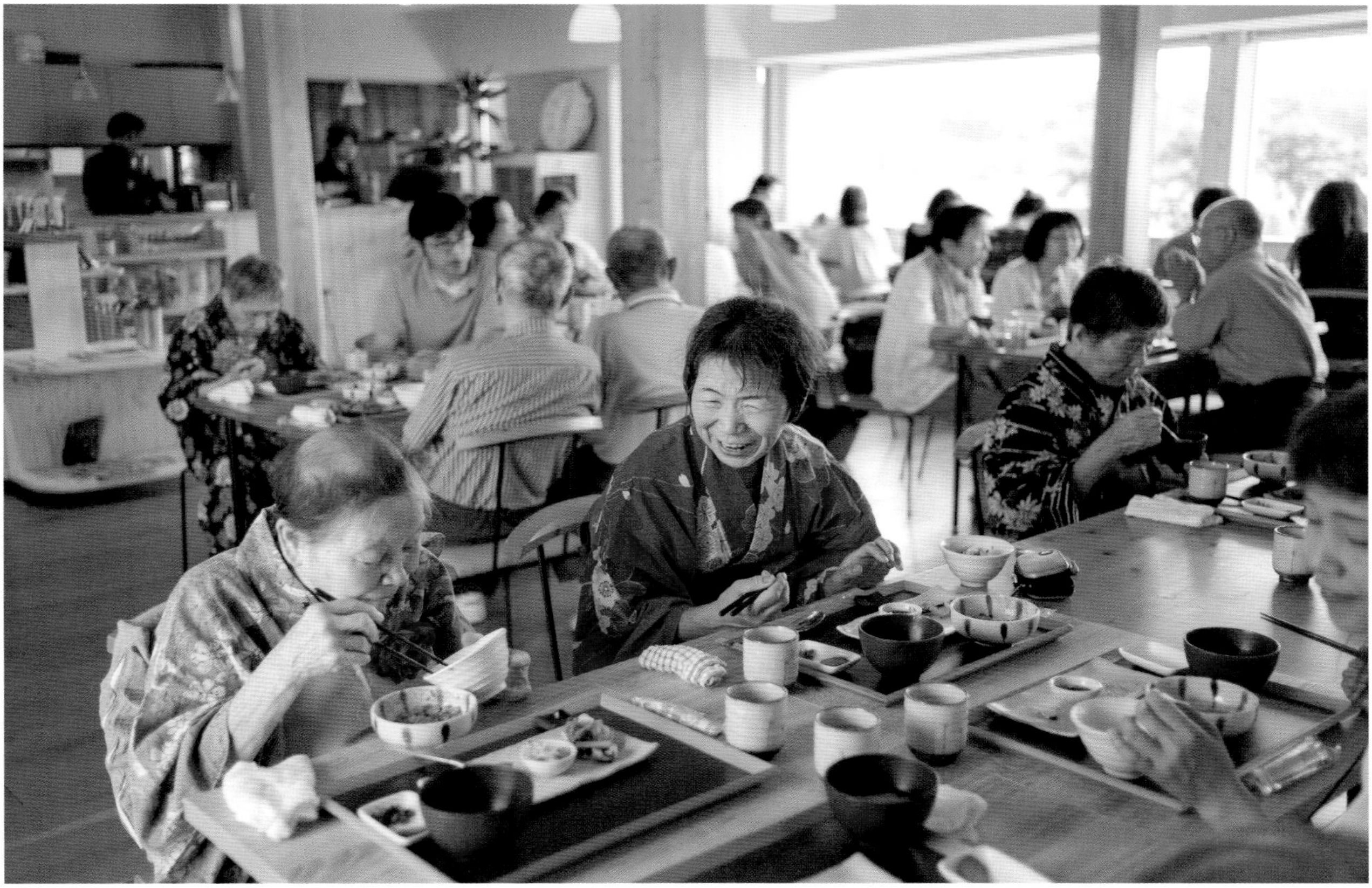

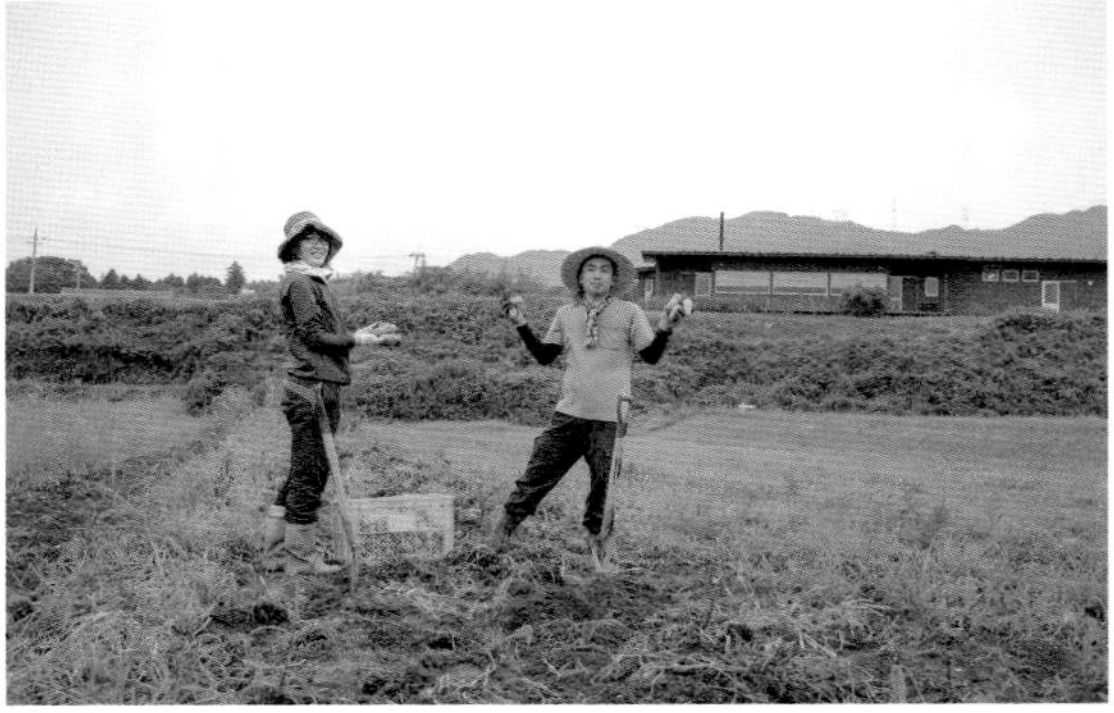

この農家レストランオープンまでの一年半
スタッフは食の勉強を一から徹底した
地元の野菜を使って　毎月メニューを変える
県内外からそれを目当てに人が来るように
女性が大半だとか

この日は隣のデイサービス施設から
美しい方々がおでましに
普段はこの施設に食事を提供したり
地元のお年寄りに個別の配食サービスをしたり
食を通じて　住民に
喜んでもらえる工夫を重ねる

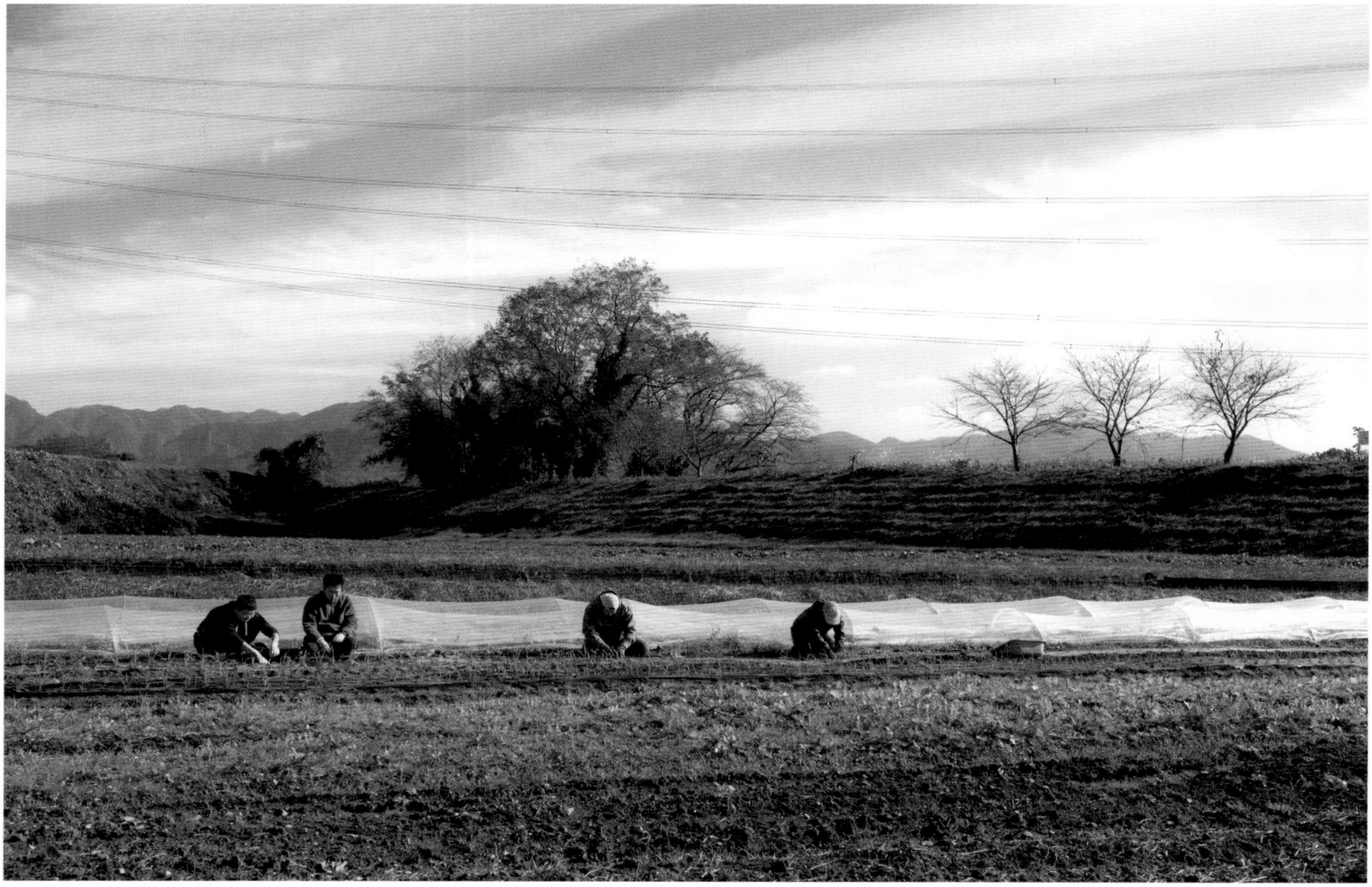

東近江市にある「あいとうふくしモール」を「くらしモール」と呼びたい。そう太田清蔵代表は言う。

生き辛さや病気など障害を抱えて生きる、地元のチャレンジドたちが、薪割りや木工をしたり、パン屋「田園カフェこむぎ」で働いたり、「こむぎ」や農家レストラン「野菜花」に近くの畑で育てた野菜を売ったりしている。「結の家」にはデイサービス施設や訪問看護ステーションがある。すべての建物の屋根には市民共同発電の太陽光パネルがのる。

生き難さを抱えるのは、本人の問題ではなく、生き辛い社会や環境に、真っ先に敏感に反応するやさしさや誠実さを備えた体や心だから。コミュニケーションがとりにくい人、不登校や引きこもりと称されるかたちで「校外成長」「宅内成長」をしてきた人、勤め先を辞めざるを得なかった人たちが、畑ではいきいきしている。土に触れ、汗を流し、野菜を愛で、収穫物を口にし、販売して食べてもらう営みには、安心感と豊かさが見える。

地元米のおにぎり「あいとうむすび」と漬物の販売も、新たな試み。地域のおばあちゃんたちが作ってきた伝統食をも、次世代へ引き継ぐことを目指す。過疎化や高齢化によって、地元で培われてきた伝統や文化が失われつつあるなかで、チャレンジドな若者が活躍できる場は貴重だ。試みを通じて、いずれは地域を担う人も出てくるかもしれない。

かくして、チャレンジドが自分らしく暮らしていく居場所が多い。このような循環型の地域が全国に広がり、各々自立してこそ、持続可能な循環型社会が成熟する。慎ましくも心豊かな日々の暮らしの積み重ねが、あたたかい看取りに結実する。そうして、いのちのバトンは豊かにつながれてゆく。国政でもALSや重度障害を伴い生きる国会議員が誕生した。筆者も、写真＋αで地に足ついた社会づくりの実践に一層励みたい。

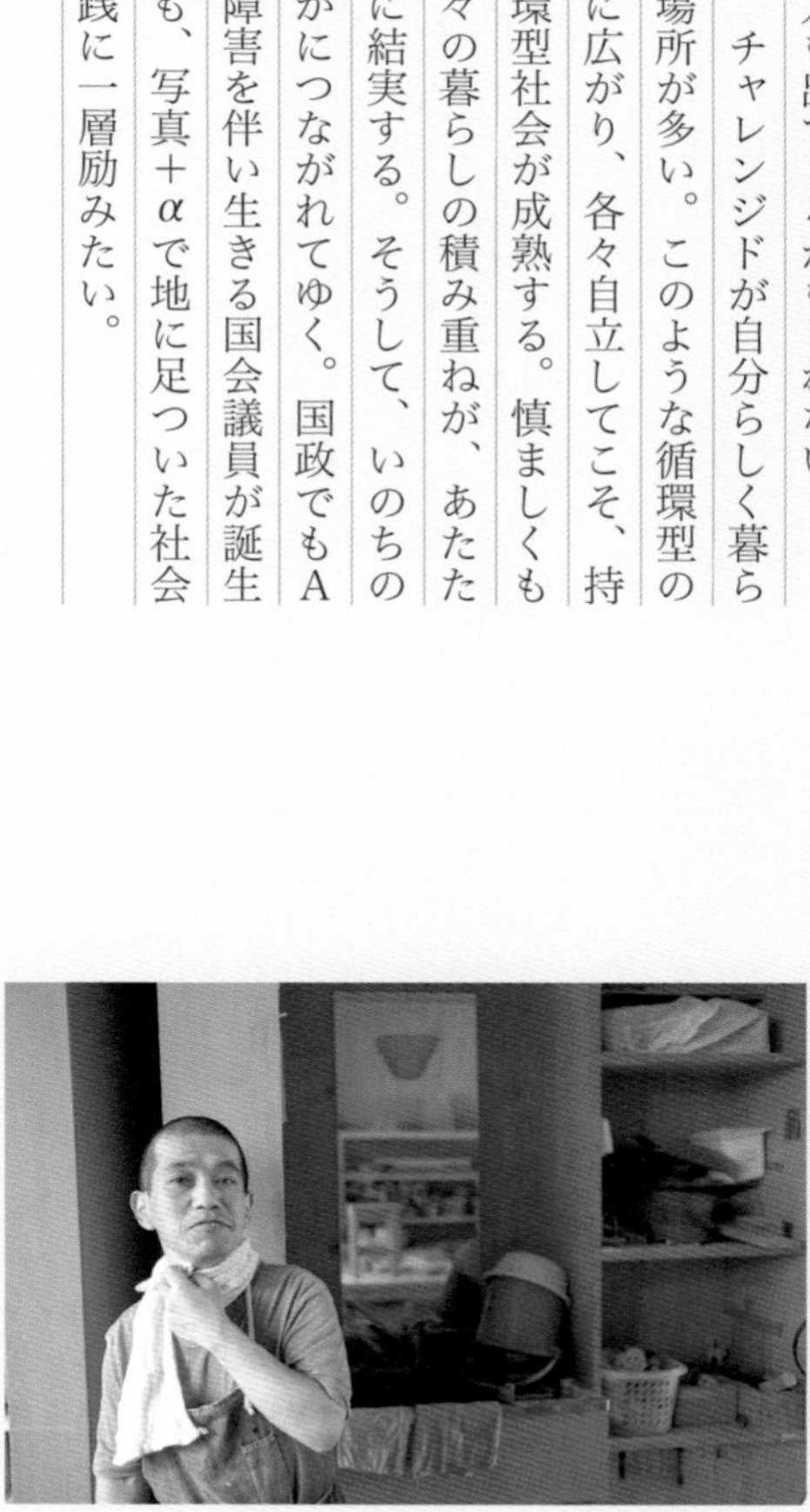

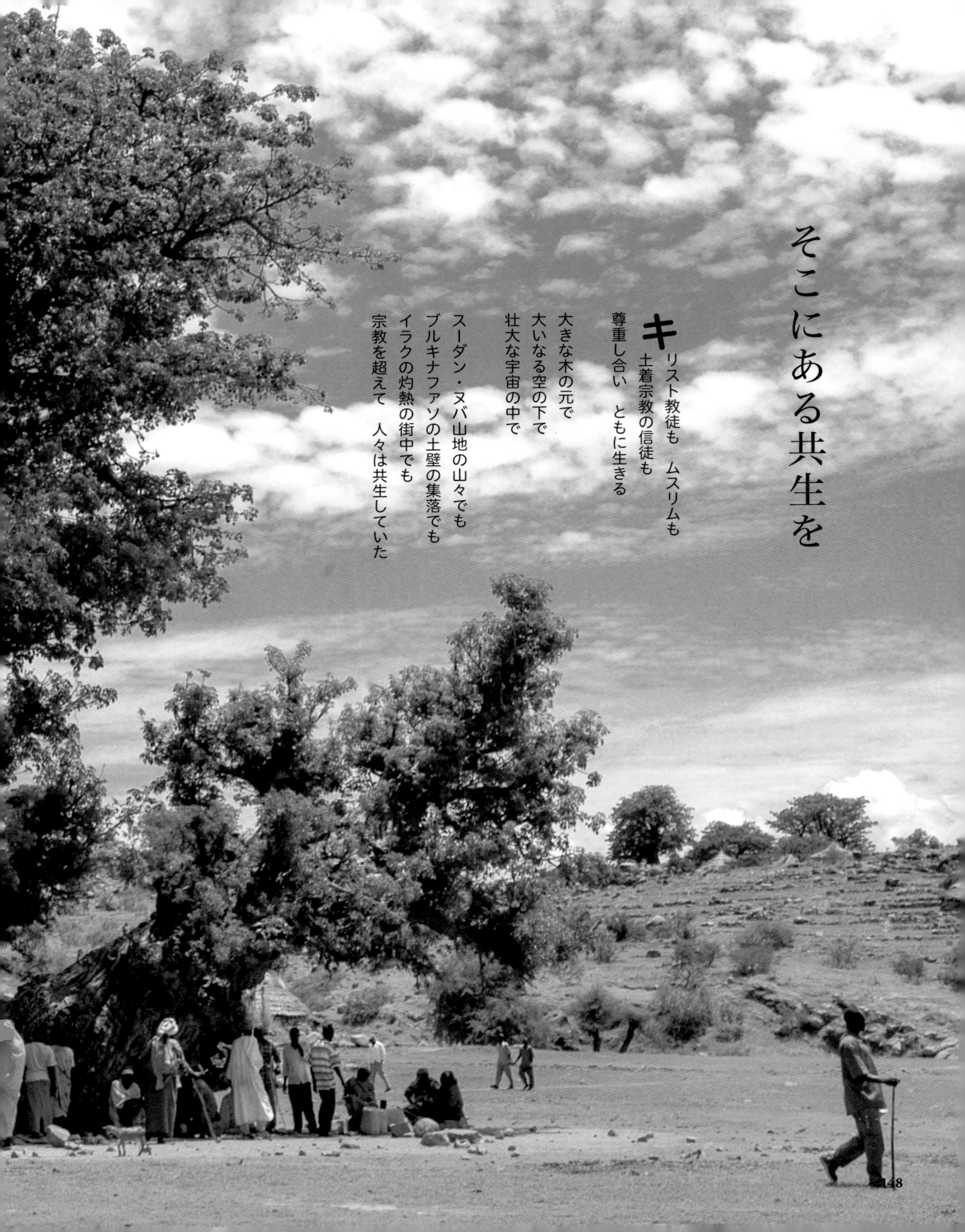

そこにある共生を

キリスト教徒も　ムスリムも
土着宗教の信徒も
尊重し合い　ともに生きる

大きな木の元で
大いなる空の下で
壮大な宇宙の中で

スーダン・ヌバ山地の山々でも
ブルキナファソの土壁の集落でも
イラクの灼熱の街中でも
宗教を超えて　人々は共生していた

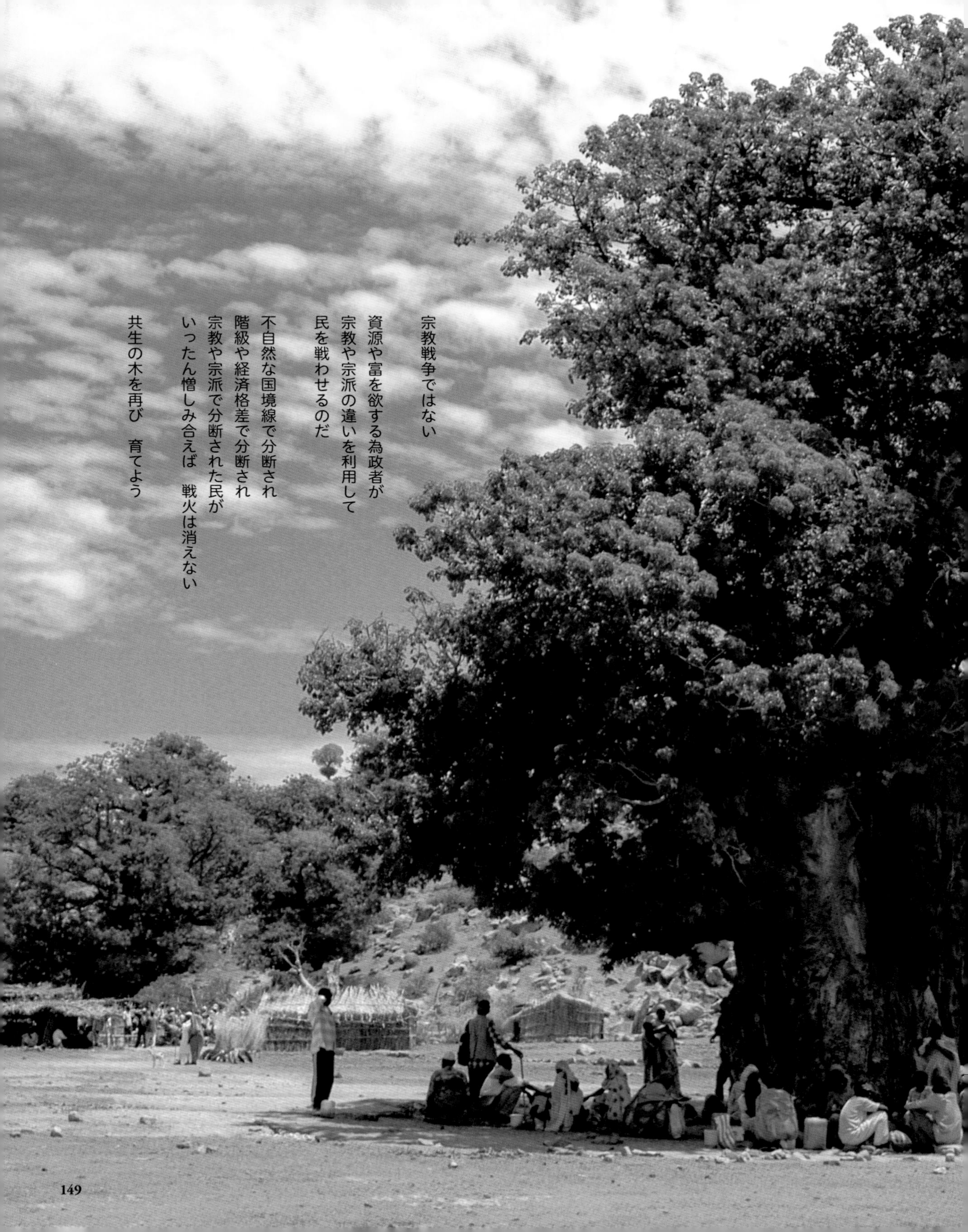

宗教戦争ではない
資源や富を欲する為政者が
宗教や宗派の違いを利用して
民を戦わせるのだ

不自然な国境線で分断され
階級や経済格差で分断され
宗教や宗派で分断された民が
いったん憎しみ合えば　戦火は消えない

共生の木を再び　育てよう

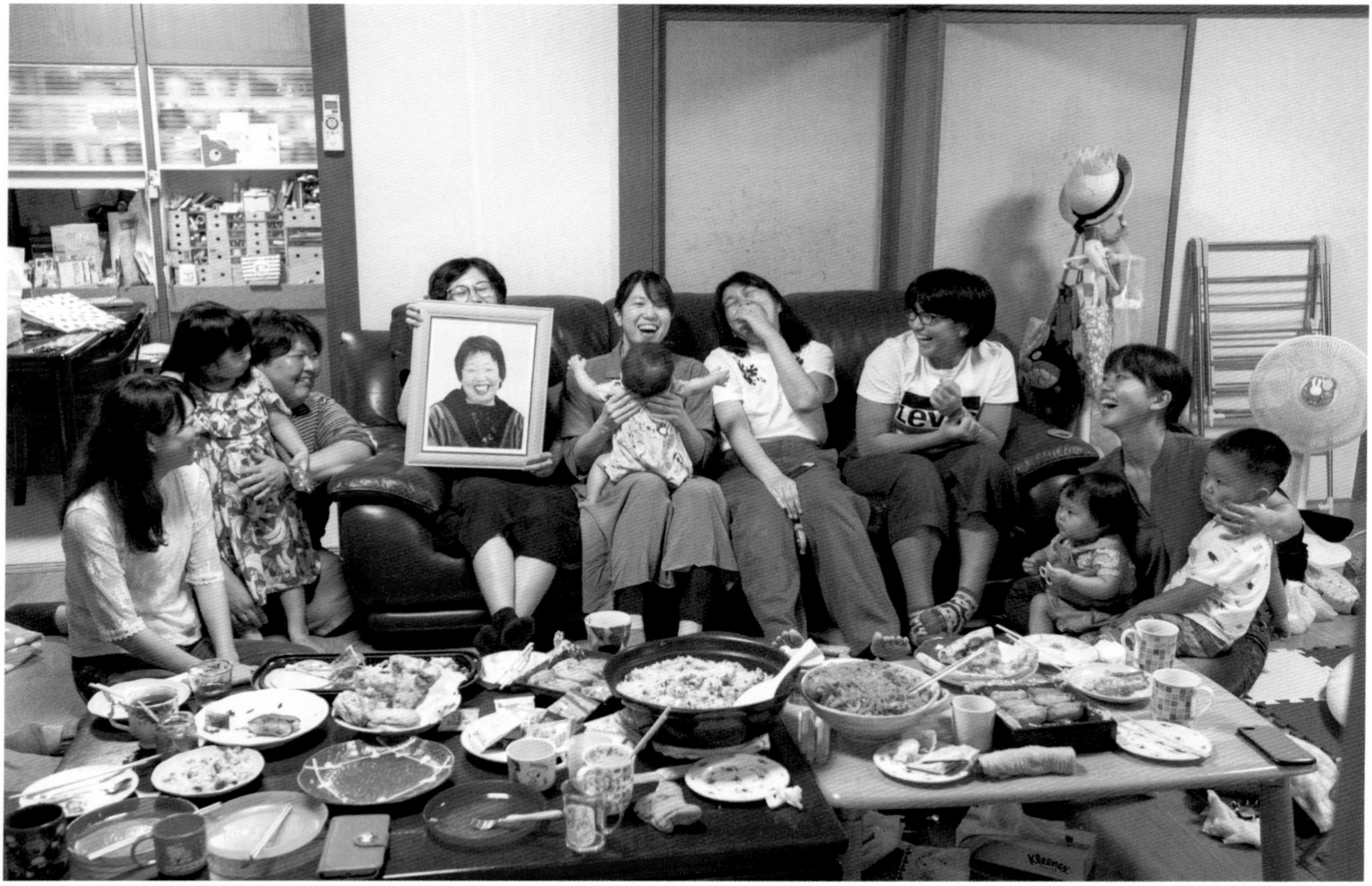

あれから　そして　実り

ALSを抱いて生きた淑子さんが
最後にバトンを手渡すように
次女の芙美さんは　お腹に命を宿した

女の子が産まれた
由莉ちゃんは　すくすく育つ

学生でつくった「スマイルきのこ隊」の卒業生たちも
情厚い専門職となり各地で　活躍する
毎年　淑子さんのお家に集まっては　語り合う
血のつながりはなくとも
引かれ合い支え合う　チームの絆がある

淑子さんの教えは　様々に引き継がれ　広がり
わたしたちの社会を　豊かにする

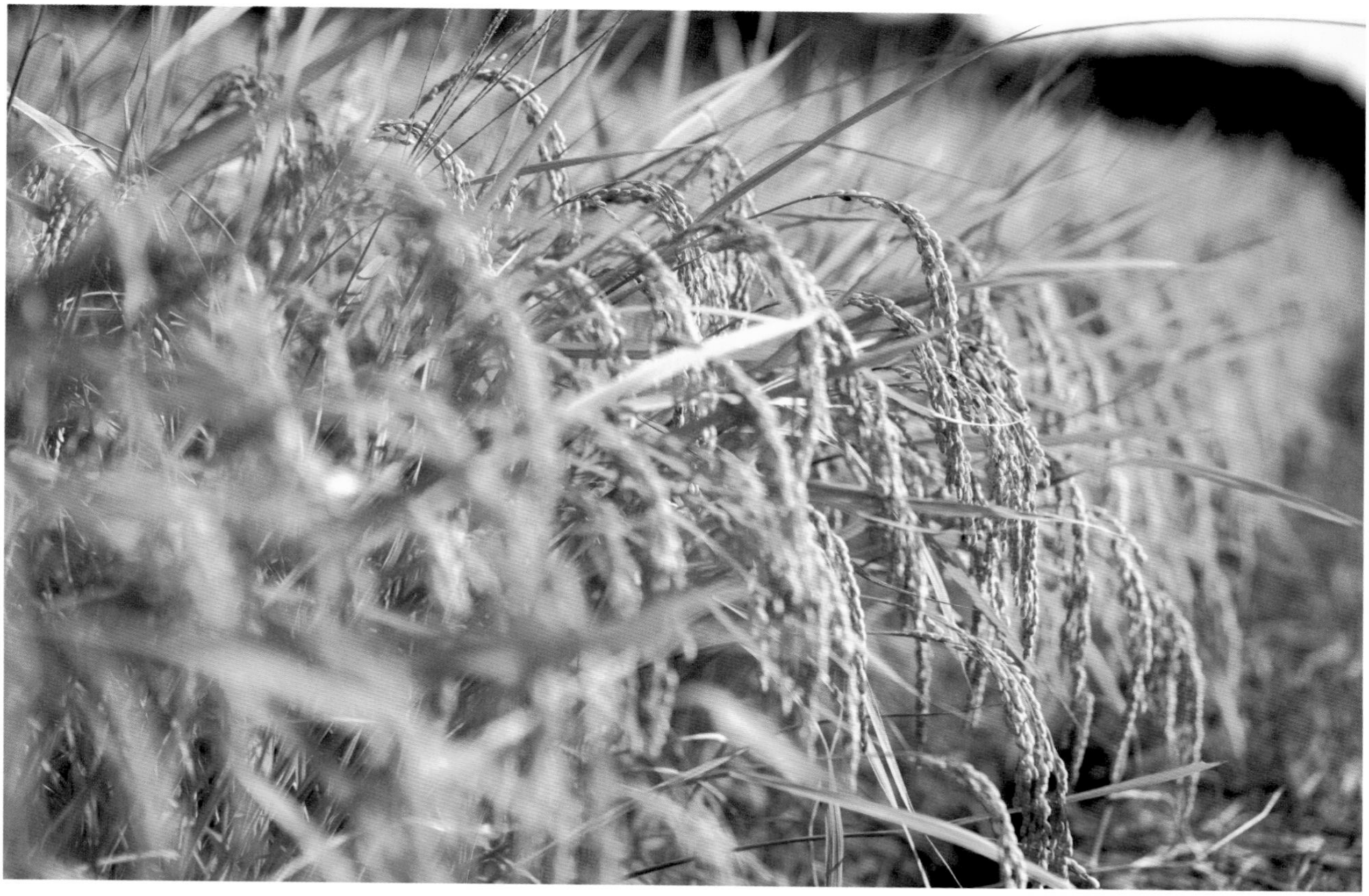

苗が植わり　陽の光に照らされ
水と二酸化炭素を栄養と酸素にかえ
自らも呼吸し　雨に降られ
大地から養分を分けられ　人の手をかけられ
風に揺られ　琥珀にも輝き
実るほど頭を垂れてゆく

今年も　とれた
農家が　汗して実らせてくれた賜物が
今年も　食卓に上がる
手を合わせ　頭を垂れる

経済では効率や生産量が上がらなければ
停滞と呼ばれる
しかし　暮らしの中では
去年と同じほどの　一〇年前と同じほどの
一〇〇年前と同じほどの収穫が得られたなら
それは安定と呼ぶ

安定に汗することこそ
大自然に存在してもよいという
何よりの免状となる

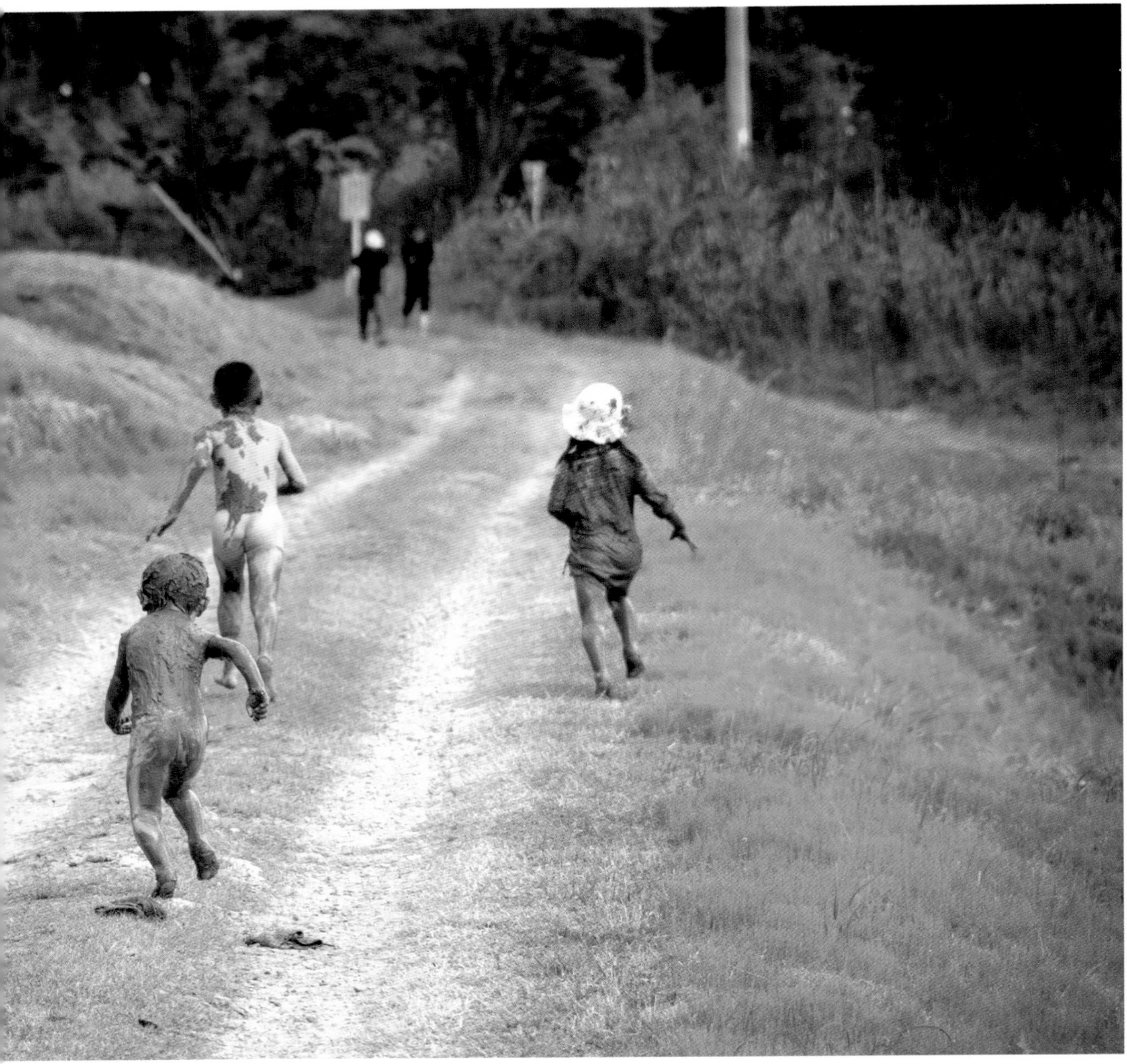

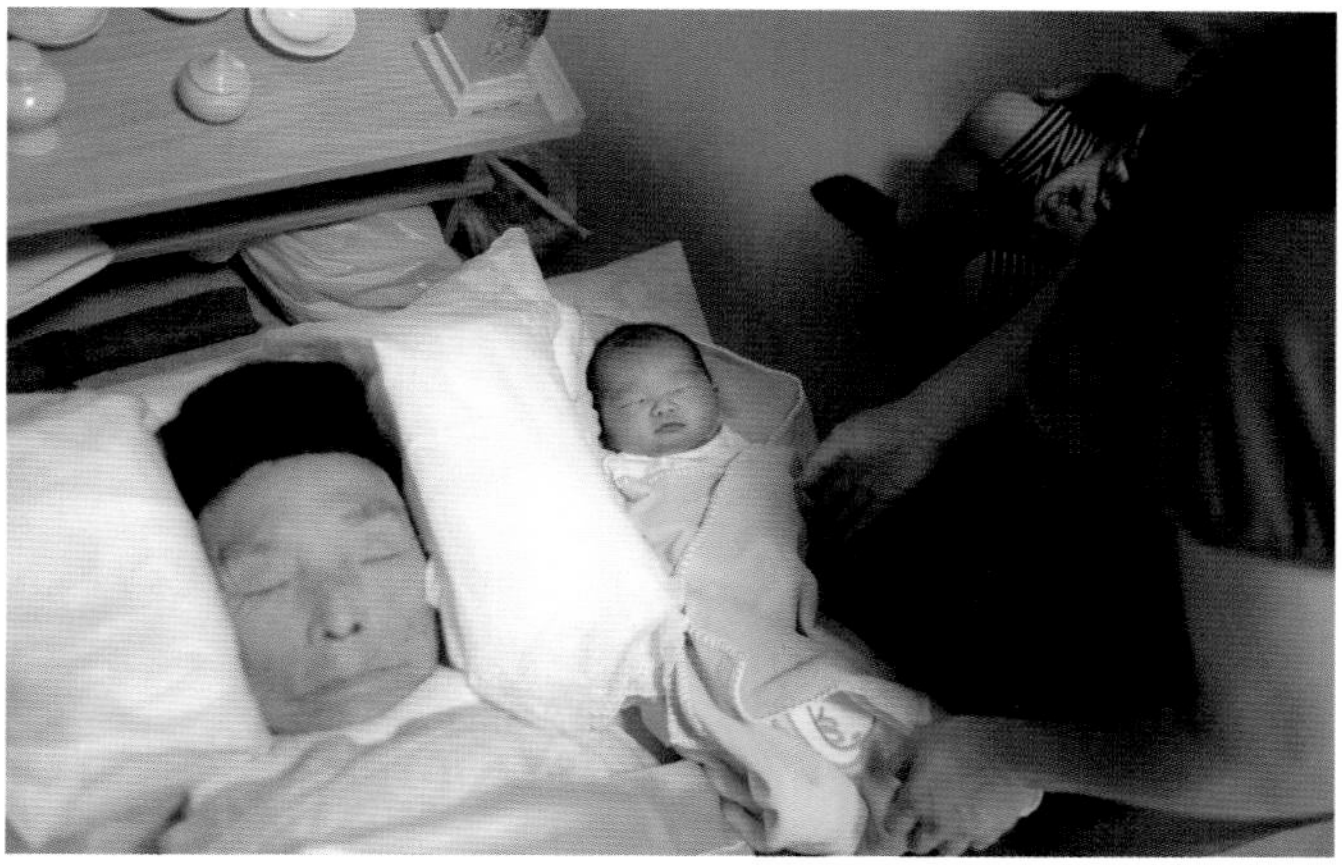

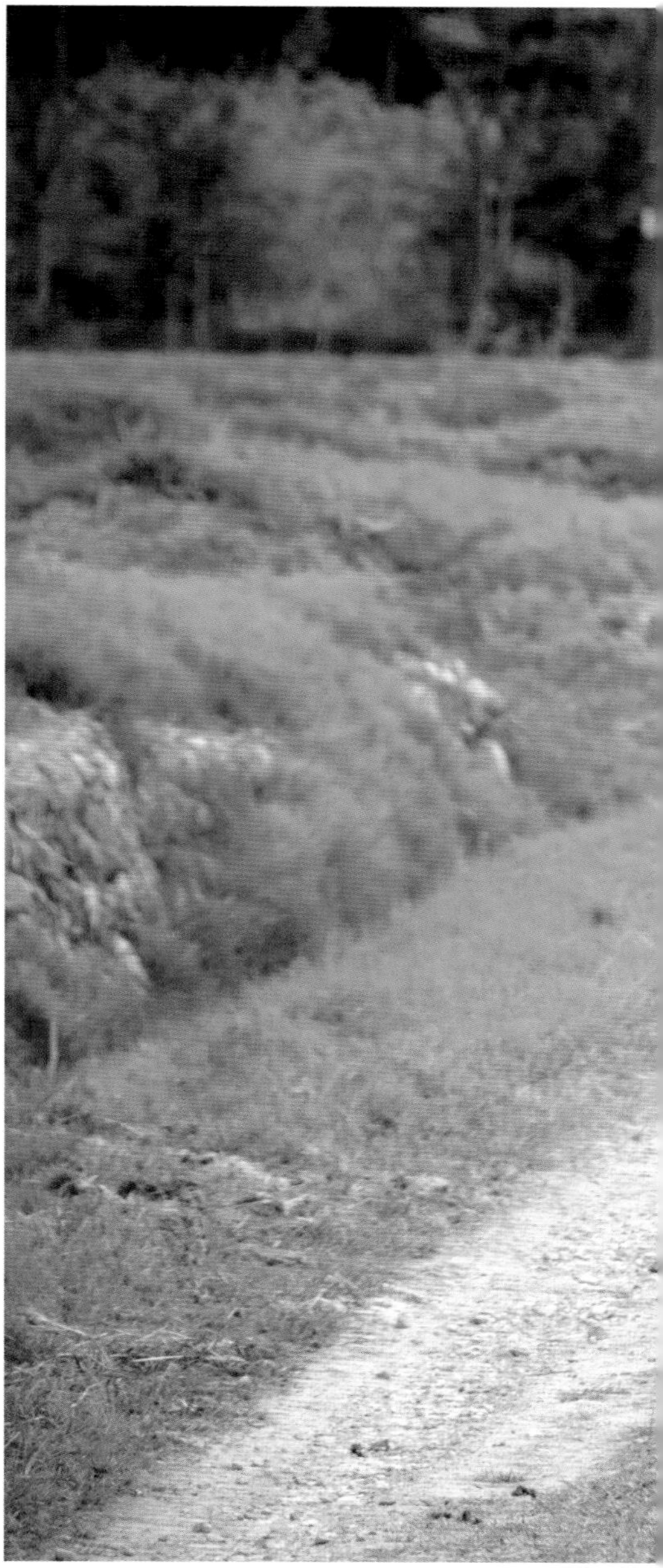

限りがあるからこそ
みんなで
つないでゆく

生まれたからにはわたしたちは
必ず死を迎える

次の世代が生まれるから　また
わたしたちは死に向かう
ひ孫の誕生とバトンタッチをして亡くなった
久子さんのように

おわりは　はじまり

おおきな　おおきな　いのちの海にかえり

そして

あとがきにかえて

二〇〇三年のイラク戦争を機に新聞社を辞め独立して、世界の紛争地や困窮地域を取材、国内では戦争体験者や野宿労働者、看取りや在宅医療などの撮影・取材を重ねてきた。そして、世界中の誰もが「あたたかい死」を迎えられるようにしたい、と強く願うようになった。そのためには、以下のようなことがらも見過ごせないように思える。

　これは過言なのだろうか。自由市場主義、経済至上主義、そしてグローバリズムと……、利益を追求するあまりに、様々な垣根をたやすく超えて強者が、弱者を次々と喰らい飲み込んでゆく。そのスピードは加速度を増し、適正速度を超え、すでに行き過ぎている。軍需産業や製薬業界、穀物メジャー、石油メジャーを筆頭に多国籍企業や巨大企業は、富や名声、勢力拡大、支配欲にかられた為政者と、往々にして同化する。資本家や投資家、経営者は労働者を使って、もうけを得るために生産性や生産量を上げようとする。最大限の成果を出そうと、政治家や官僚に取り入りつけ込み、自己に有利な政策を張らせ、邪魔な規制を取っ払う。資本家と為政者は手を取り合い、国境をまたいで、豊かな資源を求め、安い労働者を求め、時折り、横取りするための一方的な戦争をも求める。

　労働者、つまり国民は馬車馬のように働かされる。時に兵士として戦地に送られもする。自国よりも安い人件費の国に対抗するため、非正規雇用が増加し、賃金は下げられ、サービス残業も増す、あげくに家庭を大事にする時間も体力も心のゆとりも無くなり、伴侶や子どもに向き合うことができずに、家は破綻、崩壊する、あるいはそもそも、家庭を持つことすらかなわない。さらに、なけなしの蓄えを株などの投資に回すよう国や企業に促され、造られたバブルを壊されるたびに、一握りの人びとにすべて吸い取られる。そうして、世界で二〇一七年の一年間に新たに生み出された富の八二％を、世界のたった一％の富裕層が手にするようになった。一方で、経済的に恵まれない世界人口の下位半分の三七億人が手にした富の割合はわずか一％にも満たない。二〇一八年では、世界で最も裕福な二六人の資産と、下位半分の資産がほぼ同じになったという。

　日本でも、格差は広がるばかり。実質賃金は下がるなか、消費税は増税され、社会保険料も上がり、年金は減る。就業者の三分の一超が年収二〇〇万円未満。働く人の四割が非正規雇用で、その八割超が年収二〇〇万円未満。ひとり親世帯の半分が可処分所得一二二万円未満という貧困にあえぐ。子どもの七人に一人は貧困状態にある。もてはやされた「一億総中流」は瓦解、将来設計を立てるのも難しくなり、少子化をも激化させている。二〇一九年の出生数は九〇万人を割り、生産力と消費力の減退や、年金や介護、医療制度の破綻が危惧される。何より、子は宝。子どもたちの甲高い声が聞こえない社会の未来は、暗い。

　例をあげれば、導入から三〇年が経つ消費税のこれまでの徴収額は計三七二兆円。一方で法人税のその間の減税額は累計二九一兆円。二〇二〇年度の消費税収二一兆円台に対し、法人税収は一二兆円台にとどまる見通しである。企業がため込む内部留保はすでに四六三兆円にのぼる。為政者は消費税を八％から一〇％に上げたが、それでは消費は一層落ち込み、不景気とデフレがさらにひどくなり、生活に困る人が増える。輸出で稼ぐ大企業には輸出還付金制度で二〇一五年度で六兆円など毎年何兆円もが還付されている。下請けの中小零細企業は一切還付されないし、赤字であっても消費税を納めねばならないうえに、納入先の大企業からは消費増税分のコストカットを求められたり、増税分を販売価格へ転嫁するのは容易にはできなかったりで、あまりに苦しい。一方、輸出で稼ぐ大企業は消費税を納めていないうえに、消費増税になればなるほど巨額に膨らむ、実質の輸出補助金である「還付金」が、懐に転がり込む。消費増税は、零細業者や低所得労働者たちを苦しめ、自殺者を増やしてしまう恐れがある。本当に景気を良くするのであれば、消費税を下げる、賃金を上げる、中小零細業者をサポートすることが肝要だ。公文書の改ざん・廃棄や統計不正、情報不開示など政府による不正も、データ偽装や粉飾、詐欺、原発マネー還流など大企業による不正も、枚挙にいとまがない。国民に対する監視と束縛は強めて、政府側は情報を出さない傾向が強まっている。平時でも戦時でも、政府は政府を守るために、企業は企業を守るために、国民に情報を隠し、真実を伝えない。

そして、国民の宝物さえ、国民がほとんど知らぬ間に、外資に投げ売る。水道民営化によって水が、種子法廃止によって種が、農地法改変によって農地が、漁協法改変によって海が、森林経営管理法によって森が、遺伝子組換え食品表示の廃止で食の選択が、売り払われてしまう。私たちの公的年金の積立金も、近年ハイリスクハイリターンとされる株式運用の比率を上げたため、国内外の株式が半分を占めるようになった。バブルが弾ければ年金は藻屑と消える危険性もある。しかも、年金の運用には、軍事部門の売上高が世界で十位以内に入る全企業の株式を含む。私たちの年金資金が、兵器産業を支えているとは……。TPPでも、農業を捨て自動車を中心に工業製品ばかり売ろうとするのは、安全保障の面でも危険性が高まる上、食文化や風土の荒廃が心配される。とどのつまり、為政者は国民のために為政しているわけではないのだ、と言わざるを得なくなってしまう。

国民の富が切り売りされ、国民の労働力が搾取されたとき、幸いにまだすぐには戦禍に巻き込まれないにしても、そこに孤独の沼がある。学校や会社の同調圧力の中で自分を押し殺し、SNSなどネットを通じた人付き合いに四苦八苦し、腹を割って話せる親友が見つからず、家庭でもあんなに愛し合ったつもりの人ともすれ違う。辛うじて……国に貢献でき得る者、企業で生産でき得る者である限りは辛うじて、生きていけるかもしれない。しかし、優しい者ほど、誠実な者ほど、このレールから弾き飛ばされる。「出世高給を」というレールにしがみつこうとするほどに心身は摺りつぶれ、「生産性を」という物差しにおいて背伸びするほどに精根は尽きてゆく。社会の使い捨てではなく、誰かに必要とされる存在としてただありたかったのに。レールに乗り続けるのも過酷で孤独であるのに、弾き飛ばされた者に居場所は、なおさら見つからない。うつむき、ふとんをかぶり、部屋にこもり、自分を責め、追い込み、傷つける。家族を責め、追い込み、傷つける。ネット上で誰かを責め、追い込み、傷つける。

それらは、グローバリズムの世界に居場所がない者の心の叫びであり、物差しがたった一本しかない社会への恨みであり、自分の存在を見て見ぬふりをする世間への呼びかけである。その無力感と孤独感が、時に自殺自死や心中、虐待、テロ、大量殺人につながってしまう。それらの行為が、社会への抵抗、あるいは〝希望の狼煙〟にさえなってしまう。ここで、知的障害者福祉施設で一人の男性が一九人を刺殺し二六人を負傷させた相模原事件を思い起こす。犠牲になったお一人一お人と、残されたご家族の存在……。あまりに痛ましく、残虐、残酷な事件で、忌む。元職員だった男性は、「障害者は税金の無駄」「生産性のない人間は生きる価値がない」と語った一方で、自身は生活保護を受給し、遊興費に使っていた上、数百万円の借金もあったという。ここで、この男性の特殊性ばかりに目を向けるのではない。世の中の一本のレールから振り落とされしがみつこうとした男性は、自らの足の下に位置付けた障害者を攻撃することで、自己の存在意義を〝確認〟するしかなかった。その姿に、目を凝らしたい。ある意味で、男性はこの社会の象徴だから。

レールも物差しも一本ではいけない。レールを増やし、物差しを増やすことが必要だ。誰もが自分の個性に胸を張り、相手を尊重できる、多様性に富んだ社会をつくる。アニメでも、イラストでも、ラップでも、ダンスでも、ＩＴでもＡＩでも、ロボットでも、宇宙工学でも、絵画でも、彫刻でも、障害福祉でも、環境保全でも、フリースクールでも、二丁目のママでも、政治家でも……。自分が好きになれる、やりがいを持てる仕事を持ちたい。生涯を通じて、自己実現を目指す、表現者でありたい。寝たきりの状態で暮らすあの人も、心や体の病に倒れたあの人も、見る者を圧倒する芸術作品を生み落とす、天才ぞろい。表現者として、筆者にとって、脅威のライバルでもある。

体が表面上はまったく動かないとしても、技術が発達してその人の考えを読み取り反映することができれば、画期的な発明をするだろうし、滂沱さす音楽を奏でるだろうし、新たな分野で革新的な起業をするだろう。潜在能力は、今レールに乗っている人をきっと凌駕する。ただし、述べたように従来の生産性という物差しでのみ成功する必要はまったくないし、色んな物差しがあるのがよい。

自分のペースで、自分のやり方で、生み出し、表現する。それで生きていける、居場所がほしい。誰をも孤立させず、みんなでつかず離れず、ぼちぼち丸ごと生きていく。そんな地域をつくりたい。

たとえば、全国民に一律のベーシックインカムを取り入れる。全国民（一億二千万人で計算）に月一〇万円で年一二〇万円を支給すると一四四兆円。一人一人に最低限の所得があれば、生活が安定して、将来像を描けるようになる。結婚を前向きに考える人、子どもを授かろうあるいは里子、養子を育てようとする人、ものづくりに励む人、本当にしたい仕事をする人が増えるだろう。飢え死にする心配なく、芸術に打ち込む人、哲学を深める人、子どもと向き合う人、世界中を旅して交流する人、起業を目指す人、それぞれの道を追究していくだろう。ベーシックインカム導入により、生活保護と年金は廃止し得る。これらの事務コストも不要になる。ただし、医療保険や介護保険を継続する上、「障害福祉」の分野など病等により生活費が不足する人たちへはさらに手厚く支給を行う。ベーシックインカム支給の対象には、高額所得者への所得制限を設けてもよいかもしれない。あるいは現金給付は一定程度にとどめた上で、子育て、教育、医療、介護、障害福祉などの生活の基盤となるサービスをすべて無償にするという方法もあるだろう。

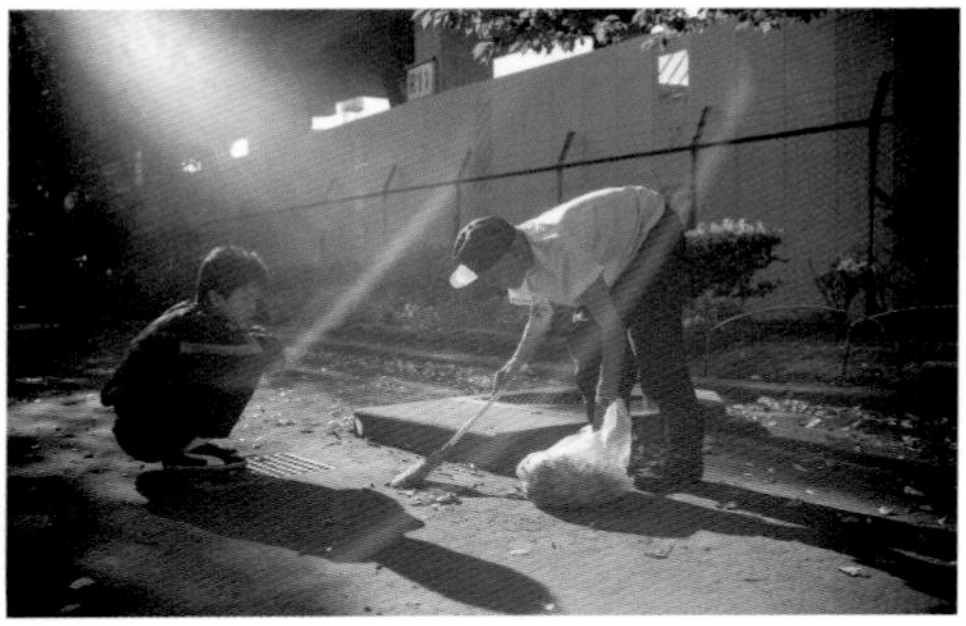

財源は、資産税の創設ではどうだろう。個人金融資産は一八〇〇兆円。毎年一〇％の課税にすると一八〇兆円となり、ベーシックインカムを取り入れた上で逆進性の強い消費税を撤廃してゼロにしてもお釣りがくる。消費税は減税はもちろん廃止にすれば、消費が増大して景気はよくなる。効果を考えれば、段階的な廃止というのが望ましいだろう。四六三兆円にのぼる企業の内部留保を活用するのも一つの手といえよう。個人金融資産への課税は五％にして、所得税や法人税、相続税を増税するのもよいかもしれない。

近年、ＳＤＧｓ（持続可能な開発目標）が叫ばれている。二〇三〇年までに、貧困や飢餓、環境保護など一七の目標を達成しようという国連が呼びかける世界的な取り組みである。その理念に共鳴する。航空・海上輸送税、航空券税、武器取引税、金融取引税、その他環境税といった国際連帯税を充実させ、必要としている民や団体へ再分配する必要があろう。GAFA（グーグル、アップル、フェイスブック、アマゾン）をはじめとする巨大ネット企業へのデジタル税や、多国籍企業の税逃れを取り締まり世界共通の最低法人税率を設けるなどのタックスヘイブン対策税制の適用なども要る。

政治には多様化も必要だ。全身の筋肉が衰えて自力呼吸さえできなくなっていく難病のALS（筋萎縮性側索硬化症）を伴って生きる舩後靖彦さんや〇歳時の事故で重度身体障害をもつ木村英子さんらが、二〇一九年に国会議員になったのは大きな一歩となる。様々なチャレンジドたちが、国会をはじめ地方自治体でも議員を務めてほしい。

近頃、#MeToo（ミートゥー）運動が盛んになっている。セクハラや性暴力を受けた女性が傷ついても泣き寝入りし、自分に非があるように追い込まれ、自身を大事に思うことができなかったのは、「男社会」である今日の社会のあり方に問題がある。世界経済フォーラムが政治、経済、教育、健康の四分野における男女平等の度合いをはかる男女格差指数にて、二〇一九年の順位を見ると、わが国は過去最低の一五三カ国中一二一位に沈む。女性や娘、母親の視点による政治を深めるためにも、議員の男女比に関しては、女性の比率を少なくとも五割の割り当てにする。年齢層についても子どもからお年寄りまで幅広く議員を世代ごとに割り当てる。議員は、ベーシックインカムに加えて必要な活動費は持たせるものの、ボランティア制を試みたい。為政者は一般国民から出て、一般国民の手で選ばれたい。投票権は小学生以上から持てるようにするのがよいのではないだろうか。

子どもは宝物、お年寄りは我がゆく道である。少子高齢社会において、大切な存在であるお年寄りや子どもの生活を支えるには、介護職と保育職につく人たちが不可欠である。それなのに、人手不足が叫ばれて久しい。全産業平均の三分の二ほどしかない介護職、保育職の給料を倍にする。財源は先ほどの資産税で十分まかなえる。介護職二五〇万人、保育士五〇万人に、これまでの給料に加えて、さらに月一〇万円支給すると年三・六兆円、あるいは月二〇万円の追加にしても七・二兆円で済む。自らの頭で考え、社会の問題を見つけて、自由な発想で、自分なりのやり方で取り組むことができるよう、教育も充実させたい。子ども一人ひとりの芽を大切に見守り支える教育環境をつくるために、予算を充て教職員を大幅に増やすとともに、一人ひとりの業務量を大胆に減らす。

また、3Kといわれる仕事や人手不足の仕事を、留学生や技能実習生ら外国人を搾取しながら、過酷な環境において低賃金労働を強いるのは、やめたい。国籍に関わらず、正規非正規に関わらず、基本は同一賃金同一労働であるべきだろう。難民申請者を入管で長期収容し続けるのも非人道的である。母国で命の危険がある場合には、難民として心を込めて受け入れ、人権を保障し、日本で仕事を持ち、家族を守り、安心して暮らせるようにお手伝いしたい。近代現代において難民（また在日外国人も）が増えた原因に、日本人が直接あるいは間接に関わっていることも少なくないのだから。米英あたりに媚びへつらうばかりで、アジアでは踏ん反り返って傲慢にふるまうのは、格好悪い。周辺国とも厚い友情や感謝を交わせるよう、過去を見つめ未来を見据え、誇り高くありたい。

自然エネルギーを普及させるのは政治の役目であり、この地震列島では原発は存在させてはならない。いつかまた〝想定外〟の災害が発生し、最悪の事態を引き起こす。放射性廃棄物の処理の見通しもないまま見切り発車し、そのつけを子孫に回すのは無責任に過ぎる。原子力エネルギーは人の手に負えないものであることを、謙虚に受け止めねばならない。さらに言えば、国内外のテロや戦時の標的となり得るので、動かせず、隠せもしない核爆弾を五〇余りも抱え、それらを常に相手にさらしていることになる。自分の家族を守りたい、土地や財産を守りたい、ひいては国を守りたいのは皆同じ。とりも直さずそれは、どこの国の人たちも同じだろう。大事なのはその方法とプロセス。守るためには、何らかの「武器」が必要になる。

ただし、その「武器」は武力とは限らない。

「核搭載巡航ミサイルといった強力な武力を持つ」から、「徹底した非武力、中立、紛争仲裁をもって抑止力とする」まで、国民の間で広く議論し、選択する。他国の国民や為政者と議論するのもよいだろう。アジアのすべての国が敵味方なく、そして対等にテーブルにつき、紛争予防をテーマに対話を重ねてゆく「アジア地域安全保障会議」が必要となる。それに留まらず、EUのような「アジア連合」も構想し得る。

いずれにせよ、わが国は唯一の被爆国。それなのに、自国や米国の核に頼るのは、やはりできないのではないか。戦争で自国のみの安全をやみくもにまとおうとするのではなく、平和を世界に広げることを通じて自他国民の安心安全を保ちたい。世界に平和を広げるには、民主的な国家、国連のような諸国家連合、そして国境を超えて手をつなぎ合う国民たちの存在が必要だ。文化交流やスポーツ交流、姉妹都市交流、教育交流、観光などを通じて、国民同士が広く交わりたい。ペシャワール会や核兵器廃絶国際キャンペーン（ICAN）をはじめ内外のNGOという数々の心強い市民団体もある。

わが国の憲法九条は、第一次世界大戦後の不戦条約の流れをくみ、国連の集団安全保障の理念とも合致する。第二次世界大戦を経て、日本の国内外の市民たちを多数犠牲にした上に、今後はいっさいの戦火を予防し戦禍を広げないという願いの元に、わが国に植わった不戦の種である。日本にとっても、世界にとっても、水をやり、肥料を与え、日光の力を借り、育むべき貴重な種である。その種を育て、花を咲かし、実を結ばせる行為が、自他国の国民の命を守ることにつながる。九条には世界遺産の価値がある。GHQによる押し付け論もあるが、そもそも現憲法の不戦主義は、（天皇制存続と一体で）日本側が発意している。当時の幣原喜重郎首相はマッカーサー元帥に対し、「原爆はやがて他国にも波及するだろう。次の戦争で世界は亡びるかも知れない」「悲劇を救う唯一の手段は軍縮だが、それを可能にする突破口は自発的戦争放棄国の出現以外ない」と進言、提案したという。

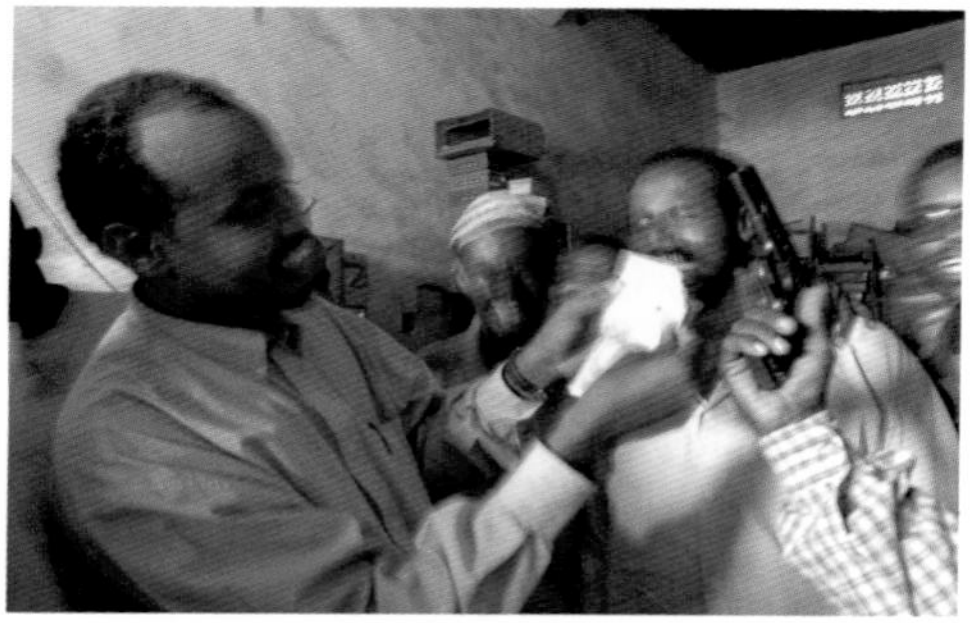

日本の憲法には、日本のみならず後世の人類全体を救うための理想が掲げられていたのだ。もっとさかのぼれば、国家権力の暴走を抑制し、専守防衛と国民主権を守る価値を人類普遍の原理とする現憲法の理念は、すでに江戸時代末期に、明治維新の前に、赤松小三郎らによって提示されている。憲法の改正に向けての論議はあってもよいが、今日見られるように、為政者が憲法改変を呼びかけるのは、本末転倒である。暴走と暴虐を尽くした為政者および国を縛るために、民の犠牲の上に民がかち取ったものが憲法である。この立憲主義と平和主義は憲法から外しようがない。

戦争についてはさらに踏み込んで、触れておかねばならない。戦争は、子どもを死なせてしまう……。現在進行中の戦争の取材と報道を通じて、戦争の歯止めになれたらと思い、新聞社を辞め独立した。自身も死の危険にさらされる現場に立って、分かったことがある。内臓をえぐり取るような激烈な震動で一発ずつ近づいてくる爆弾への諦め。銃を向け合う狂気が周囲一堂の空気を凍てつかせるときの恐怖。死を強いられる罪なき子や女性ら一般市民の死に顔が照射する理不尽。戦争は第一には、為政者と、軍産複合体に群がる者たちによる、究極の犯罪である。富や資源や経済活性化や勢力拡大や支配欲とメンツをかけた、それらほんの一握りの者たちが、民を扇動し、民同士を憎み合わせて、消えない戦火に点火する。彼らは安全な場所にいて、折り重なる犠牲から滴る甘い汁を吸うのみだ。大抵は強国が一方的に仕掛け、弱国を血祭りに上げる。ビッグテロである。ところでビッグテロは、いわゆる「テロリスト」を生み出す。ビッグテロによって、大事な家族、大切な存在を失った者たちが報復に走るのだ。「テロリスト」は頻繁に、市民や紛争地での人道活動に汗する支援者らを標的に「テロ」を起こす。そうではなくせめて、戦争というビッグテロへの引き金を引くほんの一握りの権力者を標的にせねば筋が通らないのではないか。

イラク戦争から数年後、当時のブッシュ米大統領は、誤った情報に基づいて始めた戦争、と認めた。ブレア英元首相も謝罪した。日本政府は、今も認めない。反対意見を押し切って一線を超え、自衛隊をイラクに派遣した。日本が米国側から参戦することで、イラクをはじめ西アジアやアフリカの人々の親日感情を切り捨て、これまで先人が辛うじて積み上げてきた非戦中立の信頼と、和平仲介者としての可能性を、自らぶっ壊した。日本政府は平和の使者として、蹂躙される他国民を救うどころか、当の米英為政者らが誤ったと自認する戦争に加担して、イラク市民の犠牲を増やし、日本国民をも国内外でのテロの標的として、さらすことになった。以降、日本政府を敵視する勢力らによって、イラクやシリア、アフガニスタン、バングラデシュ、アルジェリアなどで日本人が殺害されている。それらの検証もなしに、今日の為政者は集団的自衛権行使のための安保法、特定秘密保護法、共謀罪、あげくは憲法改変を通して、戦争への道を猛進する。

これまで百人ほどの戦争体験者を取材した。誰もが「子や孫には同じ経験をさせたくない」と口をそろえた。沖縄をはじめ国内各地で、親兄弟や伴侶、そして子どもを戦争で亡くした。また日本軍は沖縄や中国、アジア各地で相手方の兵士だけでなく、お年寄りや女性や子どもまで死なせている。なぜ戦争になると、私たちのじいちゃんは殺したり輪姦したりしたのか。一九六一年米イェール大で、希少な心理実験が行われた。広告で集められた、本当の実験意図を知らない男性たちが「教師」役に。「生徒」役（実際は、痛がり苦しむ演技をする役者である）が問題の答えを間違えると、「教師」役である被験者が電気ショックを段階的に強めながら与えるというもの。電気ショックを与えることを拒否しようとすると四度までは、白衣の権威者に続行を命じられる。結果は全員が三〇〇ボルト以上を、うち三分の二は設定最大値で死の可能性もある四五〇ボルトまで電圧を上げ続けた。実験対象者の学歴や職業は様々。また、近年の別の者による再実験でも、結果は同様だった。

実験を見るまでもなく、じいちゃんたちの証言からも分かるように、環境や肩書きが与えられれば、一般市民が、権威に服従しながら、残虐な加害行為に及ぶ。人間とはそういう生き物であって、私たちは誰もが同じようなもろさや危険性をはらむ。私たちはじいちゃんと同じことを戦場で、する。だからこそ、戦争を遠ざけ続ける不断の努力が必要となる。その自覚から、始めたい。その前提をもって、やり直したい。いわば日本の憲法は、戦争を遠ざけるための、戦争をしたがる権威者に抗うための、そうして自他国の民を守るための、じいちゃん、ばあちゃんたちから遺された魔除け、お守り、と言っていい。

これからは、一例をあげると滋賀県東近江市の「あいとうふくしモール」が見せてくれたように、食（第一次産業の復活）、職（地元での働き口の確保）、エネルギー（市民共同発電と地域商品券での還元）、ケアと生活（地域で育て地域で看取る体制）の循環率を上げることが、多くの地域で大切になってくるだろう。同市では市民の寄付や地元金融機関の融資を地域課題解決やまちづくり活動のための事業に充てる「三方よし基金」にも取り組んでいる。

地産地消、自給自足と共生の度合いを高めることを通じて、各地域が自立する。自立した循環型の地域同士でゆるやかにつながる。食べ物を含む物々交換や、各々得意な分野を持ち寄っての労働力同士の交換もよいだろう。国内に限らず、国外の各地域ともつながる。シリア・アレッポの石鹸やケニアのバラ、パレスチナの刺繍など、特産物を輸入し、農業技術やノウハウで貢献できるところは伝授し合いながら、また工業分野でもものづくりを原点とするハイテク製品や超精密加工部品、高性能素材といった高度な資本財は日本の輸出の要として世界各地に供給しながら、今は紛争地や困窮地と呼ばれている地域とも、つながる。もちろん留学や歴史・文化観光、アートなどを通じた草の根交流も絶やさない。

　先に述べたようにベーシックインカムなどの導入により、生活の土台をしっかりさせれば、人々はそれぞれの将来像を描けるように、また様々に家庭を築くことができるようになる。誰にでも居場所があり、飢える恐れなく、やりがいある仕事を持ち、多様な人たちがゆるやかにつながる。必要なのはやはり、ルートの決まったレールではなく、長さをはかるような物差しでもないのだろう。レールは外れた者を排除してしまうし、物差しは弱者が国内外のさらなる弱者を探し出し攻撃して溜飲を下げるばかりの不毛をもたらす。レールや物差しをただ増やすのでは、やはり、ない。私は点としてその点をそれなりに太らせ、可能であれば他者である点たちとつながって、つながり合って広がってやがて面となり、自由にそして平和に生きながらそれを積み上げて立体となり、時間が交差すれば四次元にもなり得る。唯一無二の自分自身を認め成長させ、可能であれば他の人たちと仕事や趣味それから時間を共有する。互いを尊重する中でそのような活動が積み上がれば、豊かな表現作品や生産物が生まれるだろう。それらは一〇〇年後、一〇〇〇年後の世界の人々、いや生きとし生けるものすべてにも、善きインパクトを与えるかもしれない。

　世界中の誰もが、自分が授かった命をまっとうし、人生の最後には大切な人と別れや感謝を交わしながら、次の世代にいのちをつないでゆく。一人の人間としてだけではなく、生態系の一粒としても、また元素の一集合体だった身としても、大きなおおきな海に還ってゆくことが実感できる。そんな豊かな世にしたい。無謀な実験だ、幻想だ、過言だ、と笑うかもしれない。でも誰もまだ試していないなら、理想の実現に向かって、なおさらその壮大な試みに挑戦したい。まず一歩、目の前から始めたい。あなたにも、届いてほしい。

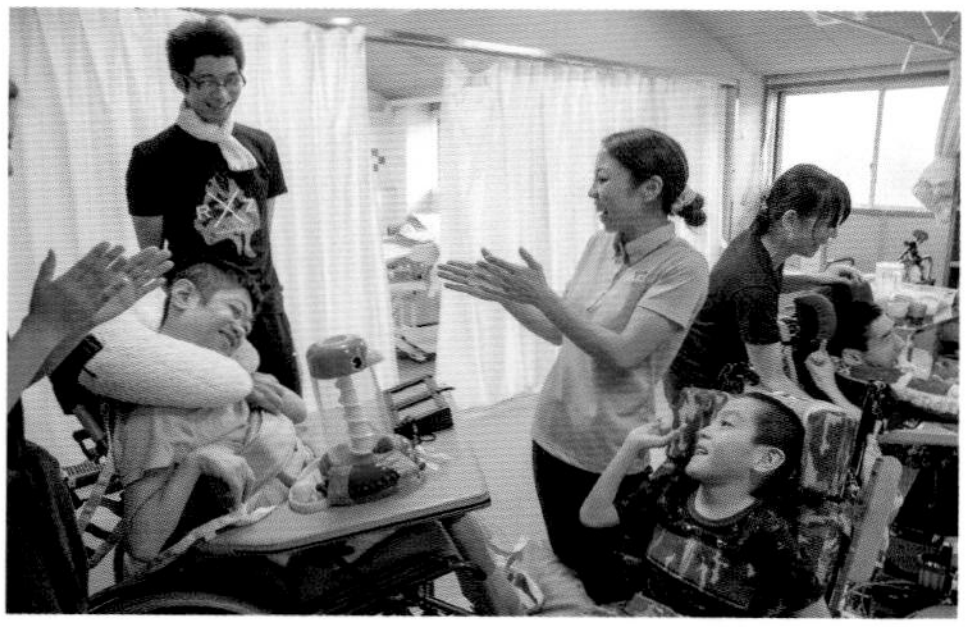

＊＊＊

　この本は写真と詩とエッセイで成っている。これまでの人生において出会った人々の写真をすべて見返した。その中から今日、世に刻まねばならないと感じた写真を、掲載できなかった人たちのことも思い浮かべながら、もがき選んだ。そして、一枚一枚の写真と向き合う中で、呼応するように自然に湧き出る言葉、あるいは時間をかけて搾り出た言葉、を連ねた。ゆえに、文体や言葉の主体などは写真ごとに異なる。ご容赦頂きたい。

　毎回、出版にあたっては、これが最後の機会であるとしたらどのような作品を遺すか、を自問しながら取り組んでいる。この作品は、現在の私が振り絞れる限りを尽くした、現時点での「遺作」である。これまでの作品に比べて、内なる叫びを「見える化」することになった。あなたの心に、より善い世づくりのための火を点せたなら、幸甚です。

　最後になりますが、取材に応じ写真に写って頂いた皆様、本当に有り難うございました。改めて深謝いたします。また農文協編集部の和田正則さん、デザイナーの髙坂均さんには、『いのちつぐ「みとりびと」』シリーズの時から大変お世話になり、御縁に感謝いたします。

二〇二〇年二月

國森康弘

写真撮影地 〔　〕内は掲載頁

〔著者略歴〕

國森康弘（くにもり　やすひろ）

写真家、ジャーナリスト。1974 年生まれ。京都大経済学研究科修士号、英カーディフ大ジャーナリズム学部修士号。神戸新聞記者を経てイラク戦争を機に独立。イラク、ソマリア、スーダン、ウガンダ、ブルキナファソ、カンボジアなどの紛争地や経済困窮地域を回り、国内では戦争体験者や野宿労働者、東日本大震災被災者たちの取材を重ねてきた。命の有限性と継承性がテーマ。近年では滋賀や東北被災地、東京、インドなどで看取り、在宅医療、地域包括ケア、共生の地域づくりを取材・撮影。著書に『アンネのバラ』（講談社）、『家族を看取る』（平凡社）、『証言 沖縄戦の日本兵』（岩波書店）、『3・11 メルトダウン』（凱風社、共著）、『子ども・平和・未来 21 世紀の紛争』（岩崎書店、共著全５巻）など。写真絵本シリーズ『いのちつぐ「みとりびと」』（農文協、全 12 巻）の第 1 巻でけんぶち絵本の里大賞（2012 年度）、『ご飯が食べられなくなったらどうしますか？』（農文協、共著）で生協総研賞（2017 年度）、上野彦馬賞グランプリ（2011 年度）、コニカミノルタ・フォトプレミオ 2010、ナショナルジオグラフィック国際写真コンテスト 2009 日本版優秀賞など受賞。

本書で取り上げた内容について、取材に応じて頂いた方々には、取材時等に写真や文章の掲載をご了解頂いておりますが、本書の編集にあたり、最終確認が取れなかった方がいらっしゃいます。取材から時が経ち、亡くなられるなどして関係者を知ることができなかったことにつきまして、ご理解頂ければ幸いです。また、お心当たりがございましたら、編集部までご一報下さいますようお願いいたします。

写真と言葉で刻む
生老病死　そして生
—限りがあるから　みんなでつなぐ—

発　行 ● 2020 年 3 月 5 日　第 1 刷発行

著　者 ● 國森康弘

発行所 ● 一般社団法人　農山漁村文化協会
〒107-8668　東京都港区赤坂 7-6-1
電 話　編集 03-3585-1145
普及（営業）03-3585-1141
FAX　03-3585-3668
振 替　00120-3-144478

制　作 ● 髙坂デザイン
印　刷 ● 株式会社　シナノ

（検印廃止）ISBN978-4-540-19153-4 C0047
190 × 240mm
定価は、カバーに表示してあります。